浙江省普通高校"十三五"新形态教材

医学计算机应用基础

■主编 李志敏 李 懿

Fundamentals of
MEDICAL
COMPUTER
Applications

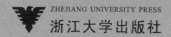
ZHEJIANG UNIVERSITY PRESS
浙江大学出版社

图书在版编目(CIP)数据

医学计算机应用基础 / 李志敏,李懿主编. —杭州:
浙江大学出版社,2022.4(2025.1重印)
ISBN 978-7-308-21998-3

Ⅰ.①医… Ⅱ.①李…②李… Ⅲ.计算机应用—
医学—教材 Ⅳ.①R319

中国版本图书馆 CIP 数据核字(2021)第 233465 号

医学计算机应用基础

李志敏　李　懿　主编

责任编辑	汪荣丽　马海城
责任校对	李　琰
封面设计	春天书装
出版发行	浙江大学出版社
	(杭州市天目山路 148 号　邮政编码 310007)
	(网址:http://www.zjupress.com)
排　　版	浙江大千时代文化传媒有限公司
印　　刷	杭州宏雅印刷有限公司
开　　本	787mm×1092mm　1/16
印　　张	18.5
字　　数	450 千
版 印 次	2022 年 4 月第 1 版　2025 年 1 月第 6 次印刷
书　　号	ISBN 978-7-308-21998-3
定　　价	52.00 元

版权所有　侵权必究　　印装差错　　负责调换

浙江大学出版社市场运营中心联系方式:(0571)88925591;http://zjdxcbs@tmall.com

医学计算机应用基础

编委会名单

主　　编: 李志敏　李　懿

副主编: 叶含笑　王健庆　吴　彦　吴劲芸

编　　委:（按姓氏笔画排序）

刘师少　沈　鑫　张金艳　金兰平　傅　斌　傅　川

前　言

　　党的二十大报告绘制了全面建设社会主义现代化强国,以中国式现代化全面推进中华民族伟大复兴的宏伟蓝图。面向新时代和新征程,全面贯彻落实党的二十大精神,信息化和数字化建设成为推进中国式现代化发展的强大驱动力。推动信息化人才建设,提升全民信息素养的提升,也是响应了党的二十大报告中提出的"实施科教兴国战略,强化现代化建设人才支撑"的内容。

　　随着以人工智能技术、大数据技术等为代表的计算机技术应用的日益普及,现代社会生活的形态发生了巨大的改变,这对于生活在其中的人,尤其是大学生的信息素养提出了更高的要求。现代社会对于学生计算机应用能力的要求,不再停留在能够操作计算机,而是希望学生在具备扎实的计算机基础知识和良好的计算机应用能力基础上,能够利用计算机系统的基本原理解决行业相关的应用问题。而作为近年来与信息技术融合热门的领域,医学应用不仅需求最为迫切,前景也极为广阔,对毕业生的计算机应用能力要求也更高。

　　本书以提升医学类专业学生的计算思维能力和计算机应用能力为目标,基于计算机在医学应用中的真实案例,将计算机的基础理论、基本思维方法、问题求解思路方法等融入案例教学中,培养医学类学生利用这些基本理论和方法解决实际应用问题的思维和能力。

　　本书突出医学应用案例,强调应用实践,内容共有8章。第1章系统介绍了医学应用中的计算机系统,帮助读者建立起对计算机系统的宏观认识。第2章介绍了计算机系统中的信息基础知识,帮助读者理解计算机系统中文字和数字作为两种最基本的信息载体是如何表示并进行处理的。第3章介绍了计算机系统的构成部分,包含硬件和软件,帮助读者详细地了解计算机系统的工作原理,能够更高效地使用计算机。第4章介绍了计算机网络的基本概况以及在医学应用中使用较为广泛的网络技术。第5章介绍了如何分别使用WPS文字和WPS演示制作排版良好的文档以及精心设计的演示文稿。第6章介绍了如何使用WPS表格实现常用医学应用案例中的数据处理和分析。第7章介绍了多媒体技术的基本概念,不同类型媒体在计算机中的表示和处理基本方法,并通过医学应用案例详细解释了图像处理技术的应用。第8章介绍了虚拟现实技术的基本概念及相关技术,并提供了丰富的案例,帮助读者更好地认识虚拟现实技术及其在医学应用中的实际价值。

　　为提高读者的学习兴趣,本书在各章节的内容安排上,围绕基础理论和概念设计了相应的实用案例,帮助读者更好地理解基础理论在实际应用中的作用,同时在每节、每章安排了习题,帮助读者练习巩固知识,提高综合应用能力。

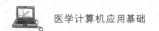

　　同时,书中相应知识点的配套素材,包括教学课件、案例素材、视频讲解、案例演示、扩展知识介绍等内容以二维码的形式呈现,读者可通过扫描二维码获得这些资源。

　　本书由长期从事计算机基础课程教学、具有丰富教学经验的教师共同编写,是其多年教学经验的体现。本书由李志敏和李懿担任主编并统稿,叶含笑、王健庆、吴彦、吴劲芸担任副主编,刘师少、张金艳、傅斌也参与了编写工作。各章的编写分工安排如下:第1章由李志敏和张金艳编写;第2章和第3章由李懿编写;第4章由吴劲芸编写;第5章由王健庆和刘师少编写;第6章由傅斌和吴彦编写;第7章由叶含笑和李懿编写;第8章由吴彦编写。沈鑫、傅川和金兰平参与了书稿的校对工作。

　　由于计算机技术正处于不断发展中,计算机基础的教学研究和改革也一直未曾停顿,加之编者水平有限,书中难免存在错误与不足之处,敬请同行和读者指正并与我们联系,主编的联系方式:liyi@zcmu.edu.cn。

编　者

2023 年 7 月

目　录

第1章 概　述

计算机是 20 世纪最先进的科学技术发明之一,对人类的生产活动和社会活动产生了极其重要的影响,并以强大的生命力飞速发展。它的应用领域从最初的军事科研应用扩展到社会的各个领域,已形成了规模巨大的计算机产业,带动了全球范围的技术进步,由此引发了深刻的社会变革,成为推动社会发展、增强综合国力的重要技术之一。

视频:计算机与医学

本章主要介绍计算机的起源与发展、发展趋势以及分类和应用。

学习目标:

➢ 认识计算机,了解计算、计算机的发展史
➢ 熟悉、理解计算机的应用领域
➢ 了解、理解信息技术如何重塑医疗体系

1.1　计算机发展的概述

计算机(Computer)又称电脑,是一种能够按照指令对各种数据和信息进行自动加工、处理与存储的电子设备。1946 年,第一台电子计算机诞生具有划时代的意义,它开创了人类电子技术在计算机上应用的新纪元。从此,人类社会进入了电子计算机的时代。经过短短 70 多年的发展,计算机以迅猛磅礴之势,用非凡的渗透力和亲和力,彻底改变了我们这个星球的模样,融进每个人的工作、学习和生活之中,并渗透到社会的每一个角落,成为现代人类社会生活中不可缺少的基本工具。

1.1.1　人类计算工具的历史沿革

视频:计算工具的演变

在漫长的文明发展过程中,人类所使用的计算工具随着生产的发展和社会的进步,经历了从简单到复杂、从低级到高级的发展过程。早期具有历史意义的计算工具主要有以下 5 种。

1. 算筹

算筹是我国春秋时期发明的,也是我国最早的计算工具。筹即小竹棍或小木棍(也有用骨或金属材料制成的),古人用它来进行计算,故称为算筹。我国古代数学的早期发达与持续发展是受惠于算筹的。

2. 算盘

算盘是我国古代重大科学成就之一,也是中国传统的计算工具。它具有结构简单、运算简易、携带方便等优点,因而被广泛采用,沿用至今。尽管各种电子计算机、电子计算器在市场上已经相当普及,但做加减法时,它们的计算速度仍赶不上珠算的熟练操作者手中的算盘。

3. 计算尺

1622年,英国数学家威廉·奥特雷德(William Oughtred)根据对数表设计了计算尺,可执行加、减、乘、除、指数、三角函数等运算,直到20世纪70年代才被计算器所替代。

4. 计算器

1642年,法国数学家布莱斯·帕斯卡(Blaise Pascal)利用齿轮原理,发明了第一台可以执行加减运算的计算器,后来,德国数学家戈特弗里德·莱布尼茨(Gottfried Leibniz)对其加以改良,发明了可以做乘除和开方运算的计算器。

5. 计算机

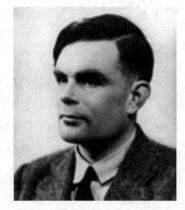

图 1.1　艾伦·图灵(1912—1954)

19世纪中叶,英国数学家乔治·布尔(George Boole)创立了逻辑代数,奠定了电子计算机的数学理论基础。计算机科学的奠基人英国科学家艾伦·图灵(Alan Turing,见图1.1),于1936年发表论文《论可计算数及其在判定问题上的应用》,提出了理想的计算机理论。图灵提出的这种机器实际上是现代计算机的数学模型,因此,人们把这种机器称为图灵机。为纪念图灵对计算机科学所做的贡献,美国计算机协会(Association for Computing Machinery,ACM)于1966年创立了"图灵奖",每年颁发给对计算机事业做出重要贡献的个人。该奖有"计算机界的诺贝尔奖"之称。

1946年2月,世界上第一台电子计算机——电子数字式积分器和计算机(Electronic Numerical Integrator and Computer,ENIAC,见图1.2)诞生于美国宾夕法尼亚大学。美国国防部用它来进行弹道计算,ENIAC犹如一个庞然大物,它重约30吨,占地170m^2,用了18000多个电子管,1500多个继电器,70000多个电阻,功率为150千瓦,虽然ENIAC每秒只能做5000次加法运算,但是它的诞生具有划时代的意义,表明了电子计算机时代的到来,对人类历史的发展产生了极其深远的影响。

被誉为计算机之父的美籍匈牙利数学家约翰·冯·诺依曼(John von Neumann,见图

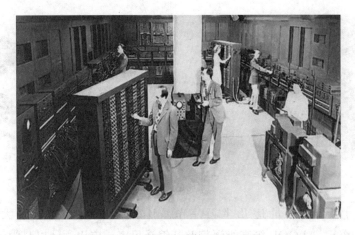

图 1.2　第一台计算机 ENIAC

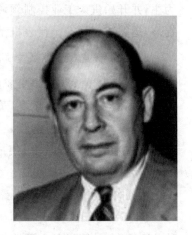

1.3)，1946 年 6 月发表的论文《电子计算机装置逻辑结构初探》，提出了顺序存储程序通用电子计算机的方案，指出整个计算机的结构应有 5 个基本组成部分：运算器、控制器、存储器、输入设备和输出设备。这奠定了电子计算机结构的基本框架。他和他的同事研制了人类历史上第二台"存储程序"电子计算机 EDVAC。时至今日，虽然计算机系统从性能指标、运算速度、工作方式、应用领域等方面与当时的计算机相比有很大提升，但基本结构没有变，都称为冯·诺依曼计算机。

图 1.3　冯·诺依曼(1903—1957)

1.1.2　计算机的发展阶段

从第一台电子计算机诞生至今，计算机经历了电子管、晶体管、集成电路(IC)和超大规模集成电路(VLSI)四个发展阶段，计算机的功能越来越强，性价比越来越高，应用越来越广泛，目前正在向第五代过渡。每一个发展阶段在技术上都是一次新的突破，在性能上都是一次质的飞跃。

视频：电子计算机的发展史

1. 第一代电子(电子管)计算机(1946—1957 年)

第一代电子计算机的基本特征为采用电子管(见图 1.4)作为计算机的主要元器件，运算速度为每秒几千次，内存容量为几千字节。程序语言处于最低阶段，主要使用二进制表示的机器语言编程，后来采用汇编语言进行程序设计。因此，第一代计算机体积大，耗电多，运算速度慢，造价高，使用不便；主要局限于一些军事和科研部门进行科学计算。代表机型有 IBM650、IBM709 等。

2. 第二代电子(晶体管)计算机(1958—1964 年)

第二代电子计算机的基本特征为采用晶体管(见图 1.5)作为计算机的主要元器件，运算

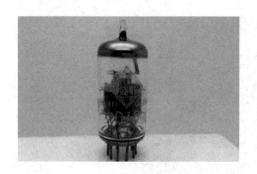

图 1.4　电子管

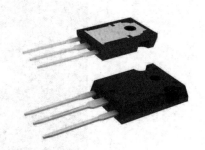

图 1.5　晶体管

速度达每秒几十万次,容量达几十万字节。计算机软件也有了较大发展,出现了FORTRAN、COBOL、ALGOL 等高级语言及其编译程序。应用领域以科学计算和事务处理为主,并开始进入工业控制领域。第二代电子计算机的特点是体积缩小,能耗降低,可靠性提高,运算速度提升。代表机型有 IBM650、IBM7090、DEC6600 等。

3.第三代电子(集成电路)计算机(1965—1970 年)

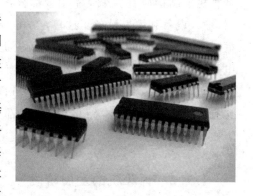

图 1.6　集成电路

第三代电子计算机是集成电路计算机。随着半导体技术的发展,1958 年夏,美国德克萨斯公司制成了第一个半导体集成电路。集成电路工艺可以在几平方毫米的单晶硅片上,集成由十几个甚至上百个电子元件组成的逻辑电路。集成电路计算机的基本电子元件是小规模集成电路和中规模集成电路(见图 1.6),第三代电子计算机的运算速度可达每秒几百万次,计算机各方面性能都有了极大提高:体积更小,能耗更低,性价比更优,功能更强,可靠性更高。高级程序设计语言在这个时期有了很大发展,并出现了操作系统和会话式语言,计算机开始广泛应用于各个领域。代表机型有 IBM370、PDP-11 等。

4.第四代电子(大规模集成电路)计算机(1971—1980 年)

第四代电子计算机为大规模与超大规模集成电路计算机。计算机的主要功能器件采用大规模和超大规模集成电路(LSI 和 VLSI,见图 1.7),并用集成度更高的半导体芯片作为主存储器,运算速度高达每秒几十万亿次。因为有了大规模和超大规模集成电路,计算机的核心部件可以集成在一块或几块芯片上,从而出现了微型计算机。在系统结构方面,多处理机系统、分布式系统、计算机网络的研究进展迅速,各种系统软件、应用软件层出不穷,而且正在向智能化方向迈进。

5.第五代电子计算机(1981 年至今)

第五代电子计算机是人类追求的一种更接近人的人工智能计算机。它能理解人的语言,以及文字和图形。人无须编写程序,人可以直接通过自然语言(声音、文字)或图形图像对计算机下达指令,驱使它工作。新一代电子计算机把信息采集、存储、处理、通信和人工智能结合在一起,而这种智能计算机系统既能进行一般信息处理,又能面向知识处理,具有形式化推理、联想、学习和解释的能力,可以帮助人类开拓未知的领域和获得新的知识。

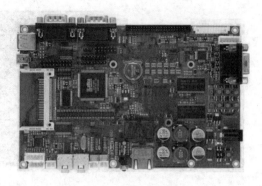

图 1.7 大规模集成电路

1.1.3 我国计算机的发展

我国自 1956 年开始研制计算机。第一台计算机(103 型通用数字电子计算机)于 1958 年研制成功。我国自行研制的第一台晶体管计算机于 1964 年问世。1973 年,我国又研制成功了集成电路计算机。特别是改革开放以来,我国计算机事业蓬勃发展。1983 年,"银河-Ⅰ"巨型机在长沙研制成功,其向量运算速度为每秒 1 亿次以上,这是我国高速计算机研制的一个重要里程碑。1992 年,"银河-Ⅱ"10 亿次巨型机研制成功。1997 年,"银河-Ⅲ"百亿次巨型并行计算机系统研制成功,系统综合技术达到 20 世纪 90 年代中期国际先进水平。1997—1999 年,国家智能机中心与曙光公司先后在市场上推出具有机群结构的曙光 1000A、曙光 2000-Ⅰ、曙光 2000-Ⅱ超级服务器,峰值计算速度突破每秒 1000 亿次浮点运算,机器规模超过 160 个处理机。2000 年,曙光公司推出每秒 3000 亿次浮点运算的曙光 3000 超级服务器。

2009 年,中国首台千万亿次计算机"天河一号"(见图 1.8)研制成功,实现了我国自主研制超级计算机能力从百万亿次到千万亿次的跨越,使我国成为继美国之后世界上第二个能够研制千万亿次超级计算机的国家。它的应用为科学研究和经济发展注入了强大动力。2013 年,"天河二号"(见图 1.9)正式研制成功,以峰值计算速度每秒 $5.49×10^{16}$ 次、持续计算速度每秒 $3.39×10^{16}$ 次双精度浮点运算的优异性能位居榜首,成为 2013 年

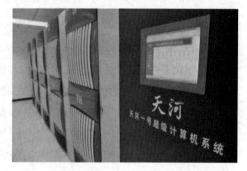

图 1.8 "天河一号"计算机系统

全球最快的超级计算机,这证明我国超级计算机制造业已经走在了世界前列。中国还以国产微处理器为基础,制造出本国第一台超级计算机"神威蓝光"。在 2016 年 6 月国际 TOP500 组织发布的全球超级计算机 500 强榜单中,"神威·太湖之光"超级计算机和"天河二号"超级计算机位居前两位。

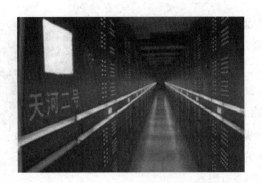

图 1.9 "天河二号"计算机系统

1.1.4　计算机的发展趋势

计算机从出现至今,由原来的仅供军事科研使用发展到现在几乎人人拥有,其强大的应用功能产生了巨大的市场需要,这就决定了它的发展也要朝着不同的方向延伸,以满足不同的需求。尽管计算机的未来充满了变数,但其总的发展趋势可以用"巨型化、微型化、网络化、智能化、多媒体化"来概括。

1. 巨型化

巨型化是指计算机具有极高的运算速度、巨大的存储空间、强大和完善的功能。巨型计算机将主要应用于天文、气象、地质和核技术、航天飞机和卫星轨道计算等尖端科学技术领域。巨型计算机的技术水平是衡量一个国家技术和工业发展水平的重要标志。目前,我国在巨型机的研究领域处于世界领先水平,主要机型有"银河"系列、"曙光"系列和"天河"系列。

2. 微型化

微型化是指利用微电子技术和超大规模集成电路技术,研制出体积更小、功能更强、可靠性更高、携带更方便、价格更便宜、适用范围更广的微型计算机。目前,专用微型机已经大量应用于仪器、仪表和家用电器中,同时也作为工业控制过程的"心脏",使仪器设备实现"智能化"。随着微电子技术的进一步发展,笔记本电脑、掌上电脑、智能手机以及便携式互联网设备等必将以更优的性价比受到人们的欢迎。

3. 网络化

网络化就是利用现代通信技术和计算机技术,将分布在不同地点的计算机连接起来,在网络软件的支撑下完成软件、硬件、数据资源的共享。这样既充分利用了计算机的资源,又扩大了计算机的使用范围。随着云技术的普及,计算机网络云计算在人们生活中的使用频率将越来越高,云计算的兴起给人们的生活带来了更大的变化。

4. 智能化

智能化是指具有模拟人的感觉和思维过程的能力。有知识、会学习、能推理的计算机,它能进行"看""听""说""想""做",人与计算机的联系是通过智能接口,用文字、声音、图像等与计算机进行自然对话,不必编写程序,只需发出命令或提出要求,计算机就会完成推理和判断,并且给出解释。

5. 多媒体化

多媒体化就是指计算机能够处理声音、图像、文字、视频和音频信号,即由计算机完成音频、视频信号的采集、压缩和解压缩,音频、视频的特技处理,集图形、声音、文字处理于一体,使人们置身有声有色、图文并茂的信息环境中。这就是我们通常所说的计算机多媒体技术,多媒体技术使信息处理的对象和内容发生了深刻变化。

1.1.5 未来计算机

视频:未来计算机

计算机是人类高度智慧结晶的产物,处在 21 世纪的今天,未来的计算机成为每个人所关注的焦点。在人工智能的参与下,以超导、光子、量子和生物计算机等为代表的新一代计算机,将推动新一轮计算机技术的革命。

1. 超导计算机

超导计算机是指使用超导元件器件制造的计算机。所谓超导,就是指有一些材料,当它们在接近绝对零度的温度下,电流流动时电阻消失了。人们利用这些材料制成超导开关器件和超导存储器,再利用这些器件制成超导计算机。目前制成的超导开关器件的开关速度已达到 10^{-12} 秒的高水平。这是当今所有电子、半导体、光电器件都无法比拟的,比集成电路要快几百倍。超导计算机的运算速度比现在的电子计算机快 100 倍,而电能消耗仅是电子计算机的千分之一。如果目前一台大中型计算机,每小时耗电 10 千瓦,那么,同样的一台超导计算机只需一节干电池就可以工作了。

2. 光子计算机

光子计算机是利用光子取代电子进行数据运算、传输和存储。它是以光子作为传递信息的载体,以光互连代替线互连,以光硬件代替电子硬件,以光运算代替电运算,利用激光来传送信号,并由光导纤维与各种光学元件等构成集成光路,从而进行数据运算、传输和存储。在光子计算机中,不同波长的光代表不同的数据,光的并行、高速,天然地决定了光子计算机的并行处理能力很强,具有超高的运算速度,可以对复杂度高、计算量大的任务实现快速的并行处理。

3. 量子计算机

量子计算机,是一类遵循量子力学规律进行高速数学和逻辑运算、存储及处理量子信息的物理装置。它利用一种链状分子聚合物的特性来表示开与关的状态,利用激光脉冲来改变分子的状态,使信息沿着聚合物移动,从而进行运算。量子的运动速度接近光速,远大于电子在电路中的运动速度,所以量子计算机在性能上远超通常的电子计算机,可为经典计算机无法解决的大规模计算难题提供有效解决方案。

4.生物计算机

生物计算机也叫脱氧核糖核酸(DNA)分子计算机,主要原材料是生物工程技术产生的蛋白质分子,并以此作为生物芯片来替代半导体硅片,利用有机化合物存储数据。其运算速度要比当今最新一代计算机快10万倍,且具有很强的抗电磁干扰能力,并能彻底消除电路间的干扰。能量消耗仅相当于普通计算机的十亿分之一,且具有巨大的存储能力。生物计算机具有生物体的一些特点,如能发挥生物本身的调节机能,自动修复芯片上发生的故障,还能模仿人脑的机制等。生物计算机可以植入人体内,使其成为帮助人类学习、思考、创造、发明的最理想的伙伴。

人类在社会发展中成长,科学技术的发展会超乎我们现在的想象。尽管目前超导、光子、量子、生物计算机的研究还处在实验研究阶段,但这几种新型计算机的发展有望在不久的将来取得突破性进展。

同步训练

1.第一台电子计算机是 1946 年由美国研制的,该机的英文缩写名称是 ( )。

同步训练

A. ENIAC   B. EDVAC   C. EDSAC   D. MARK-Ⅱ

2.世界上公认的第一代电子计算机的逻辑元件是( )。

A.大规模集成电路 B.电子管   C.集成电路   D.晶体管

3.智能手机所用的电子元件是( )。

A.大规模集成电路 B.电子管   C.集成电路   D.晶体管

4.通常将更接近人的人工智能计算机称为第( )代计算机。

A.二   B.三   C.四   D.五

5.人类尚在研究之中的未来计算的元器件具有存储量大、运算速度快、绿色环保等特征,这可能是( )的材料。

A.超导材料   B.生物 DNA   C.光材料   D.以上都有可能

1.2 计算机应用领域

由于计算机具有运算速度快、计算精确度高、逻辑运算能力强、存储容量大、自动化程度高等特点,所以计算机被广泛应用于各行各业,极大地改变了人们的工作、学习和生活方式,有力地推动着社会的发展进步,计算机的应用成为衡量一个国家数字化、信息化水平的重要标志。计算机的应用领域主要有以下

视频:计算机应用领域

五个方面。

1.科学计算

科学计算又称数值计算,是指利用计算机来完成科学研究和工程技术中提出的数学问题的计算。在现代科学技术工作中,科学计算问题量大且复杂。利用计算机的高速计算、大存储容量和连续运算的能力,可以实现人工无法解决的各种科学计算问题,诸如气象资料的图像分析,飞机、汽车及轮船的外形设计,高科技研究等。无论天文、地质、生物、数学等基础科学研究,还是空间技术、新材料研制、原子能研究等高新技术领域,科学计算都占有重要的地位。

2.数据处理

数据处理亦称信息处理,是指对各种数据(包括数值的和非数值的)进行收集、存储、整理、分类、统计、加工、利用、传输等一系列活动的统称,是对数据进行分析和加工的技术过程。数据处理贯穿于社会生产和社会生活的各个方面,如办公自动化、企事业计算机辅助管理与决策、情报检索、图书管理、影视动画设计、金融、电子商务等。据统计,80%以上的计算机主要用于数据处理,这类工作量大面宽,是目前应用最广泛的领域。

3.过程控制

过程控制或称实时控制,是用计算机作为控制部件对单台设备或整个生产过程进行控制。其基本原理:将实时采集的数据送入计算机内与控制模型进行比较,然后再由计算机反馈信息去调节及控制整个生产过程,使之按最优化方案进行。用计算机进行过程控制,不仅可以大大提高自动化水平,增强控制的准确性,而且可以提高产品质量及合格率,提高劳动生产率。因此,计算机过程控制在机械、冶金、采矿、石油、化工、纺织、水电、航天等部门得到广泛的应用。在卫星、导弹发射等国防尖端技术领域,更是离不开计算机的实时控制。

4.计算机辅助系统

计算机辅助系统是指人们利用计算机运算速度快、精确度高、模拟能力强的特点,把传统的经验和计算机技术结合起来,代替人们完成复杂而繁重工作的一个技术系统。主要有:计算机辅助设计(Computer Aided Design,CAD),计算机辅助制造(Computer Aided Manufacturing,CAM)和计算机辅助教学(Computer Aided Instruction,CAI)。

计算机辅助设计是利用计算机系统辅助设计人员进行工程或产品设计,以实现最佳设计效果的一种技术。它已广泛应用于飞机、汽车、机械、电子、建筑和轻工等领域。例如,在电子计算机的设计过程中,利用CAD技术进行体系结构模拟、逻辑模拟、插件划分、自动布线等,从而大大提高了设计速度和设计质量。

计算机辅助制造是利用计算机系统进行生产设备的管理、控制和操作的过程。例如,在产品的制造过程中,用计算机控制机器的运行,处理生产过程中所需的数据,控制和处理材料的流动,以及对产品进行检测等。使用CAM技术可以提高产品质量,降低成本,缩短生产周期,提高生产率和改善劳动条件。

将 CAD 和 CAM 技术集成,实现设计、生产自动化,这种技术被称为计算机集成制造系统(CIMS)。它的实现将真正做到无人化工厂(车间)。

计算机辅助教学是在计算机辅助下进行的各种教学活动,以对话方式与学生讨论教学内容、安排教学进程、进行教学训练的方法与技术。CAI 为学生提供了一个良好的个人化学习环境,综合应用多媒体、超文本、人工智能和知识库等计算机技术,克服了传统教学方式单一、片面的缺点。它的使用能有效地缩短学习时间,提高教学质量和教学效率,实现最优化的教学目标。

5.人工智能

人工智能或称智能模拟,是用计算机模拟人类的智能活动,即用计算机来模仿人的智能,使计算机具有识别语言、文字、图形和进行推理、学习以及适应环境的能力。现在人工智能的研究已取得不少成果,有些已开始走向实用阶段。现已开发出一些具有人类某些智能的应用系统,如计算机推理、智能学习系统、专家系统、机器人等。其中,专家系统能模拟医生分析病情,为患者开处方,提供病情咨询等。机器制造业中采用的智能机器人,可以完成各种复杂加工、承担有害与危险作业。随着人工智能研究不断取得进展,具有某一方面的专门知识的专家系统和具有一定"思维"能力的机器人会大量出现。

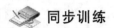 **同步训练**

1.美国统计学家赫尔曼·霍勒瑞斯采用机电技术发明了制表机并使其参与了美国 1890 年的人口普查工作,使预计 10 年完成的统计工作仅用 1 年零 7 个月就宣告完成。这是人类历史上第一次利用计算机进行大规模的(　　)应用。　　　　　　　　　　　　　　　　　　　　　　　　　　　同步训练

    A.人工智能　　　　B.数据处理　　　　C.科学计算　　　　D.计算机辅助设计

2.第一台电子计算机主要用于(　　)。

    A.数据处理　　　　B.军事用途　　　　C.工业生产　　　　D.网络通信

3.阿尔法围棋(AlphaGo)击败人类职业围棋选手,是计算机在(　　)方面的应用。

    A.人工智能　　　　B.数据处理　　　　C.科学计算　　　　D.计算机辅助设计

4.人们利用计算机运算速度快、精确度高、模拟能力强的特点,把传统的经验和计算机技术结合起来,代替人们完成复杂而繁重工作的一个技术系统,称为计算机辅助系统。它包括(　　)。

    A.CAD　　　　B.CAM　　　　C.CAI　　　　D.以上都是

1.3　计算机与医学

随着计算机技术的发展,以计算机为基础的信息技术迅速扩展到医学领域,渗透到了医学的各个方面。计算机凭借高记忆性、准确性、精确性以及强大的计算传输能力等优点,使得现代医学能够更好地为人类的生命健康服务。

与计算机在其他领域内的应用相比,由于医学信息的复杂性以及不确定性等,计算机在医学中的应用起步较晚,其应用主要体现在医疗信息化方面。

医疗信息化于 20 世纪 50 年代中期起源于美国,我国的医疗信息化始于 20 世纪六七十年代,主要经历了以下 4 个阶段:

(1)起步阶段——以功能单一、单机应用、信息孤岛为特点;

(2)局部发展阶段——以局部单项业务管理电子化、开始使用网络、信息局部共享为特点;

(3)全院级应用初级阶段——以覆盖全院、面向收费管理为特点;

(4)专业化信息系统的应用与发展——以医院基础信息系统基本普及、就诊流程优化、电子病历系统应用逐步深化、精细管理逐步加强、系统间集成度日益提高为特点。

从应用领域的不同来划分,目前的医院数字化包含管理信息系统、临床信息系统和区域信息系统三大块,智慧医疗是今后的方向与趋势。

1.3.1　计算机促进医院管理信息化发展

全院级的医院管理信息系统(Hospital Information System,HIS)的出现被认为是医院管理信息化,甚至是医院信息化的里程碑。理论上讲,医院里的所有信息系统都属于 HIS 范畴,但实际上,HIS 出现的时候只包含管理信息系统。因此,目前的 HIS 有广义与狭义两个概念,广义的 HIS 指医院所有信息系统的总称,狭义的 HIS 指医院管理信息系统,其英文简称是 HMIS(Hospital Management Information System)。

HMIS 面向医院的人、财、物方面的管理,以提高医院管理效益为目的,以处理重复性的内容事务为主,侧重在"申请-检查-结果"的事务性过程中对数据进行管理,以及自动划价收费管理等。其服务对象以医院各级管理人员为主。HMIS 的全面应用标志着我国医院管理全面精细化的来临,主要体现在以下几个方面:

第一,从部门级应用迈向全院级应用。虽然 HMIS 仍以收费为主要目的,但是信息系统已覆盖医院的各个部门,业务以门诊、住院两条业务流程为主线展开。

第二,实现对孤立工作站的集成、对以收费管理为基础的数据的整合。HMIS 集成了门诊、住院两条业务流程主线上的一系列工作站(如预约登录工作站、医生工作站、收费工作站、药房管理系统、药库管理系统等)。对业务流程中涉及的患者基本数据、费用数据、药品管理数据、检验检查数据等进行了初步的整合。

第三,围绕收费管理的初步临床应用。门诊主线上的医生工作站、住院主线上的住院医生工作站和护士工作站涉及医嘱的开具与执行,与医嘱有关的一些简单的临床应用得以实施,比如检验检查申请单、护士用注射、服药、注射、护理单等都得以数字化。

围绕现代医院智能化、精细化管理需求,医院管理信息化的内容已远远不止 HMIS 所包含的内容,功能也不再局限于收费,它涵盖了以下几个方面。

1.收费管理与医保管理系统

收费管理曾是 HIS 的核心功能之一,随着医院面向临床诊疗、患者服务、精细管理以及临床决策支持等方向的发展,收费管理也呈现多元化特性。

医疗服务收费指医疗机构应用人员、设备、技术等为患者提供医疗服务过程中消耗的人力、物力等的补偿。国际上主要有 6 种收费模式,我国目前主要使用按服务收费的模式。

按服务收费指为医疗服务过程中涉及的每一项服务项目制定价格,按服务项目来收取服务费用。在这种模式中,医嘱及其执行是医院收费的依据。我国目前门诊以实用实收为主,住院需预缴费,再根据实际情况进行扣费。

医院收费管理需与医嘱执行紧密关联,融入医疗业务系统,支持诊疗流程优化,支持多种支付方式,支持医保审核与医保结算等。

2.医院管理决策支持系统

医院精细化、科学化管理不仅需要先进的管理制度与理念,还需要高效的信息化管理手段。同时,医院管理者在决策过程中可以以信息资源为依据,准确抓取底层基础数据,实现管理上的有效控制。医院信息精细化能在医疗效率提升、医疗质量提高、医疗成本控制等方面,为医院的管理决策提供科学的参考。信息精细化辅助医院决策,提升医院核心竞争力,促进医院可持续发展。

3.医疗质量控制系统

医疗质量是医院的立足之本,提高医疗质量是每家医院追求的永恒主题。随着信息技术的发展,患者在医院的一切医疗行为都被采集归档,为医院质量监管奠定了基础,创造了条件。

医疗质量控制系统包括医疗质控基础数据挖掘,异常事件上报,药品、临床试验用药严重不良事件上报,病历、护理等的质量检查,设施的管理与安全检查,等等。

(1)医疗质控基础数据挖掘

医院信息系统累积了海量医疗数据,使得具有实时监测和预警功能的医院运营基本监测平台成为可能。

(2)异常事件上报

因用药差错、医疗差错等不良事件造成的医疗质量与患者安全问题,是全球医疗服务业面临的严峻挑战。异常事件上报系统通过在线上报各种异常事件,简化上报流程,做到早发现、早报告、早处置、早控制。一方面,该系统可以及时处理以减轻已发生异常事件造成的后果;另一方面,可以对异常事件进行数据分析与挖掘,以找出安全漏洞,及时防范医疗事故,减少医疗事故的发生。

4.医院资源管理系统

医院以患者为中心、以临床为核心,在临床诊疗业务开展和为患者全面服务的过程中需要"人、财、物"的资源保障。医院资源管理主要包括人力资源管理、财务管理以及物资资源管理3个方面。

5.教学管理系统

教学工作是临床教学医院的主要工作之一,教学管理系统不仅要满足医院教务管理系统化,也要满足综合绩效考评与人力资源管理的需求。因此,教学管理系统一般包含人员档案管理、教学管理、网络教学与考核以及网站管理4个部分。

6.科研管理系统

医学科研是医院的主要任务之一,临床研究、基础研究既是增强医院实力的有效途径,也是每一位医务人员年度考评等的重要内容。医院的科研管理系统与其他科研管理系统类似,这里不再赘述。

7.信息安全与医疗权限管理系统

医院信息安全涉及保密性、完整性、可用性等方面的要求,信息安全系统需要:保障网络系统的可用性,保障网络系统服务的连续性,防范网络资源的非法访问及非授权访问,防范入侵者的恶意攻击与破坏,保护信息传输过程中的机密性、完整性,防范病毒的侵害,实现网络的安全管理等。

同步训练

1. HIS 是( )的简称。

    A.放射科信息系统   B.临床信息系统

    C.医院信息系统   D.安全管理信息系统

2. HMIS 面向医院的人、财、物方面的管理,以( )为目的。

    A.医务人员   B.提高医院管理效益

    C.处理重复性内容事务   D.治病救人

同步训练

3. 为医疗服务过程中涉及的每一项服务项目制定价格,按服务项目来收取服务费用的医疗收费模式称为( )。

    A.总额预付制   B.按病种收费   C.按服务收费   D.按人头收费

4.( )不属于医疗质量控制系统范畴。

    A.人力资源管理系统   B.异常事件上报系统

    C.设施的管理与安全检查系统   D.医疗质控基础数据挖掘系统

包括( )。

E要求　　　B. 可用性要求　　　C. 完整性要求　　　D. 人身安全要求

2　计算机推动医疗数字化发展

医院的业务模式:以患者为中心、以临床为核心、以医嘱为主线。患者到医院的目的是诊疗疾病,因此完整的临床信息系统是数字化医疗的核心。

临床信息系统(Clinical Information System,CIS)是指利用计算机软硬件技术、网络通信技术对患者信息进行采集、存储、传输、处理、展现,为临床医护人员和医学技术科室的医疗工作服务,以提高医疗质量为目的的信息系统。CIS 面向临床医疗管理,以提高医疗质量、实现医院效益最大化为目的,以患者为中心。事务处理的特点是以医疗过程为主,注重信息在临床诊断、治疗中的作用,服务对象为医院的医护及教学科研人员。临床信息系统的核心是电子病历系统。

电子病历是一个计算机可处理、可安全存储和传输,能被多个授权用户访问,覆盖过去、现在和将来,与个体健康相关的信息库。电子病历系统是采集、存储、传输、处理、使用电子病历的一整套工具和应用程序。

随着信息技术和医疗的发展,人们对电子病历的认识不断深入,1996 年,国际上首次提出了电子病历的 5 个发展水平学说:

(1)自动化病历(Automated Medical Record,AMR):以纸张病历为主,但是大约50%的患者信息是通过计算机生成和保存,并通过打印来产生纸张病历。

(2)计算机化病历(Computerized Medical Record,CMR):所有信息都通过计算机保存,但很多信息通过扫描纸张的方式实现数字化,无法进行综合利用,即仅实现了纸张病历的电子化。

(3)电子病历(Electronic Medical Records,EMR):所有信息都通过计算机生成和保存,实现医疗机构内的电子病历、所有医疗信息可以被整合和利用,可为所有医护人员提供一体化的信息应用平台。

(4)电子患者记录(Electronic Patient Record,EPR):实现跨院或跨机构的信息集成,实现涵盖患者一生的电子病历。

(5)电子健康记录(Electronic Health Record,EHR):广义上的电子病历,包含除传统医疗机构内部的医疗信息之外的健康信息,涵盖个人一生的所有医疗和健康记录。

我国目前大部分电子病历系统处于第(3)阶段,正向着第(4)和第(5)阶段发展。

电子病历是一个信息库,是电子病历系统的核心与灵魂。电子病历系统围绕数据采集、存储与使用,可分为 3 部分:集成化数据采集终端、数据中心以及一体化、多样化的呈现终端。

以电子病历系统为核心的临床信息系统主要包括完善的临床信息系统、完整的临床数据中心、一体化多样化集成视图、闭环医嘱管理、病程记录编辑器、集成临床路径、临床决策支持系统等。

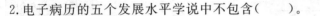 **同步训练**

1. 医院的业务模式（　　）。

    A. 以患者为中心　　　　　　　　　B. 以疾病为中心

    C. 以医生为中心　　　　　　　　　D. 以医疗流程为中心

同步训练

2. 电子病历的五个发展水平学说中不包含（　　）。

    A. 电子患者记录（EPR）　　　　　　B. 电子健康记录（EHR）

    C. 电子病历（EMR）　　　　　　　　D. 临床电子记录（CLR）

3. CIS 面向临床医疗管理，以提高医疗质量、实现医院效益最大化为目的，以患者为中心。事务处理的特点是以（　　）为主。

    A. 费用管理　　　　B. 医疗过程　　　　C. 资源管理　　　　D. 安全管理

4. 以电子病历系统为核心的临床信息系统主要包括（　　）。

    A. 完整的临床数据中心　　　　　　B. 一体化多样化集成视图

    C. 闭环医嘱管理　　　　　　　　　D. 集成临床路径、临床决策支持系统等

5. 电子病历系统的核心为（　　）。

    A. 完整的临床数据中心　　　　　　B. 一体化多样化集成视图

    C. 闭环医嘱管理　　　　　　　　　D. 集成临床路径、临床决策支持系统等

1.3.3 计算机助力公共卫生管理及服务体系的信息化

1. 公共卫生与公共卫生管理服务体系

公共卫生就是组织社会共同努力改善环境卫生条件，预防控制传染病和其他疾病流行，培养良好的卫生习惯和文明的生活方式，提供医疗服务，达到预防疾病、促进人民身体健康的目的。公共卫生需要政府、社会、团体和民众的广泛参与，共同努力。政府在公共卫生中占主导地位。

公共卫生的主要内容有 3 个方面：疾病预防、健康促进与健康保护。其服务范围逐渐从个体预防保健和低层次的环境卫生服务，过渡到个人、家庭、社区、自然、社会环境的服务；重心从传染病防治，拓展到传染病、慢性病、精神卫生及环境的可持续发展方面。

公共卫生服务体系指为全体人民健康提供公共卫生服务的各种组织机构的总称。主体是政府公共卫生机构和卫生保健的提供者。公共卫生服务的提供机构包括：国家、省市、地方的疾病控制机构；卫生监督机构；妇幼保健机构；社区卫生服务机构；公共卫生研究机构等。我国城市和农村医疗卫生网见图 1.10。

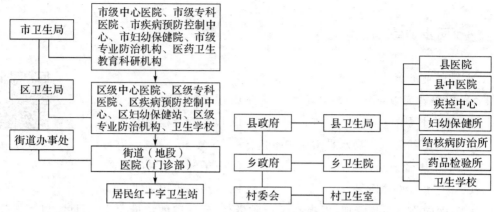

图1.10 我国城市和农村医疗卫生网

2.社区卫生信息系统

社区卫生信息系统(Community Health Information System,CHIS)是指以计算机、网络技术、医学和公共卫生学知识为基础,以居民为中心,对社区卫生信息进行采集、加工、存储、共享,并提出决策支持的管理系统。它是计算机科学、电子工程学、临床医学、公共卫生学、医院管理学、系统论等综合学科的产物。

我国社区卫生信息系统的目标主要有:

(1)通过对社区卫生信息资源进行统计处理和智能分析,对整个社区居民的健康水平做出评估,向政府及卫生行政部门提供决策支持依据,提高全体居民的健康水平。

(2)以社区居民为中心,以家庭为单位,以社区医生为主体,融医疗、预防、保健、康复、计划生育指导、健康教育、卫生监督为一体,实施长久有效、经济便捷的社区卫生服务,实现"人人享有健康保健"。

(3)以行政管理为基础,通过对社区医疗机构的人、财、物等信息化管理,促进社区医院的现代化管理。

(4)以经济活动为轴线,通过自动划价、出具明细账等方法,支持城镇职工社会医疗保险、公费医疗的严格经费管理,支持社区医疗机构的成本核算及经济管理。

根据社区卫生服务的概念,CHIS的结构可以概括为:一个核心(居民健康档案)、六个重点(医疗、保健、预防、康复、健康教育、计划生育)。它主要由三个子系统组成,分别是社区医疗管理子系统、社区医院行政管理子系统和社区卫生服务管理子系统。

3.区域卫生信息平台

公共卫生服务体系的改革是医疗卫生体制改革的一部分(见图1.11),建设和完善区域卫生信息平台在解决"看病难、看病贵、看病乱"问题中的作用正逐步被大家所认识,它必将带来全新的医疗服务、公共卫生和综合管理的模式。

区域至少是区、县,也可以是更大的范围。街道和乡镇不具备独立的财政体系,或不具有完整的疾病控制、卫生监督、妇幼保健等公共卫生机构,因此不是区域,而属于社区。

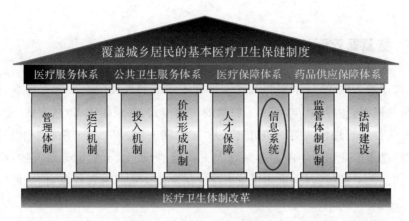

图 1.11 医疗卫生体制改革

区域卫生信息化指在一定区域内,应用计算机信息技术,为医疗卫生服务提供方、医疗卫生服务接受方、医疗卫生服务支付方、医疗卫生服务管理方以及医疗卫生产品供应商,提供卫生信息的采集、传输、存储、处理、分析、表达,以支持区域卫生管理,为人民群众提供最佳的医疗卫生服务。

区域卫生信息平台是包括电子政务、医保互通、社区服务、双向转诊、居民健康档案、远程医疗、网络健康教育与咨询,实现预防保健、医疗服务和卫生管理一体化的信息化应用系统。

区域卫生信息平台的总体规划,包括区域卫生基础平台、公共卫生应用平台、新农合信息管理平台、医院信息管理平台、社区卫生服务平台、公众健康服务门户等。

同步训练

1.公共卫生的主要内容有( )。

  A.疾病预防   B.健康促进   C.健康保护   D.疾病治疗

2.在公共卫生中占主导地位的是( )。

  A.政府   B.行政机关   C.社会团体   D.个人

同步训练

3.公共卫生服务体系的主体是( )。

  A.社区卫生服务机构   B.妇幼保健机构

  C.疾病控制机构   D.三甲医院

4.社区卫生系统的核心为 ( )

  A.医疗   B.康复   C.预防   D.居民健康档案

5.( )不能构成区域。

  A.社区   B.街道   C.乡镇   D.区、县、直辖市

1.3.4 智慧医疗新机遇

计算机技术融入医学,从早期的医院信息管理系统到现在的电子健康档案、移动医疗、虚拟人、健康物联网,短短 30 年,改变了医院的管理模式、就医模式、诊断方式、会诊模式、学医的模式、个人健康管理模式等。近几年,从"互联网＋医疗""AI＋医疗"到"5G＋智慧医疗",全球医疗健康产业正在不断跨界融合人工智能、物联网、大数据等高科技,使医疗服务大步走向真正意义上的智能化,也让智慧医疗应用逐步走进寻常百姓家,传统的医疗模式被逐渐颠覆性改造。

1. 互联网＋医疗

"互联网＋医疗"是互联网在医疗行业的新应用,包括了以互联网为载体和技术手段的健康教育、医疗信息查询、电子健康档案、疾病风险评估、在线疾病咨询、电子处方、远程会诊、远程治疗和康复等多种形式的健康医疗服务。

互联网医疗代表了医疗行业新的发展方向。于患者,在线问诊、疾病搜索、医患交流、慢病管理等可以解决很多基础健康问题。而在线平台从预约挂号、导诊、候诊到最后报告查询等各个环节,能有效节省时间,提高看病就医的效率。于医生,可以借助互联网医疗提高工作效率,便捷的学术交流有助于其对知识的获取,在线咨询和点评服务有利于其提高知名度和收入。于医院,一方面有助于建设医院系统信息化,提高运行效率;另一方面,开放线上医院,能扩大服务范围,提高品牌影响力。

"互联网＋医疗"在一定程度上解决了中国医疗资源不平衡和人们日益增加的健康医疗需求之间的矛盾,是卫生部积极引导和支持的医疗发展模式。截至 2019 年 5 月 8 日,已有 158 家互联网医院,"互联网＋医疗"的政策体系基本建立,行业发展态势良好。表 1.1 展示了 2018 年医疗 APP 排行榜的前十位。

表 1.1　2018 医疗 APP 排行榜

排名	名称	主营业务
1	春雨医生	快速问诊、智能咨询、健康方案
2	微医	医院挂号、在线看病、健康咨询
3	平安好医生	专家问诊、预约体检、一站式购药
4	好大夫在线	医疗信息查询、转诊、分享
5	1 药网	购药送药、预约挂号
6	康康在线	在线咨询、体检报告查询
7	丁香园	提供医学、医疗的交流平台
8	叮当快药	提供 O2O 服务的医药健康类产品
9	掌上药店	药师咨询、药品查询
10	就医 160	预约挂号、导医、咨询点评

2. AI(人工智能)＋医疗

"AI＋医疗"是基于图像识别、深度学习、神经网络等人工智能技术,将其运用在医疗服务主体、医疗机构和医疗服务对象上,一方面可以基于大数据的优势实现更广的技术覆盖,另一方面则有助于提高整个行业水平的精细度、专业度的服务。"AI＋医疗"的应用研究主要体现在:

(1)流行病的预测。据报道,2017年平安科技研发的"人工智能＋大数据"流感预测模型能精确预测流感趋势、个人和群体的疾病发病风险,帮助公共卫生部门及时监控疫情,并指导民众进行疾病预防,有效降低国家疾病防控工作的成本。目前,该模型覆盖的病种包括流感、肿瘤、慢病、高血压、糖尿病等。

(2)人脸识别和核验身份。引入人工智能技术后,传统的就医过程涉及挂号、缴费、打印报告等需要身份核验的环节可以借助人脸识别来实现,加快就诊效率。此外,对医护人员来说,人脸识别也可以防止伪检、替检现象的发生,进一步优化诊疗环境,规范诊疗行为,减轻了医护人员的压力。

(3)辅助诊断。这是人工智能最重要的应用。2017年,阿里健康协同万里云发布的人工智能医疗应用"Doctor You",就是这类应用的代表。据其官网介绍,"Doctor You"人工智能系统包括临床医学科研诊断平台、医疗辅助检测引擎、医师能力培训系统等部分。以对外展现的CT肺结节智能检测引擎为例,对30名患者的近九千张CT影像进行智能检测和识别,只需要30分钟即可阅完,准确度达到90%以上。同年8月,腾讯公司首款将人工智能技术运用在医学领域的"AI＋医疗"应用"腾讯觅影"发布,它是把图像识别、大数据处理、深度学习等领先的技术与医学跨界融合研发而成的。官方称其筛查一个内镜检查用时不到4秒,对早期食管癌的发现准确率高达90%。2018年4月,美国FDA批准了首款可独立检测而不需要医生解释结果的人工智能设备:基于AI检测糖尿病患者视网膜病变的医疗设备软件IDx-DR,只需护士将采用视网膜相机拍摄到的患者视网膜图像上传到系统中,就能通过算法检测糖尿病患者视网膜病变,准确率达到87%。这是AI在医疗诊断领域取得的一个重要里程碑,它标志着人工智能模拟人类医生进行疾病诊断时代的到来。

(4)精准外科手术。这类应用基于人工智能的计算机辅助手术技术,帮助医生规划最优的手术路径,实现对患者最小的创伤,以达到最大限度加速病患康复的目的。2015年,海信医疗发布的海信计算机辅助手术和海信外科智能显示系统就是"AI＋精准手术"的应用,借助人工智能,这套系统可以帮助医生了解肝癌病灶与器官管道系统的相互关系,计算器官和病变体积,从而确定手术切除线路。

(5)医药研发。基于模式识别,通过筛选大量的基因、代谢和临床信息,解开导致疾病的复杂生物网络。一般传统药物研发需要10~15年的时间,人工智能的介入可以大大缩短药物研发的周期。在国内,北京晶泰科技有限公司已经在这方面取得了一定的成果,其将人工智能用于药物固相设计与筛选平台,已经服务于世界顶级药企的新药研发,而人工智能预测分子物理化学性质的平台AtomPai,也已初步向科研人员开放功能测试,其中对溶解度预测的误差比行业同类解决方案降低50％。

（6）健康管理。随着生活水平的提高，人们对自己的健康状况，包括运动、饮食、作息等更为关注。2017年，北京健康有益科技有限公司对外发布了一款健康医疗智慧大脑"ego-AI"系统，形成了健康管理"评测→报告→方案→执行→反馈"的完整闭环，以及疾病管理"导诊→问诊→检测→诊断→治疗→执行→随访"的完整闭环，帮助人们实现精准的健康管理。据了解，"ego-AI"涵盖了2000多种生活方式全景数据及上万条健康类知识图谱，通过整合个体体征信息、生活方式及偏好、动态监测等健康信息，制定智能健康干预方案，从而实现对生命的精准数字化管理。

2017年7月8日，国务院印发《新一代人工智能发展规划》，提出要发展智能医疗，推广应用人工智能治疗的新模式、新手段，建立快速、精准的智能医疗体系。人工智能在医疗领域的应用，必将实现跨越式的发展。

3. 5G＋智慧医疗

2019年被称为5G元年。在医疗领域内，5G凭借大容量、大连接、低延时的特点在远程会诊、远程手术、远程急救、移动诊治、疾病预防等方面将发挥出巨大效能。2019年3月16日，中国移动携手华为公司帮助中国人民解放军总医院，成功完成了全国首例基于5G的远程人体手术。虽然此次手术跨越将近3000千米，但视频画面清晰、无卡顿，让医生能够实时看到患者手术的场景，掌握手术即时数据，远程精准控制机械手臂进行手术，有效保障远程手术的稳定性、可靠性和安全性。

有专家结合医疗业务特征，将5G应用总结为三大类：一是基于医疗设备数据无线采集的医疗监测与护理类应用，如无线监护等；二是基于视频与图像交互的医疗诊断与指导类应用，如采用医疗服务机器人进行远程查房等；三是基于视频与力反馈的远程操控类应用，如远程机器人手术。不管是哪一类，5G应用都给智慧医疗带来了福音。

5G技术的应用将可能解决医疗资源分布不均、跨地域就诊难等医疗卫生行业一直存在的痛点，同时它也将提高医院医疗技术水平，提升医院诊疗效率，优化医院服务水平，对医疗资源下沉、分级诊疗体系建设、医疗扶贫等工作也都有着重要作用。目前，各大医院纷纷在进行5G技术下新的布局。

同步训练

（　　）是以居民个人健康为核心，贯穿整个生命过程，涵盖各种健康相关因素、实现多渠道信息动态收集，满足居民自我保健、健康管理和健康决策需要的信息资源。

A. 电子病历　　　　　　　　　　　B. 远程医疗

C. 电子健康档案　　　　　　　　　D. 人工智能

同步训练

小　结

1.信息技术正在重新塑造医疗卫生事业的现状,作为一名医学院校的学生,应该具备良好的信息素养,通过计算思维的训练来提升信息素养。

2.计算工具的演变催生了计算机,计算机的发展与普及使其已渗透人类的工作、生活中,并改变着整个社会的面貌,促进了人类文明的进步并朝着更远的方向发展。

3.计算机的应用广泛深入到科学计算、数据处理、过程控制、计算机辅助系统、人工智能等领域。

4.计算机技术融入医院信息化、公共卫生管理及服务体系、医学教育中,逐渐协助建立起现代化的医疗体系。它改变了医院管理模式、就医模式、诊断方式、会诊模式,也改变了学医的模式以及个人健康管理模式,而且这种改变随着信息技术的深入还在继续。

5.人工智能、物联网、大数据等高科技将推动医疗的智能化,智慧医疗应用将逐步走进寻常百姓家。

 ## 习　题

1. 简答题

(1)简述计算机的四个发展阶段。

(2)简述冯·诺依曼计算机的组成。

2. 选择题

课后作业

(1)第一台电子计算机主要是用于(　　　　)。

    A.数据处理　　　　B.军事用途　　　　C.工业生产　　　　D.网络通信

(2)当前的计算机一般被认为是第四代计算机,它所采用的逻辑元件是(　　　　)。

    A.集成电路　　　　　　　　　　B.晶体管

    C.大规模和超大规模集成电路　　D.半导体芯片

第 2 章　计算机信息基础

　　医学与计算机技术不断深入融合,催生新的技术和新的应用,帮助解决更多关于医学领域的新问题,更好地促进人类的健康,提高生活质量,将会是未来一段时间内技术发展最大的主题之一。计算机能够解决医学领域中的一系列问题,这与计算机对其他领域的数据处理和计算求解无本质差异。因此,为更好地理解医学应用中的计算机技术,我们首先需要理解计算机中的数据表示。

　　本章将介绍计算机中数据表示的基础概念,包括二进制的基础,数的表示,符号文字在计算机中的表示,以及计算机中的文本文件,为后续介绍其他各种类型的数据表示打下基础。

学习目标:

➢　理解数据的概念,能够区分信息和数据
➢　了解二进制的基本特点,以及数在计算机中的表示方法,掌握常见进制的转换
➢　了解常用的计算机字符编码方案,认识 ASCII 和 Unicode 两种不同的编码方案
➢　熟悉汉字在计算机中的表示,包括常用的编码字符集、中文字体的表示方法
➢　了解文本文件在计算机中的表示,熟悉常用文本编辑器的使用

2.1　信息和数据

　　信息和数据,是两个具有明显时代特色的词语。在计算机中,一切都是数据,这是从计算机中处理的内容来看的。与数据有关的词汇中,最为熟悉也最为热门的当属大数据无疑,以及由大数据所衍生出的数据科学、数据处理、数据分析、数据预测,还有在大数据基础上衍生的各种智能分析、智能预测等。

视频:信息和数据

　　相对而言,信息这个词语所涵盖的面更广,计算机技术从广义上来看也是一种信息技术,凡是和信息处理有关的都可以归为信息技术,因此,信息技术中还包括了电子、通信、网络等。现今我们所处的社会称为信息社会,生活中用智能手机完成的各种操作都离不开信息系统,对信息的处理已经成为今天这个社会能够正常运转的最为

核心的方面。

那么,究竟何为数据? 何为信息? 下面将从概念上对这两个词语进行解释。

1. 信息

信息,狭义上指的是,凡在一种情况下能减少不确定性的任何事物。信息,既是物质存在的一种方式、形式或运动状态,也是事物的一种普遍属性。一般来说,信息指的是消息、数据中所包含的意义。信息也可被视作一种对特征或系统的输入,即需要由生物体或系统接收后才有意义。

依据载体的不同,信息可分为文字、图像(图形)、声音、视频四大类。对人而言,信息通常指的是通过感官系统能够感知到的外界内容,信息的分类也对应于人通过不同感知通道获取的信息,如视觉和听觉。而对于特殊的人群,如盲人,他们的信息感知通道还包含触觉。而对于某些特殊职业而言,嗅觉和味觉也能作为感知通道来提供信息。对信息进行处理,通常指人对于感知到的内容进行处理和表达。简而言之,信息就是对人而言,从感知通道获取的有意义的内容。

2. 数据

数据,在计算机领域,指的是由一个或多个符号构成的序列,经过一系列特定的"翻译"过程后能够表达特定的意义,对数据进行"翻译"后,就成了信息。一切的关键都在于如何实现"翻译",这就涉及不同类型的信息在计算机中如何表示成数据的问题。在计算机系统中,用于表达信息的符号指一系列的"0"和"1",即二进制的表达。

要区分信息和数据,简单来说,凡是人能够识别并加以分析处理的就是信息;凡是计算机能够识别并进行处理的,但人无法识别的,如一串由 1 和 0 构成的二进制序列,就称为数据。对数据进行"翻译"是计算机要做的工作,也就是通常所说的"编码"和"解码"。其中,"编码"将信息转换为数据,"解码"将数据转换为信息。有了信息和数据之间的双向转换,既便于计算机对数据进行处理,也有利于人对信息进行更好地利用。

2.2　"数"的表示

"数",用于数据的处理计算。比如在数据统计中,需要计算数据的平均值、最大值、最小值、数据分布,并预测数据分布等。计算机中,所有的数都以二进制形式表示。不同类型的数,包括整数、小数,都遵循一定的表示规则,才能用于计算机的各种计算处理中。这里只简单介绍整数的表示,关于数的表示更完整的内容,可参见相关书籍。

视频:数的表示

首先,了解一下二进制表示中常用的单位,见表 2.1。

在表 2.1 中,二进制的单位间的关系为 $1K = 2^{10} = 1024 \approx 1000$。严格意义上说,1K 指的是 1024,但在日常生活中,通常也用 1K 代指 1000,如某程序员的年薪为 200K,即指该人的年薪为 20 万元人民币。

表 2.1 二进制常用单位

名称	符号(缩写)	容量	说明
位	bit(b)	1b	是计算机存储和传输的最小单位
字节	Byte(B)	1B＝8b	是计算机数据存取的最小单位
千字节	KiloByte(KB)	1KB＝1024B	计算机中一个普通文本文件的大小为 23KB
兆字节	MegaByte(MB)	1MB＝1024KB	计算机中一个乐曲文件的大小为 13MB
吉字节	GigaByte(GB)	1GB＝1024MB	一个 DVD 光盘的容量为 4.7GB
太字节	TeraByte(TB)	1TB＝1024GB	目前市场上主流硬盘的容量为 1～2TB
拍字节	PetaByte(PB)	1PB＝1024TB	大数据就是以此为单位衡量

然后,来了解一下二进制中常见数的表示。二进制中,只有"0"和"1"两个数,所有的数字都是由这两个数字排列而成。与十进制中"逢十进一"的规则类似,二进制中的规则为"逢二进一"。表 2.2 中列出了常见的十进制数与其对应的二进制数。

表 2.2 常见数的十进制与二进制表示

十进制	二进制	十进制	二进制
0	0	1	1
2	10	3	11
4	100	5	101
6	110	7	111
8	1000	9	1001
10	1010	11	1011
12	1100	13	1101
14	1110	15	1111
100	1100100	128	10000000

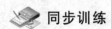 同步训练

1.下面的空格处选择合适的单位填入:

我的手机内存空间为 64(　　　);我刚上传了一张高清手机照片,大小为 10(　　　);我刚下载了 8 个小文本文件,每个文件的大小为 8(　　　)。

A. Kb　　　　　　B. KB　　　　　　C. MB　　　　　　D. GB　　　　　　E. TB

2. 分别以二进制、八进制、十进制、十六进制表示数 53。

3. 计算十进制小数 0.1 对应的二进制数,保留八位小数。

4. 有两个八位二进制数 01011001 和 11001001,分别计算这两个二进制数之间的与运算、或运算、异或运算的结果。

同步训练

5. 计算二进制数 01011001 对应的十进制数、十六进制数。

2.3 "文字"的表示

文字是各种语言文化信息最主要的传播方式,在计算机中,也是最为主要的信息类型。不同的国家有不同的文字,在计算机中,这些文字都需要加以表达。计算机中的"文字",不仅包含各种可见的符号、标点、数字等,还包含各种不可见但有用的字符,主要是各种格式控制字符,如空格、换行等。每一个单独的文字符号都有一个唯一的二进制编码,根据不同的编码类型和标准,符号的编码也有所不同。所有的编码中,最基本的是 ASCII 码,Unicode 则是对世界范围内所有文字符号接纳性最好的编码。对汉字的编码,中国也制定了自己的国家标准,在兼容国际编码的同时,也考虑了中国自身信息化发展建设的需要。

2.3.1 ASCII 码

视频:ASCII 编码介绍

ASCII 码,全称为美国信息交换标准代码(American Standard Code for Information Interchange),是目前计算机系统中应用最为广泛的字符编码方案,由电报码发展而来。第一版 ASCII 编码标准由美国国家标准局发布于 1963 年,并于 1967 年进行了一次主要修订,最后一次对 ASCII 编码标准进行更新是在 1986 年。

ASCII 编码字符集用 7 个二进制位表示一个字符,因此总共可以定义 128 个字符,其中包含了 95 个可打印字符和 33 个控制字符。可打印字符中包含了常见的字母、数字、标点符号等,基本等同于用标准键盘能够直接输出的字符。随着计算机技术的进步,其中定义的大多数控制字符已不常用。ASCII 编码字符集的设计主要考虑了现代英语显示的需要,已被国际标准化组织 ISO 认定为国际标准 ISO/IEC 646。

ASCII 编码不可见字符见表 2.3,ASCII 编码可见字符见表 2.4。

表 2.3　ASCII 编码不可见字符

十进制	十六进制	符号	名称/意义	十进制	十六进制	符号	名称/意义
0	0	NUL	空字符（Null）	17	11	DC1	设备控制一（XON 激活软件速度控制）
1	1	SOH	标题开始	18	12	DC2	设备控制二
2	2	STX	本文开始	19	13	DC3	设备控制三（XOFF 停用软件速度控制）
3	3	ETX	本文结束	20	14	DC4	设备控制四
4	4	EOT	传输结束	21	15	NAK	确认失败回应
5	5	ENQ	请求	22	16	SYN	同步空闲
6	6	ACK	确认回应	23	17	ETB	区块传输结束
7	7	BEL	响铃	24	18	CAN	取消
8	8	BS	退格	25	19	EM	连线介质中断
9	9	HT	水平定位符号	26	1A	SUB	替换
10	0A	LF	换行键	27	1B	ESC	退出键
11	0B	VT	垂直定位符号	28	1C	FS	文件分隔符
12	0C	FF	换页键	29	1D	GS	组群分隔符
13	0D	CR	回车键	30	1E	RS	记录分隔符
14	0E	SO	取消变换（Shift out）	31	1F	US	单元分隔符
15	0F	SI	启用变换（Shift in）	127	7F	DEL	删除
16	10	DLE	跳出数据通信				

表 2.4　ASCII 编码可见字符

十进制	十六进制	字符	十进制	十六进制	字符	十进制	十六进制	字符	十进制	十六进制	字符
32	20		57	39	9	82	52	R	107	6B	k
33	21	!	58	3A	:	83	53	S	108	6C	l
34	22	"	59	3B	;	84	54	T	109	6D	m
35	23	#	60	3C	<	85	55	U	110	6E	n
36	24	$	61	3D	=	86	56	V	111	6F	o
37	25	%	62	3E	>	87	57	W	112	70	p
38	26	&	63	3F	?	88	58	X	113	71	q
39	27	'	64	40	@	89	59	Y	114	72	r
40	28	(	65	41	A	90	5A	Z	115	73	s

续表

十进制	十六进制	字符	十进制	十六进制	字符	十进制	十六进制	字符	十进制	十六进制	字符
41	29	)	66	42	B	91	5B	[	116	74	t
42	2A	*	67	43	C	92	5C	\	117	75	u
43	2B	+	68	44	D	93	5D	]	118	76	v
44	2C	,	69	45	E	94	5E	^	119	77	w
45	2D	—	70	46	F	95	5F	_	120	78	x
46	2E	.	71	47	G	96	60	`	121	79	y
47	2F	/	72	48	H	97	61	a	122	7A	z
48	30	0	73	49	I	98	62	b	123	7B	{
49	31	1	74	4A	J	99	63	c	124	7C	|
50	32	2	75	4B	K	100	64	d	125	7D	}
51	33	3	76	4C	L	101	65	e	126	7E	~
52	34	4	77	4D	M	102	66	f	—	—	—
53	35	5	78	4E	N	103	67	g	—	—	—
54	36	6	79	4F	O	104	68	h	—	—	—
55	37	7	80	50	P	105	69	i	—	—	—
56	38	8	81	51	Q	106	6A	j	—	—	—

注:32 为空格

【案例 2.1】　已知字母"A"的 ASCII 码的十进制值为 65,分别求大写字母"E"和"Z"的 ASCII 码。

解答:

在 ASCII 码表中,数字、大小写字母分别都是连续排列的,因此,它们的 ASCII 码值也是连续的。已知字母"A"的 ASCII 码的十进制值为 65,根据字母表的顺序,大写字母"E"和"A"之间相差 4,因此大写字母"E"的 ASCII 码的十进制值为 69,写成十六进制为 45。大写字母"Z"与"A"之间相差 25,因此"Z"的 ASCII 码的十进制值为 90,写成十六进制为 5A。

观察 ASCII 码表的结构可以看到,对于常用的字母和数字,排列顺序是数字在前,字符"0"到"9"分别对应 ASCII 码的十进制值 48 至 57。大写字母位于小写字母之前,大写字母的 ASCII 码的十进制值对应 65 至 90,小写字母的 ASCII 码的十进制值对应 97 至 122,对应的大小写字母之间相差 32。因此根据字母的顺序,知道某大写字母的码值,就可计算出其余大写字母的码值,同样也能计算出其对应小写字母及其余小写字母的码值。熟悉这些常用字母、数字的 ASCII 码值分布,有利于编码转换和计算。

ASCII 编码的字符表中总共只能表示 128 个字符,为扩充 ASCII 码的表示能力,实现对西欧各国语言的支持,20 世纪 90 年代后期,对 ASCII 编码方案进行了扩充,用 8 个二进制位的方案替代了原先 7 个二进制位的方案,并将扩展的 ASCII 编码方案定为国际标准 ISO/IEC 8859-1。在扩展的 ASCII 编码方案中,增加的 128 个字符中包括表格符号、计算符号、希腊字母和特殊拉丁符号,能够支持包括德语、法语、荷兰语、西班牙语、葡萄牙语、瑞典语、丹麦语等在内的西欧各国语言。但即便如此,扩展的 ASCII 码依然无法表示所有的符号。

2.3.2　Unicode

1. Unicode 编码方案

Unicode 码,也称国际码、统一码,是一项关于计算机编码的国际标准。该编码方案由统一码联盟负责。该编码方案能够支持目前世界上大多数的文字系统,使得计算机能够用一种更简便统一的方式对世界上各种语言文字进行处理。

视频:Unicode

Unicode 标准的 1.0 版本发布于 1991 年,当时结合了国际标准化组织制定的 ISO/IEC 10646 通用字符集标准。自此以后,Unicode 编码集一直在扩展,不断收录新的字符。截至 2019 年 5 月,公布的最新版 12.1.0 方案中,共收录超过 13 万个字符。

目前实际使用的 Unicode 统一码版本为 UCS-2,对每个字符采用 16 个二进制位(2 个字节)进行编码,理论上最多可以表示 $2^{16} = 65536$ 个不同的字符,已经能够满足目前世界上各种语言的日常使用需要。除此之外,还有 UCS-4 采用 32 个二进制位(4 个字节)对字符进行编码,理论上能够表示 2^{32} 个字符,可以完全涵盖目前世界上所有语言需要使用的字符。

用 UCS-2 编码表示一个 Unicode 字符,是在"U＋"后面接着一组十六进制数字表示。对 16 个二进制位,采用 4 个十六进制数字,这组数字就是该字符对应的编码。每个字符的编码都可以在 Unicode 标准官方网站上查询。比如,汉字"华",对应的编码为"U＋534E"。

2. Unicode 实现

Unicode 实现和 Unicode 编码是不同的。虽然每个字符都有唯一的 Unicode 编码,但是在 Unicode 编码具体实现方案上,可以有多种不同的形式。比较 ASCII 编码,即使是扩展的 ASCII 编码,每个字符的编码也是用一个字节就可以实现。作为计算机存取的最小单位,每个字符的编码确定后,在计算机输入、输出时不会有任何歧义。但当采用 Unicode 编码时,因为涉及两个或两个以上的字节编码,在计算机输入、输出时,两个字节的读写顺序对于字符编码的确定有重要的意义,如果将两个字节的顺序翻转,会得到完全不同的字符。因此,在实现 Unicode 编码时,需要约定字符的字节顺序和读取规则,以保证存储的字符与最终显示的字符是一致的。

举例来说,以汉字"华"为例,已知其编码为"U＋534E",存储该汉字需要两个字节,假设高位字节存储的内容是"53",低位字节存储的内容是"4E",两个字节若按顺序存取,就能够得到正确的结果,显示汉字"华"。但如果两个字节前后顺序发生对调,则得到的编码实际是"U＋4E53",对应的字符就不再是汉字"华"了。

因此，Unicode 实现方式的目的就是保证在不同的平台和系统中，同样的字符编码遵循同样的规则，既能准确表达同样的字符，也能最大限度提高系统的利用率，节省存储空间。Unicode 的实现方式又称 Unicode 转换格式，英文全称为"Unicode Transformation Format"，简称 UTF。

UTF 中目前主要有 UTF-8 和 UTF-16 两种编码方案。其中，UTF-8 是一种变长编码方案，使用 1 至 3 个字节对字符进行编码。对基本 ASCII 码表中定义的字符只用一个字节编码，其值与 ASCII 码值一致。对带有符号的拉丁文、希腊文、阿拉伯文等采用两个字节编码。而对包括中、日、韩文等在内的其他语言字符采用三个字节编码。因为 UTF-8 编码方案较好地兼容了 ASCII 编码，原本为处理 ASCII 编码设计的软件无须或只需做少部分的修改就能继续使用，因此，UTF-8 逐渐成为网页、电子邮件及各种应用系统等对文字进行编码存储时优先采用的编码方案。尤其是现在面对越来越多的国际化需求，国际互联网工程任务组（The Internet Engineering Task Force，IETF）要求所有的互联网协议都要支持 UTF-8 编码，使其成为事实上的编码标准。

UTF-16 编码采用与 Unicode 一致的编码，每个字符均占用 2 个字节。但在不同的系统中，对于字节顺序的理解不一致，如同样的汉字在不同的系统中，由于字节顺序读取不一致，就容易发生混淆。因此，在 UTF-16 编码中定义了大端序（Big-Endian，UTF-16 BE）和小端序（Little-Endian，UTF-16 LE），分别对应在 Unicode 编码中高位字节在前和低位字节在前的顺序。在普通 PC 机的系统中，包括 Windows 系统和 Linux 系统在内，UTF-16 编码默认采用 UTF-16 LE，而在苹果的 macOS 系统中则默认采用 UTF-16 BE。

2.3.3　汉字编码

Unicode 编码的发展被逐渐推广接受，使得对包括中文在内的亚洲各国的文字处理也变得简单、统一，信息交流也更为便捷、通畅，更有利于全球化的发展和中国文化在世界范围内的有效传播。但在计算机技术发展的早期，如何对汉字进行编码、存储、输入和输出，曾一度成为计算机在中国普及发展所要面对的重大难题，汉字信息处理技术也一度成为 20 世纪 70 年代中期到 80 年代末期的研究热点。

在 Unicode 编码普及之前，我国对汉字的编码、存储、输入和输出问题开展了大量研究，制定了国家编码标准和规范。根据汉字信息处理的实现过程，系统完成对一个汉字的处理，在不同的过程中都会涉及一系列不同的编码，因此，该过程的实质就是实现对各种不同编码的转换过程。汉字处理过程中涉及的编码，如图 2.1 所示。

1. 外码

外码，简单来说就是输入码，就是将汉字输入计算机时，普通计算机键盘上的字符与汉字间建立的对应关系，并将这种对应关系以编码对照表的形式存储在计算机系统中。

20 世纪 80 年代，汉字输入开始兴起，随着联想汉卡、四通中文打字机等的出现，中国的

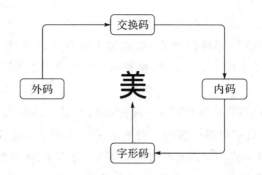

图 2.1 汉字处理过程中涉及的编码

汉字编码输入出现了"万码奔腾"的局面,现在广泛流行的各种输入法编码方案都能在当时找到原型。整体来说,中文输入编码方案可分为三类:一是音码,二是形码,三是音形码。

视频:汉字编码(外码)

(1)音码

音码,是以汉字发音为基础,根据发音规则建立的汉字输入编码。应用最为广泛的是根据基本汉语拼音设计的各种全拼、双拼输入法。微软全拼输入法、搜狗输入法、百度输入法、QQ 拼音输入法等都属于全拼输入法。双拼输入法主要有微软双拼、紫光双拼、拼音加加、小鹤双拼等输入方案,微软双拼输入法可以通过自定义方案实现对各种不同双拼方案的支持。针对繁体汉字,使用的主要是根据注音符号进行编码的注音输入法,如自然输入法、微软新注音输入法、新酷音输入法等。除了普通话、通用语,还有各种针对方言的音码输入方案,支持的方言包括粤语、吴语、闽南语等。

基于音码的输入优点是简单易上手,只要会读、会拼就能输入,几乎不用专门的训练。但汉字中同音字太多,会造成过高的重码率,极大地影响了输入的速度和输入的体验。为此,现在的各种主流拼音输入法都增加了对词语甚至整个句子输入的支持,尤其是在结合了网络搜索引擎和人工智能技术后,能够打造个性化的输入词库,使得输入的准确性和速度有了明显的提升,很好地解决了由同音字造成的重码率过高的问题。

(2)形码

形码,是以汉字的笔画和字形特征为依据设计的输入编码。设计编码时,将汉字的若干简单的笔画、部件或形状块列为"字根",完整的汉字可以看作由字根组合拼砌而成的。输入汉字时,需要按照顺序输入构成该汉字字形的字根。不同的输入法会定义不同的汉字字形拆分规则。适用于简体中文的形码输入法主要包括二笔输入法、四角号码输入法、五笔字型输入法、郑码输入法等,适用于繁体中文的形码输入法主要包括仓颉输入法、大易输入法、呒虾米输入法等。

形码输入主要根据汉字的笔画和字形特征编码,只要会写就能输入。与音码相比,重码率能够明显降低,大部分汉字都能做到唯一编码,也不需要使用网络或人工智能技术等辅助输入。形码输入的速度会比一般的拼音输入更快,更适用于盲打。但因为每种形码输入法的字形拆解规则不同,记住每个汉字的编码需要经过一定时间的学习和训练,因此需要一定的学习成本,也就限制了这些输入法的应用范围。目前,形码输入主要应用于部分专业文字处理的场合,普通用户更多地还是使用音码输入。

(3)音形码

音形码,结合了汉字音码和形码编码的特点,以音为主,以形为辅,或以形为主,以音为辅对汉字进行编码。音形码的设计结合了这两种编码方式的优点,与音码相比,能够有效地降低重码率;与形码相比,能够简化形码的拆字规则,降低拆字的难度。使用音形码输入,既具有形码输入的速度,学习成本与形码编码相比也大为降低,又具有音码输入的便利性,较好地解决了音码和形码两种编码方案输入的不足。主要的音形码编码方案有二笔输入法(音形版)、自然码、小鹤音形等。

【案例 2.2】 以汉字"新"为例,分别列出其用音码、形码和音形码在主要输入法中的编码。

解答:

音码,选择全拼输入法和小鹤双拼输入法,形码选择五笔字型输入法 86 版,音形码选择小鹤音形,在不同输入法中的编码,如表 2.5 所示。

表 2.5　汉字"新"输入编码示例

汉字	全拼	小鹤双拼	五笔 86 版	小鹤音形
"新"	xin	xb	usrh	xblj

除了在传统键盘上利用输入编码实现汉字的输入外,随着近年来移动计算设备的普及,汉字的输入也可以借助各种文字识别技术、语音输入技术等实现文字的输入。文字识别输入主要包括识别字形轨迹的手写输入法,直接从汉字字形进行扫描输入的光学字符识别(OCR)等。语音输入能够直接将人的语音转变成文字,使用较为广泛的是科大讯飞公司提供的科大讯飞输入法。

2.交换码

对同样的汉字,在不同的系统中存储和处理可能会有不同的编码,为防止汉字信息在这些不同计算机系统间交换时出错而设计了一种编码标准,这就是交换码。在系统间交换汉字信息前,需要先将汉字信息由内码转换成交换码,交换后,再将汉字由交换码转换成内码。

视频:汉字编码(交换码)

我国自 1981 年 5 月 1 日起正式实施的《信息交换用汉字编码字符集 基本集》,称为 GB 2312 或 GB 2312-80 标准,是我国的国家标准简体中文字符集,由国家标准总局发布。该编码不仅适用于中国,也被其他采用简体中文的国家(地区)所使用。目前几乎所有的中文系统和国际化软件都支持 GB 2312 标准。

GB 2312 标准共收录信息交换用汉字字符 6763 个,其中一级汉字 3755 个,二级汉字 3008 个,同时还收录了包括拉丁字母、希腊字母、日文平假名/片假名等在内的共 682 个字符。GB 2312 标准能够基本满足计算机对汉字处理的需求,但对部分人名、古汉语等处出现的罕见字及繁体字等无法处理,因此后续又发布了多个辅助集进行扩充。

根据 GB 2312 标准的规定,每个字符均采用 2 个字节表示,每个字节采用低七位编码。又由于低七位编码中有 34 种状态与 ASCII 编码字符集中的控制字符相冲突,所以每个字节中只有 94 种状态可用于汉字编码。在 GB 2312 标准中,对符号编码进行了"分区"处理,每区含有 94 个符号/汉字,共计 94 个分区。每个字符由所在的分区和区内码共同构成,因此,GB 2312 标准的表示方式也被称为区位码。如汉字"学"所在的位置为第 49 区 07 位,对应区位码就为"4907",将其表示为十六进制则为"3107H"。

GB 2312 标准对 94 个分区的符号定义,如图 2.2 所示,所有的 94 个分区可以划分为如下几组:

(1) 01~09 区,共 682 个字符,包括特殊符号、数字、英文字符、制表符等;

(2) 10~15 区,空白,用于用户自定义符号;

(3) 16~55 区,共收录一级常用汉字共计 3755 个,按拼音排序;

(4) 56~87 区,共收录二级常用汉字共计 3008 个,按汉字部首/笔画排序;

(5) 88~94 区,空白,用于用户自定义汉字。

图 2.2　GB 2312 全景

将区位码转换成 GB 2312 国标交换码,需要将每个汉字的区号和位号都转换为十六进制后再分别加上 2020H,即国标交换码＝区位码＋2020H。如汉字"学",因其区位码为

3107H，则对应的国标码为 3107H＋2020H＝5127H。

因为 GB 2312 标准中收录的汉字仅为 6763 个，无法覆盖部分非常用字，使得这部分汉字的存储、表示、输入和输出都面临困难，也对各类文字处理软件、网络搜索引擎和其他应用程序的构建产生影响。为解决此问题，并配合 Unicode 的推广和应用，全国信息技术委员会于 1995 年 12 月 1 日制定了《汉字内码扩展规范（GBK）》1.0 版，并由国家技术监督局标准化司联合电子工业部科技与质量监督司公布。该标准只是"技术规范性指导性文件"，而非国家标准。GBK 规范与 GB 2312 标准完全兼容，并支持 ISO 10646 国际标准。

GBK 中总共收录了 21886 个汉字和符号，其中包含的内容如下：

（1）GB 2312 中的全部汉字、非汉字符号；

（2）Big5 中的全部汉字；

（3）对应于 ISO 10646 的国家标准 GB 13000 中的其他中日韩汉字；

（4）其他汉字、部首和符号共计 984 个。

GBK 编码向下完全兼容 GB 2312 编码，能够支持 GB 2312 编码中不支持的部分中文字、日文假名、希腊字母、俄文字母等，但对另外一些国际性的文字支持并不好。微软的 Windows 操作系统从 Windows 95 简体中文版开始支持 GBK。但 GBK 与 UTF-8 不兼容，导致部分网站、搜索引擎等对 GBK 的支持也不好，因此，其通用性不如 UTF-8，并且因其容量空间的限制也没法收录更多的汉字。

3. 内码

内码，指将信息编码后，存储在特定设备内部时采用的编码方式。在不同的系统中，同样的字符可能采用不同的内码表示。在英文系统中，内码统一为 ASCII 编码；在简体中文系统中，内码为国标码；在繁体中文系统中，内码为大五码（Big5）。

视频：汉字编码（内码）

目前，最新的国标码为 GB 18030，全称为《信息技术 中文编码字符集》，是国家质量技术监督局于 2000 年 3 月 17 日推出的标准，并于 2005 年进行了修订。修订后的标准发布于 2005 年 11 月 8 日，并于 2006 年 5 月 1 日正式开始实施。

GB 18030 标准是当下最新的内码字符集，完全兼容 GB 2312 标准，也保留了 GBK 中汉字的全部编码，并支持 Unicode 编码集中所有的统一汉字。GB 18030 标准中共收录中日韩统一汉字 70195 个，还包括 200 多个常用的部首、汉字部件等。这些汉字、部首、汉字部件等均来自我国常见辞书和有关汉字使用的规范性文件，几乎完全涵盖了当前我国日常生活的各个领域，且能满足涉及公安、金融、国土、交通、出版等各专业领域的汉字信息化处理需求。

GB 18030 标准采用的编码方案与 UTF-8 类似，采用了变长多字节编码，每个字符可由 1 个、2 个或 4 个字节组成，编码空间最多可定义 161 万个字符。该标准也完全支持 Unicode，无须运用自定义字符区即可支持少数民族文字、中日韩统一汉字、繁体字以及 emoji 符号等。

4. 字形码

字形码是汉字字库中存储的汉字字形的数字化信息,用于汉字的显示和打印输出。无论汉字笔画多少,汉字的输出都采用图形化的方式,这种输出的内容就是汉字的字形码。目前,汉字的字形码主要有点阵和矢量两种类型。

视频:汉字编码(字形码)

点阵形式字形码用一个方块区域内的点阵表示,根据不同的点阵数目,可分为 16×16 点阵、24×24 点阵、32×32 点阵、64×64 点阵、96×96 点阵、128×128 点阵、256×256 点阵等。区域内行、列数目越多,点的数量越大,描绘的汉字形状就越精确,但需要占用的存储空间也更多。

【案例 2.3】 用 16×16 点阵表示一个字符,计算一个字符需要占用的字节数。

解答:

16×16 点阵,表示点的行数和列数都是 16,用总共 256 个点描述汉字的形状。每个点只有黑和白两种状态,可以用一个二进制位表示,比如用"1"表示黑,用"0"表示白。因此对于该点阵,总共需要 16×16÷8=32 个字节表示。

根据计算,可以看出,点阵中点的数目越多,存储一个汉字字形需要的空间也就越大。用点阵表示字形码的优点是显示速度快,不需要计算。但缺点也很明显,当对字形进行放大时,需要有相应大小的点阵字形支持,否则就会在文字的边缘出现明显的锯齿现象,影响字形的外观。

矢量形式字形码在描述每个汉字的字形时,以数学方程的形式描述汉字字形的轮廓,其中包括汉字字形中每个笔画的起始位置、形状特征等。建立描述方程时,需要在汉字字形轮廓上分割出若干关键点,相邻关键点间用平滑曲线描述,若干相连的平滑曲线就构成了汉字字形的轮廓方程描述。在显示输出汉字时,根据需要显示的汉字大小形状计算字体轮廓在显示器上或输出平面上的位置并输出。与点阵形式字形码相比,矢量形式字形码能够保证对字体进行任意缩放变换时字体轮廓边缘始终保持平滑,形状始终完整,没有锯齿现象,也没有颜色信息的丢失。目前的计算机系统中,矢量字体已经基本取代了点阵字体,成为主要的汉字显示输出形式。比如在 Windows 操作系统中,常用的并为广大用户熟知的中文字体,如宋体、黑体、楷体等都是矢量字体。

2.3.4 文本文件格式和存储

计算机中保存最多的信息就是各种类型的文本,比如各种档案文档、小说、教材、网站、电子邮件等,网络上各种类型的电子书也存储了大量的文本信息。归根结底,这些大量的文本都是用一大串的"1""0"表示;并以 ASCII、Unicode 等格式存储。那又该如何理解不同类型的文档需要用不同的应用程序打开?为何打开某些文档需要先执行解压缩操作?要回答这些问题,就需要理解文档存储的格式。

比如要输入图 2.3 中这段文字,在 Windows 系统下,通常我们会使用两种方式:一是利用系统自带的"记事本"软件,二是利用类似 Word 的文本编辑器。

中医中药在中国古老的大地上运用已经有几千年的历史,经过几千年的临床实践,证实了中国的中医中药无论是在治病上、防病上,还是在养生上,都是确凿有效的。

视频:文本文件格式和存储

图 2.3　输入文本示例

打开系统自带的"记事本",输入以上文字后保存文件,一般会默认保存为后缀名是"txt"的文本文件,表明这是纯文本文件,如图 2.4 所示。在保存时,可选择对文本所采用的编码方式。所保存的文件中需先保存该文本所采用的编码方式,再保存每个字符的编码信息。纯文本文档是应用最为广泛的一种文本文件类型,如程序员所使用的各种编程源代码、网页源文件、电子邮件、电子书等。

示例文本.txt　　　　2021/2/7 20:13　　　　文本文档　　　　1 KB

图 2.4　纯文本文件信息

要查看该文件详细的编码,可采用部分支持查看编码的编辑器,查看编码的功能可通过添加编辑器插件实现。如图 2.5 所示,该文件中详细的编码信息,既包含了表示文件所采用编码的信息,也包含了每个汉字对应的编码。

```
Address | 0  1  2  3  4  5  6  7  8  9  a  b  c  d  e  f  Dump
00000000  d6 d0 d2 bd d6 d0 d2 a9 d4 da d6 d0 b9 fa b9 c5  中医中药在中国古
00000010  c0 cf b5 c4 b4 f3 b5 d8 c9 cf d4 cb d3 c3 d2 d1  老的大地上运用已
00000020  be ad d3 d0 bc b8 c7 a7 c4 ea b5 c4 c0 fa ca b7  经有几千年的历史
00000030  a3 ac be ad b9 fd bc b8 c7 a7 c4 ea b5 c4 c1 d9  ,经过几千年的临
00000040  b4 b2 ca b5 bc f9 a3 ac d6 a4 ca b5 c1 cb d6 d0  床实践,证实了中
00000050  b9 fa b5 c4 d6 d0 d2 bd d6 d0 d2 a9 ce de c2 db  国的中医中药无论
00000060  ca c7 d4 da d6 ce b2 a1 c9 cf a1 a2 b7 c0 b2 a1  是在治病上、防病
00000070  c9 cf a3 ac bb b9 ca c7 d4 da d1 f8 c9 fa c9 cf  上、还是在养生上
00000080  a3 ac b6 bc ca c7 c8 b7 d4 e4 d3 d0 d0 a7 b5 c4  ,都是确凿有效的
00000090  a1 a3                                             。□_
```

图 2.5　文本文件编码

打开 Microsoft Office Word 2019 编辑器,输入同样的文本,保存文件,默认保存的文件后缀名为"docx",这是一种由微软定义的文本文档的格式。在 Word 中编辑文本时,可以直观地感受到,除了可以输入文本外,还可以设置文本的字体、字号大小、段落格式,甚至还能设置文档背景、图片等各种属性,让文档看起来更吸引人,也更具可读性。在 Word 编辑器中,文档的样子如图 2.6 所示,文档信息则如图 2.7 所示。

比较两个文件,虽然文件中存储的文本内容是一样的,但是两个文件的大小存在明显的差别。如果同样利用工具查看 docx 文档的编码,会发现很多我们无法解读的编码。实际上,docx 文档可看作由一系列文件合成后的文件,其结构如图 2.8 所示。

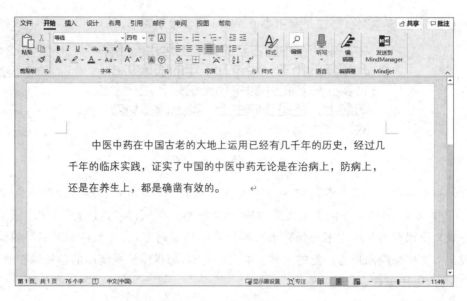

图 2.6　Word 编辑器中的文档

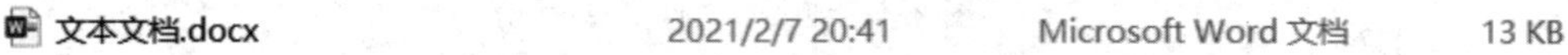

文本文档.docx　　　　　　2021/2/7 20:41　　　　Microsoft Word 文档　　　13 KB

图 2.7　docx 文档信息

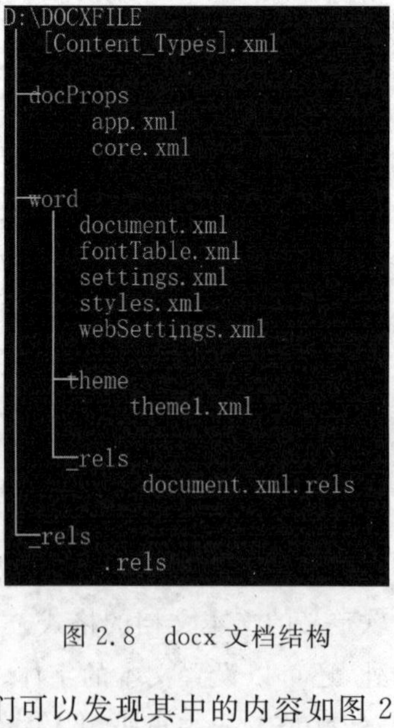

图 2.8　docx 文档结构

　　再打开 document.xml，我们可以发现其中的内容如图 2.9 中所示。其中除了文本信息外，还添加了众多的配置信息，这些都是在 Word 应用程序中正确显示文档不可或缺的内容。同理，我们常用的各种 PDF 文件、网页 HTML 文件以及各种电子书（如 EPUB 等）也都有这些信息，用于在各种不同的应用程序中正确显示文件内容。

```
<?xml version="1.0" encoding="UTF-8" standalone="yes"?>
<w:document xmlns:wpc="http://schemas.microsoft.com/office/word/2010/wordprocessingCanvas" xmlns:cx=
"http://schemas.microsoft.com/office/drawing/2014/chartex" xmlns:cx1="http://schemas.microsoft.com/
office/drawing/2015/9/8/chartex" xmlns:cx2="http://schemas.microsoft.com/office/drawing/2015/10/21/
chartex" xmlns:cx3="http://schemas.microsoft.com/office/drawing/2016/5/9/chartex" xmlns:cx4="
http://schemas.microsoft.com/office/drawing/2016/5/10/chartex" xmlns:cx5="
http://schemas.microsoft.com/office/drawing/2016/5/11/chartex" xmlns:cx6="
http://schemas.microsoft.com/office/drawing/2016/5/12/chartex" xmlns:cx7="
http://schemas.microsoft.com/office/drawing/2016/5/13/chartex" xmlns:cx8="
http://schemas.microsoft.com/office/drawing/2016/5/14/chartex" xmlns:mc="
http://schemas.openxmlformats.org/markup-compatibility/2006" xmlns:aink="
http://schemas.microsoft.com/office/drawing/2016/ink" xmlns:am3d="http://schemas.microsoft.com/
office/drawing/2017/model3d" xmlns:o="urn:schemas-microsoft-com:office:office" xmlns:r="
http://schemas.openxmlformats.org/officeDocument/2006/relationships" xmlns:m="
http://schemas.openxmlformats.org/officeDocument/2006/math" xmlns:v="urn:schemas-microsoft-com:vml"
xmlns:wp14="http://schemas.microsoft.com/office/word/2010/wordprocessingDrawing" xmlns:wp="
http://schemas.openxmlformats.org/drawingml/2006/wordprocessingDrawing" xmlns:w10="
urn:schemas-microsoft-com:office:word" xmlns:w="http://schemas.openxmlformats.org/wordprocessingml/
2006/main" xmlns:w14="http://schemas.microsoft.com/office/word/2010/wordml" xmlns:w15="
http://schemas.microsoft.com/office/word/2012/wordml" xmlns:w16cid="http://schemas.microsoft.com/
office/word/2016/wordml/cid" xmlns:w16se="http://schemas.microsoft.com/office/word/2015/wordml/symex
" xmlns:wpg="http://schemas.microsoft.com/office/word/2010/wordprocessingGroup" xmlns:wpi="
http://schemas.microsoft.com/office/word/2010/wordprocessingInk" xmlns:wne="
http://schemas.microsoft.com/office/word/2006/wordml" xmlns:wps="http://schemas.microsoft.com/office
/word/2010/wordprocessingShape" mc:Ignorable="w14 w15 w16se w16cid wp14"><w:body><w:p w:rsidR="
00F121F8" w:rsidRDefault="00A10859"><w:pPr><w:rPr><w:rFonts w:hint="eastAsia"/></w:rPr></w:pPr><w:r>
<w:rPr><w:rFonts w:hint="eastAsia"/></w:rPr><w:t>中医中药在中国古老的大地上运用已经有几千年的历史</w:t></
w:r><w:r w:rsidR="0077267A"><w:rPr><w:rFonts w:hint="eastAsia"/></w:rPr><w:t>
，经过几千年的临床实践，证实了中国的中医中药无论是在治病上、防病上，还是在养生上，都是确凿</w:t></w:r><w:
bookmarkStart w:id="0" w:name="_GoBack"/><w:bookmarkEnd w:id="0"/><w:r w:rsidR="0077267A"><w:rPr><w:
rFonts w:hint="eastAsia"/></w:rPr><w:t>有效的。</w:t></w:r></w:p><w:sectPr w:rsidR="00F121F8"><w:pgSz
w:w="11906" w:h="16838"/><w:pgMar w:top="1440" w:right="1800" w:bottom="1440" w:left="1800" w:header
="851" w:footer="992" w:gutter="0"/><w:cols w:space="425"/><w:docGrid w:type="lines" w:linePitch="
312"/></w:sectPr></w:body></w:document>
```

图 2.9　docx 文档内容

同步训练

1.已知小写字母"a"的 ASCII 码表示成十六进制值为 61,请计算字母"g"
对应的 ASCII 码值,并表示成十进制。

2.从 Unicode 标准中查找"中医"两字对应的 Unicode 编码:

(1)若采用 UTF-8 编码方案,请写出两字对应的编码;

(2)若采用 UTF-16 LE 编码方案,请写出两字对应的编码。

3.查找"计算机"三字对应的国标码。

4.当采用 32×32 点阵表示字符时,每个字符所占用的空间是多少? 与 16×16 点阵相
比,32×32 点阵所占用的空间是前者的几倍?

5.选择一种自己最喜欢或最常用的汉字外码,说说你为什么最喜欢或最常用这种外码。

同步训练

小　结

1.信息和数据,可以理解为同一种事物在两个不同层面的表述,信息是对人的理解而
言,数据则是针对计算机而言的。两者之间既有联系又有区别。

2. 计算机中数的运算是最基本的, 都以二进制形式表示。

3. 文字在计算机中表示为一系列编码, ASCII 码和 Unicode 是两种主要的文字编码方案。

4. 中文汉字在计算机中的表示也有多种编码方案, 比如 Unicode、GB 系列标准, 不同标准的表示能力不同, 表示方法也不同, 在使用时需要根据具体情况加以选择。同时, 中文字体的表示过程也涉及多种不同编码之间的相互转换。

5. 文本文件是最基本的文件类型, 是理解不同文件格式和存储的基础, 也有助于加深对于计算机内文件表示方法的理解, 并更好地使用计算机。

习 题

1. 在文本编辑器里输入"abc123", 文件采用 ASCII 编码, 请说明文件提供的信息是什么, 文件中保存的数据是什么。

2. 如果有一份在苹果系统中采用 Unicode 编码的文本文件, 在 Windows 系统中打开成了一堆乱码, 请问该如何操作才能够正确显示该文本文件中的内容?

课后作业

第 3 章　计算机系统

计算机能够完成各种类型的计算任务,除了包含各种必不可少的硬件组成外,也离不开软件系统的支持。其中,硬件系统的组成需要符合一定的逻辑,各自分别承担不同的任务,在软件系统的协同下,按既定步骤有序地完成各项计算任务。无论是作为国家综合实力象征的超级计算机,还是各种网络服务器,又或是个人电脑、移动设备等,其基本体系架构都是一致的,即"冯·诺依曼体系结构"。

本章将走进计算机的内部,介绍构成计算机体系结构的各组成部分,包含硬件系统、软件系统,并以医学应用为例介绍相关的计算机系统实例。

学习目标:

➢ 理解存储计算机体系结构的构成元素和特点
➢ 了解不同类型计算机的特点,以及如何根据需要选择、配置一台计算机
➢ 认识计算机硬件系统中各主要组成部分的功能、特点及主要性能指标
➢ 认识计算机软件系统中各主要构成部分
➢ 了解医学应用中计算机系统的特点及构成

3.1　计算机系统组成

我们常说的计算机,指的是一个具有输入、运算、存储、输出功能的多任务电子设备。无论是象征国家综合实力的超级计算机,还是个人所使用的笔记本电脑,又或是移动设备如智能手机等,其系统构成都是一样的,都是由一系列电子元器件在存储指令控制下完成各种计算任务,区别只在于各元器件的性能、数量等。目前的计算机系统,所依照的模型被称为"存储程序模型",是由美籍匈牙利科学家冯·诺依曼于 1946 年 6 月提出的。这种模型是一种天才的构想,被誉为现代计算机发展史上的里程碑,奠定了计算机产业将近 80 年的发展基础。时至今日,哪怕计算设备的运算、存储速度等都有了显著的提升,性能有了质的变化,外形也更加个性化和多样化,其基础体系结构却没有本质的突破。"存储程序模型"结构,如图 3.1 所示。

视频:计算机系统

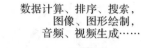

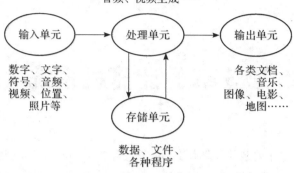

图 3.1　存储程序模型

　　该模型由输入、输出、处理和存储四个单元构成。在这四个单元中,核心是存储单元和处理单元,这两个单元实现的功能分别是"存储程序"和"自动执行程序",即任何需要计算机完成的工作都需要事先被编写为程序,然后将程序和需要处理的数据送入存储单元并由处理单元启动执行。现代计算机的存储单元可进一步分为内部存储和外部存储两部分,内部存储,简称内存,用于临时存放数据和指令;外部存储可用于长期存储各种类型的数据和文件。处理单元包含了运算器和控制器两部分,运算器负责执行加法运算、逻辑运算,完成各种对数据的处理;控制器则用于协调计算机内部各电子元器件和电路有序执行指令。处理单元有一个更为通俗的名称,即中央处理器(Central Processing Unit,CPU)。

　　该模型中的输入和输出单元用于向存储单元和处理单元输送指令、数据等,一般熟知的输入设备有鼠标、键盘,输出设备则有显示器、打印机等。

　　该模型中,由集成电路和各种电子元器件构成的设备称为硬件,硬件设备分为中央处理器、存储设备、输入设备和输出设备以及用于连接各部分元器件的总线设备和主板。编写好的用于执行指令的程序称为软件,所有的软件都是预先编写好的程序指令集,根据软件所执行的功能不同,可进一步分为系统软件、应用软件和开发软件三类。

同步训练

1. 目前的计算机的运算模型被称为(　　　)。

    A. 自动计算模型　　　　　　　　　　B. 存储程序模型

    C. 多任务模型　　　　　　　　　　　D. 智能计算模型

2. 冯·诺依曼提出的计算机模型中,不包含(　　　)。

    A. CPU　　　　　　　　　　　　　　B. 主板

    C. 存储器　　　　　　　　　　　　　D. 鼠标和键盘

3. 中央处理器包含两部分,分别为(　　　　　)和(　　　　　　)。

同步训练

3.2　计算机分类

如今的生活基本离不开计算机系统的支持,由计算机及相关网络设备构成的复杂网络,正在逐渐成为与水、电、煤气同样重要且必不可少的城市基础设施,也正在成为我们评价一个城市基础服务能力的重要指标之一。

视频:计算
机分类

在不同的应用环境中,对于运行其中的计算机的尺寸、外观、性能、参数等有不同的要求。图 3.2 对计算机依据其功能要求,按性能、尺寸等指标进行了简单的分类。

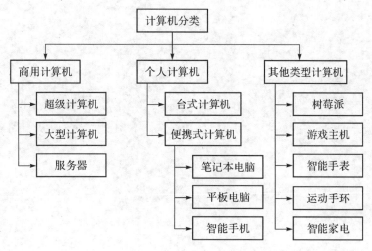

图 3.2　计算机分类

1.商用计算机

商用计算机,是指具有强大的计算能力和性能的计算机,一般应用于政府、大型公司、大型机构等。商用计算机对于运算的稳定性、运算效率和速度都有较高的要求。商用计算机按照规模从大到小依次为超级计算机、大型计算机、服务器。早期的计算机分类中将工作站,如图形工作站,作为一个独立的分类,因为工作站一般应用于商业环境中,所以通常也将其归于商用计算机。但随着计算机硬件运算速度的提升、成本的下降,很多之前需要专业的硬件才能完成的功能,现在都已能在个人计算机中完成,因此这里去掉了此分类。

（1）超级计算机

超级计算机,是世界上性能最强大的计算机。很多无法用个人计算机求解的问题都需要依靠超级计算机,如大气环境计算、基因计算、航空航天计算、核试验模拟等。超级计算机,主要用于国家高科技领域和尖端技术的研究,是一个国家综合国力的象征。每年都会由来自美国的几位计算机专家制作一份世界运算速度最快的 500 台超级计算机列表,对世界范围内所有的超级计算机的运算速度和性能进行排名,该项目始于 1993 年,到目前为止已经持续了近 30 年。我国的"天河一号"和"天河二号"超级计算机分别在 2010 年和 2013 年至 2016 年间位列该排名第一位,另一超级计算机"神威·太湖之光"(见图 3.3)则在 2016 年至 2018 年间位列该排名第一位,体现了我国在超级计算机研发上强大的实力。2020 年 6 月,"天河二号 A"和"神威·太湖之光"分列该排名第四、第五位。在 2020 年 11 月发布的最新的世界前 500 强超级计算机列表中,我国进入该排名的超级计算机数量为 214,占比 42.8%,排名世界第一。

超级计算机可包含多达千万的中央处理器,其运算速度可以达到每秒 1,000,000 亿次浮点运算,其速度大约为个人笔记本的 20,000 倍。

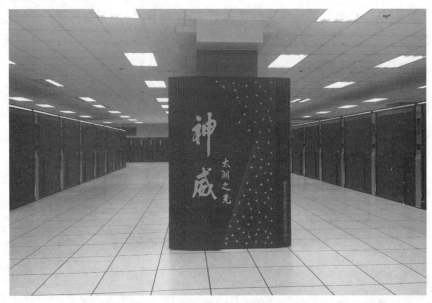

图 3.3 "天河二号"超级计算机(图片来自中国国家网格)

(2)大型计算机

大型计算机,用于商业公司、政府机构、学校、医院等,对大容量数据实现集中式存储管理和运算处理(见图 3.4)。大型计算机运算速度快、存储容量大、联网功能强、安全性好,具有很强的并发处理特性,能够支持成百上千用户同时操作。比如,医院往往采用大型计算机实现对医院各项业务的日常管理和数据存储。目前,在大型计算机市场中,IBM 占据了极大的市场份额。

(3)服务器

服务器,为联网的计算机提供数据和网络服务,其性能介于普通个人计算机和大型计算机之间。常见的电子邮件、在线购物、电子商务、在线游戏等都离不开大量的网络服务器(见图

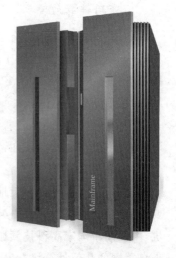

图 3.4 IBM 大型机

3.5）。比如，我们现在使用最多的在线购物平台，其后台往往由大量的 Web 服务器、数据库服务器等具有不同目的、不同特点的服务器组成，通过合理的架构设计、结合完整的软件系统，一起为用户提供良好、顺畅的购物体验。

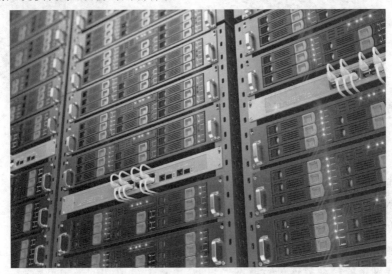

图 3.5　数据中心的服务器

2. 个人计算机

个人计算机，用于满足个人的计算要求，比如用于文档处理、照片/视频编辑、网络浏览等。根据应用需要、性能、使用场景等不同参数，个人计算机可进一步分为台式计算机和便携式计算机，到2020年，在个人计算机市场中，便携式计算机占到了接近 3/4 的份额。

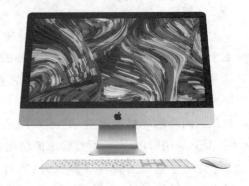

图 3.6　一体机

（1）台式计算机

台式计算机，一般包含主机箱、显示器、键盘、鼠标等部件，需要外接电源，主要用于办公室、学校或者家庭等没有移动需求的场景。近年来，市场上也出现了将这些部件合并在一起的一体机，以减少占用空间（见图 3.6）。

（2）便携式计算机

便携式计算机，不需要外接电源，通过电池供电，各部件集成在一个外壳内。与台式机相比，便携式计算机的尺寸和质量都大幅度减小，以便于携带。目前，市场上的便携式计算机产品主要包含笔记本电脑、平板电脑、智能手机三类。

①笔记本电脑

笔记本电脑是最典型的便携式计算机。随着硬件技术的进步，现在笔记本电脑的计算性能已经不输台式机，并且在耗电、散热、质量等方面都有明显的改进，已经成为个人计算机中最为主流的产品（见图 3.7）。

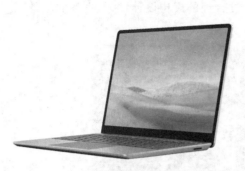

图 3.7　笔记本电脑

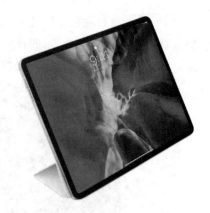

图 3.8　平板电脑

②平板电脑

平板电脑,其特征是用户通过一块触摸屏实现系统的交互性输入和输出。平板电脑被认为是一种介于笔记本电脑和智能手机之间的产品,既有笔记本所具备的较大尺寸显示屏用于信息的输出,提供舒适的视觉体验,同时又具有智能手机便利的联网性能,可在移动环境下通过无线网络或移动数据进行联网。目前,市场上最成功的平板电脑产品是苹果公司的 iPad 系列(见图 3.8)。

③智能手机

智能手机,目前已成为日常生活中最为重要的个人电子设备,为生活的各方面提供便利。通话和短信已不再是智能手机最重要的功能,随时联网获取信息,保持在线沟通交流,才是对智能手机最大的需求。智能手机(见图 3.9)通过安装各种 APP 应用程序,实现所有要求的功能和目的。

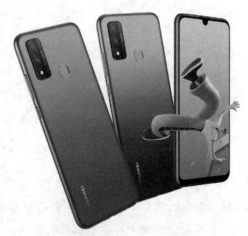

图 3.9　智能手机(来自华为)

除上述列出的各种计算机外,还有很多其他类型的计算机,如树莓派、游戏主机、智能手表、运动手环、智能家电等。虽然其外观、尺寸各异,不能归为传统意义上的计算机,但因其体系结构实际上均符合冯·诺依曼定义的计算机模型,所以也将这些设备列为计算机。而随着物联网、5G 技术的普及,这类设备也会是未来市场竞争发展的一大主流方向。

同步训练

1.下列计算任务中需要超级计算机完成的是(　　)。

　　A.收发电子邮件　　　　　　　　B.人类基因组计算

　　C.搜索照片　　　　　　　　　　D.网络程序开发

2.下列设备中不具有移动便携性的是(　　)。

　　A.图形工作站　　　B.笔记本电脑　　C.iPad　　　D.运动手环

3.下列计算机中会使用多个 CPU 的是(　　)。

　　A.超级计算机　　　B.笔记本电脑　　C.平板电脑　　D.智能手机

同步训练

3.3　计算机硬件系统

　　根据冯·诺依曼定义的"存储程序模型",所有的计算机设备均由中央处理器、存储器、输入和输出四大部分构成。除了这四大部分外,总线和主板承担了连接这些部件,让数据信息和控制指令能够在不同设备部件间流动的角色,从而能够保证整个计算机系统正常高效运作。

视频:计算
机硬件系统

3.3.1　中央处理器

　　中央处理器,也称微处理器,是计算机硬件系统的核心,一般也是计算机系统各部件中成本最高的部分(见图 3.10)。当代的中央处理器由超大规模集成电路构成,用于执行各种机器指令,完成各种运算任务。

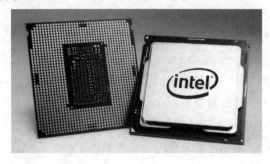

图 3.10　Intel CPU

　　中央处理器中包含算术逻辑单元(Arithmetic Logical Unit,ALU)、控制器(Controller)、寄存器(Register)组及高速缓冲存储器(Cache)。中央处理器从存储器或高速缓冲存储器中取出指令,放入指令寄存器,对指令进行译码,将其分解为一系列的微操作,继而发出各种控制指令,执行微操作,完成一条指令的执行。其中,算术逻辑单元负责执行算术运算和逻辑运算,控制器负责协调控制计算机中各部件的工作。

决定中央处理器性能的指标主要包括时钟频率、核心数量、指令处理技术、高速缓存容量、字长、指令集等。

时钟频率指中央处理器内部数字脉冲信号振荡的速度。目前的中央处理器的时钟频率以 GHz 为单位,主流的时钟频率都在 3.0GHz 以上,即中央处理器内的数字脉冲信号每秒能够至少执行 30 亿次振荡。一次振荡也称为一个周期,机器内部有些指令可以在一个周期时间内执行完毕,有些指令则需要多个周期才能执行完毕,因此,中央处理器的指令执行速度与时钟频率之间不能简单地画等号。

核心数量也是衡量中央处理器性能的重要指标。目前的主流中央处理器一般都会配备多核心,比如 4 个、8 个,甚至 16 个。多核心意味着中央处理器可以将任务分派到多个核心上同时进行处理,从而提高执行速度,比如具有 2 个核心的 2.4GHz 的 Intel i5 处理器,其速度等价于 1 个核心的 4.8GHz 的处理器。

指令处理技术主要指流水线处理和并行处理。通过这两种形式的优化,可以提高中央处理器指令处理的速度,使得指令的平均执行速度可以提高到在一个时钟周期内执行多条指令,最大限度地提高处理器的性能。

高速缓存的特点是容量有限,但访问速度很快。中央处理器在访问指令和数据时,先访问高速缓存,如果目标内容已在高速缓存中,则直接从中读取,否则再从内存中读取,这种执行方式可以解决内存速度与中央处理器速度不匹配的问题,减小其对系统运行速度的影响。高速缓存的容量不是越大越好,过大的容量反而会降低中央处理器的查找效率。目前的中央处理器一般采用多级缓存,典型的是采用三级缓存,分别称为 L1、L2、L3,容量从几兆字节到十几兆字节不等。

字长,指的是中央处理器一次能够处理的二进制位数,对应于控制器和运算器的容量。比如,现在通常所说的 64 位处理器,其寄存器一次能够处理 64 个二进制位的数据。字长越长,表明处理器在每个时钟周期内能够处理的数据量越多。

指令集,定义了中央处理器能够处理的指令类型和数量。目前的指令集有两种,即复杂指令集(Complex Instruction Set Computing, CISC)和精简指令集(Reduced Instruction Set Computing, RISC)。与 CISC 处理器相比,RISC 处理器的指令执行速度更快,但在完成相同的计算任务时,需要执行更多的简单指令。台式机和笔记本主要采用 CISC 处理器,比如 Intel 的 i3、i5、i7 等系列中央处理器。智能手机和平板电脑等主要采用 RISC 处理器,比如苹果的 A10 处理器就是基于 ARM(进阶精简指令集机器)架构的,ARM 架构也是目前世界范围内应用最为广泛的 RISC 处理器架构。

关于 CPU 的各种信息可以在任务管理器的"性能"页面中查看(见图 3.11)。

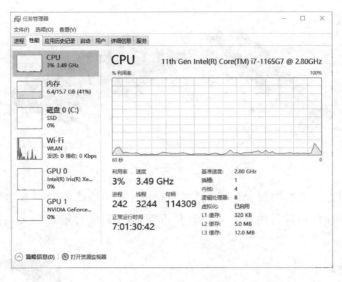

图 3.11　CPU 性能信息

3.3.2　存储器

存储器,在现有计算机体系结构中占据重要的地位。存储器读写速度的快慢,会显著影响用户的计算机使用体验。比如开机时间,在配备机械硬盘的计算机上,一般从开机到进入系统可能需要 1 分钟;而在配备了固态硬盘的计算机上,因为固态硬盘读写速度有了明显提升,同样的过程可能只需 20 秒。

存储器,是计算机系统中的记忆设备,用于存放程序和数据。计算机中的存储器是一个由不同材料、不同特性、不同管理方式的存储部件构成的多级存储体系,包括 CPU 内部的高速缓冲存储器、主存储器(内存)和外部存储器(外存)。高速缓冲存储器已在 CPU 部分进行了介绍,此处将介绍主存储器和外部存储器。

1. 主存储器

主存储器,也称内存,由大量的半导体电路构成,用于存储系统运行时所需的数据和程序。CPU 无法直接访问外部设备和外部存储器,所有访问外部设备的指令和来自外部存储器的数据都需要调入内存后才能为 CPU 所用。主存储器包括 RAM 和 ROM 两种类型。

RAM(Random Access Memory)称为随机存取存储器(见图 3.12 左),是一个用于存放程序、数据、操作系统的临时区域,机器关机后,其中的数据和信息都随之丢失。通常购买机器时,参数项中的内存,即指 RAM。其容量大小直接影响系统的运行速度,同时内存的大小也需和 CPU 的字长相匹配。

ROM(Read-Only Memory)称为只读存储器,一般位于系统主板上(见图 3.12 右),其中的信息可长期存储、不丢失。ROM 中通常存储系统开机所需的引导程序。比如,普通的个人计算机在开机时,先是 ROM 读取引导信息,完成系统自检,再载入操作系统,如

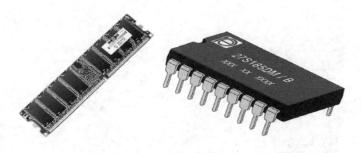

图 3.12 RAM(左)和 ROM(右)

Windows,进入用户熟悉的图形操作界面。特殊情况下,ROM 中的信息也能被改写,比如,手机无法正常开机时,最常见的解决方法就是重写 ROM,通过重新刷入系统引导程序恢复出厂设置。

2.外部存储器

与主存储器相比,外部存储器的特点是容量大、单位成本低,通常用于存储各种数据文件、各类文档等。根据选用材料的不同,外部存储器可包含如下几大类。

(1)以磁性材料为介质的存储器,如磁带、磁盘等,目前应用最为广泛的机械硬盘便采用了此介质。如从市场上购买一块机械硬盘(见图 3.13),通常会标注"2TB,8ms,7200r/min"字样,指的是该机械硬盘的容量为 2TB,数据读取时间为 8ms,盘片的转速为 7200 转/分。

(2)用激光技术将数据以光斑形式加以储存的光学存储器,俗称"光盘"(见图 3.14)。光盘常见的格式有 CD-ROM、DVD、蓝光盘(Blu-ray),区别在于采用了不同波长的激光能够存储不同容量的数据。CD-ROM 的最大容量为 700MB 左右,DVD 一般在 4.7GB 左右,蓝光盘的单层容量一般在 25GB 左右。

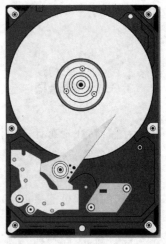

图 3.13 机械硬盘

(3)以半导体材料作为介质的固态存储器,如各种 U 盘,相机中常用的各类存储卡、固态硬盘等(见图 3.15)。与机械硬盘相比,固态存储器的数据访问时间较短,适宜于存储需长久存放的数据,如用于保存照片、文档等内容。但固态存储器因为采用了半导体材料,具有一定的读写寿命,不适宜于存储需要经常大量修改的数据,比如采用 P2P 方式从网络上下载大量数据,会极大地缩短固态硬盘的使用寿命。而随着技术的发展和进步,相

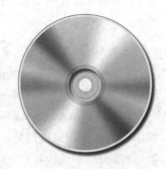

图 3.14 光盘

信容量更大、成本更低、稳定性更好的固态存储器会占据越来越多的市场份额。

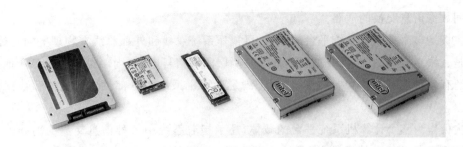

图 3.15　固态硬盘

与传统的存储技术相比,只需要网络便能随时随地访问的云存储也正在逐渐被市场接受和认可。比如,笔记本电脑只配备简单的操作系统和基本的网络功能,所有的应用程序均在云端进行操作,所有的数据也保存在云端。通过减少不必要的存储以及其他硬件,最大限度减轻机器质量,降低硬件成本,提高机器使用的便利性。

3.3.3　输入和输出

输入设备用于将数据传入计算机进行处理,输出设备则是将计算机处理后的数据结果以人能够认知的形式加以展示。随着计算机应用领域和范围的不断扩展,输入和输出设备的形态呈现了丰富多彩的特点。

1. 输入设备

传统的输入设备为鼠标、键盘,用于输入信息和控制指令,与操作系统实现交互。新的交互输入设备还可包括扫描仪、手写板、游戏杆、语音输入装置、视频跟踪设备、数码相机、各种传感器等,用于向计算机输入图像、视频、语音、位置、各种环境参数等。

2. 输出设备

常见的输出设备有显示器、打印机、投影仪、音箱等。一般,显卡和显示器两者一起构成完整的计算机信息输出,是最重要的输出设备。打印机则是将计算机输出的数字化信息以纸质形式加以记录保存。投影仪可在更大的屏幕上输出信息,让更多的人接受输出的信息。音箱用于声音信息的输出。

3.3.4　总线与主板

总线既是计算机系统中各种信息的传递通道,也是计算机系统中各模块间的物理接口,负责 CPU 与其他部件之间的信息交换。总线,简言之,就是一组配置适当接口电路的线路,用于各部件与外围设备之间的连接。总线分为内部总线、系统总线和外部总线。其中,内部总线是用于 CPU 内部在寄存器和运算器与控制器间传输数据的通路;系统总线是指 CPU 与内存和输入/输出设备接口之间进行信息交换的通路;外部总线是用于计算机系统与外部设备间数据信息交换的通路。

主板是整个计算机系统平台的载体,可视作系统总线和外部总线在物理上的具体实现。主板是一块多层印刷信号的电路板,外层是两层印刷信号电路,内层是印刷电源和地线。主板上还有各种控制芯片和插槽接口,用于满足计算机系统中各部件进行通信和数据传输的需要。

主板作为整个计算机系统平台的载体,还承担着系统中各种信息交流的功能。总线是系统中传递各种信息的通道,也是计算机系统中各模块间的物理接口,负责 CPU 与其他部件之间的信息传递。

随着越来越多的输入/输出设备进入市场,在缺乏统一规范的输入/输出接口定义的时期,不同的厂商推出的设备都定义了各自不同的接口,不仅造成了市场的混乱,也使得设备的安装、连接以及在不同的计算机间转移等都需要花费额外的时间和成本,造成了极大的浪费。为解决此问题,USB 应运而生。USB(Universal Serial Bus),全称为通用串行总线,是一种输入/输出接口的技术规范,定义了连接计算机与外部设备之间的一种串口总线标准。目前已被广泛地应用于各种个人计算机和移动设备等电子通信产品,以及数码相机、数字电视、数字游戏机、音频播放器、智能摄像头等各种产品,所有的产品与计算机的连接都遵循 USB 的标准,不仅简化了计算机的硬件设备,也提升了计算机在不同场合的应用效率,降低了设备的使用成本。

扩展资料: USB 介绍

目前的 USB 标准中,按照速度等级和连接方式的不同,共有 7 种不同的版本,图 3.16 列出了各种接口的形状及日常熟知的名称。

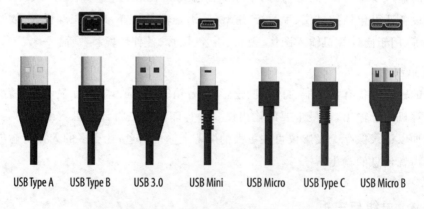

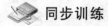 USB Type A　USB Type B　USB 3.0　USB Mini　USB Micro　USB Type C　USB Micro B

图 3.16　不同类型的 USB 接口

同步训练

同步训练

1.在一部安卓手机上,处理器会是(　　)。

　A. Intel X86　　　　　　　　　　　B. ARM

C. Intel XEON　　　　　　　　D. Nvidia RTX 3080

2. 下述情况下,RAM 中的数据会消失的是(　　)。

　　A. 设备会自动进入休眠状态　　　　B. 设备关机断电

　　C. 关闭了一个程序窗口　　　　　　D. 以上三种操作都可以

3. 对于计算机磁盘,其中有项指标参数为 6ms,该参数一般指的是(　　)。

　　A. 访问时间　　　B. 磁盘容量　　　C. 盘片转速　　　D. 数据传输速率

4. 可以作为现在计算机中磁盘的替代品的是(　　)。

　　A. 存储卡　　　　B. 优盘　　　　C. 固态硬盘　　　D. DVD 光盘

5. 下列选项中,列出的设备属于输入/输出设备的是(　　)。

　　A. RAM 和 CPU　　B. 音箱和耳机　　C. 硬盘和存储卡　　D. 触摸屏和键盘

3.4　计算机软件系统

　　从广义上说,软件指的是计算机设备中所有的非硬件组成部分,一般包含了计算机运行工作服务所需的各种程序指令。根据各种程序指令不同的运行目的,软件一般可分为系统软件、开发软件、应用软件三类,图 3.17 中列出了三类软件中各自包含的主要软件类别。

视频:计算机软件系统

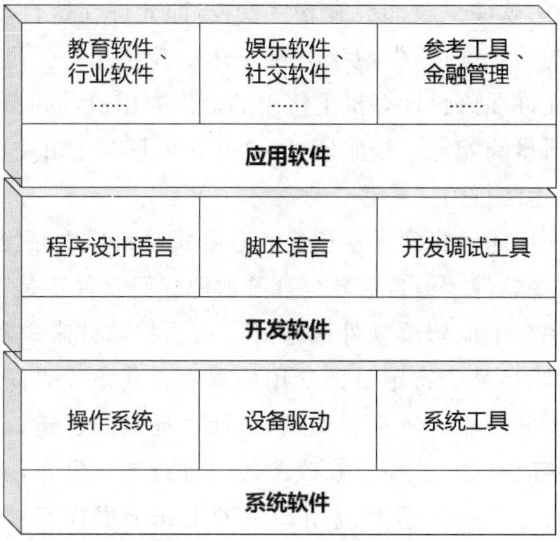

教育软件、行业软件	娱乐软件、社交软件	参考工具、金融管理 ......
应用软件		
程序设计语言	脚本语言	开发调试工具
开发软件		
操作系统	设备驱动	系统工具
系统软件		

图 3.17　计算机软件分类

　　系统软件,即与操作系统运行相关的各种软件。一般在一台新的机器上安装系统,其中大部分软件属于系统软件。具体来说,操作系统是最基本、最重要的系统软件,负责管理计算机系统的全部硬件和软件资源,合理地组织协调计算机各硬件部分的工作。设备驱动程序负责实现操作系统与各种硬件设备之间的数据信息通信。各种系统工具帮助用户实现系统各项管理功能及个性化设定等。

开发软件用于编写各种能够在计算机系统中运行的程序,包含各种程序设计语言和脚本语言开发调试的环境、工具等,以及用于保障系统安全的各种调试跟踪工具等。

应用软件的种类丰富、形式多样,是用户使用频率最高的软件类别。针对不同的行业、不同的目的,有非常多的应用程序可供选择,用户既可下载独立的安装程序进行安装使用,也可通过应用程序商店搜索下载。

3.4.1　软件的使用和授权

购买计算机,其价格不仅包含一组运行良好的硬件设备,还包含在其中能够正常运行的软件系统,即包含相应的系统软件及部分基本的应用程序。

为满足不同用户日常使用的需要,用户还需要自己安装其他各种程序。比如,程序员需要安装各种程序开发调试工具,办公室工作人员需要安装各种办公软件进行文字处理,学生则需要安装各种学习软件以满足日常学习的需要。

各种程序需要通过正规渠道获取,比如通过应用商店付费购买后安装,或者通过正规软件下载网站搜索获得符合系统要求的应用安装程序,进行安装后使用。

安装程序时需要注意自己的计算机是否能满足程序运行的需要,比如,有些程序运行会对内存空间、操作系统版本等有要求,需要在安装时检查自己的计算机是否符合要求。

通过正规渠道获得的软件一般都会有软件授权,即允许在这台计算机上使用该版本的软件。软件授权,也称为软件许可,类似于与软件开发者或开发公司签订的合同,即表明该软件是具有正版授权,允许在该台计算机上使用的。作为用户,同时还能够获得相应的售后服务,保证软件运行的质量和安全。相应地,用户也有义务遵守相关承诺,不进行再次分发、修改或二次出售软件等违法行为。

在互联网上,用户往往能够找到大量免费的自由软件和开放源代码软件,都能够在不付费的情况下自由使用这些软件。但自由软件和开放源代码软件还是存在区别的。自由软件可供用户免费使用,但用户不能修改软件或通过二次出售软件来牟利。开放源代码软件则是由程序员社区推出的满足某些特定目的应用的程序。其源代码向全世界开放,所有人均可下载这些程序,进行安装使用或者运行调试,向社区提供问题建议,帮助修正程序中存在的问题。用户也可在遵守协议的前提下修改源代码进行二次发布,至于具体要求则需要视不同的协议而定。如目前在服务器上应用最多的 Linux 操作系统就属于开放源代码的项目。

3.4.2　操作系统

操作系统是计算机系统软件的核心,提供了用户与系统进行交互的操作界面,用户可以通过键盘、鼠标、麦克风、触摸屏等输入设备向系统提供操作命令和控制指令,操作系统经过一系列复杂的运算,将用户指令发送给硬件设备,并将硬件设备运算的结果反馈给用户,同时展示在输出设备上。

依据运行环境和目的的不同,操作系统可分为桌面操作系统、移动操作系统和服务器操作系统。桌面操作系统运行于台式机或笔记本电脑上,能够满足普通用户日常工作、学习的需要。移动操作系统运行于智能手机、平板电脑、电子书阅读器等,主要用于在移动环境下满足用户移动操作的娱乐体验等需要。服务器操作系统一般布置于各种服务器上,为用户提供网页、文件、数据库、电子邮件等服务。三种类型的操作系统主要特点的比较,如表 3.1所示。

表 3.1　操作系统主要特点比较

操作系统	桌面操作系统	移动操作系统	服务器操作系统
主要系统	Windows, macOS	iOS, Android	Unix, Linux, Windows Server
运行环境	台式机、笔记本	智能手机、平板电脑、电子书阅读器	网络服务器
特点	1. 一次只允许单用户登录,可以有多用户账户 2. 本地有线网络连接 3. 多应用同时运行 4. 图形用户接口,使用鼠标和键盘进行交互输入	1. 一次只允许单用户登录 2. 通过无线方式连接网络 3. 图形用户接口,触摸屏进行交互 4. 集成电话通信功能	1. 多用户同时登录,网络远程登录 2. 完备的网络管理和安全工具 3. 字符用户界面

1. 微软 Windows

微软的 Windows 操作系统大约占据了世界范围内个人电脑 80% 的装机量,其得名源自在显示屏桌面上,可以同时显示多个矩形工作区,每个工作区都是一个独立的窗口,分别显示不同的文档或应用,通过这种视觉模型体现操作系统能够同时执行多项任务的特性。

Windows 操作系统源自早期运行在 Intel 兼容的个人计算机上的 DOS 操作系统,开发人员以 DOS 操作系统为核心,为其添加了以鼠标点击为特征的图形用户界面。从 1985 年 Windows 1.0 诞生开始,Windows 的版本和功能在不断地演进,其内核也在不断地迭代和替换。在这期间也诞生了 Windows 98、Windows 2000、Windows XP 等经典版本,目前的稳定版本为 Windows 10,桌面见图 3.18。

作为目前使用最为广泛的桌面操作系统,Windows 平台上能够运行的应用程序数量远多于其他操作系统平台,尤其体现在对于各种游戏和商业软件的支持。厂家在开发游戏和各种不同行业的商业软件时,考虑到程序运行的稳定性,首选的平台基本上都是 Windows。也正是因为 Windows 平台能够支持的应用程序数量庞大,在 Windows 平台上有最大规模的用户支持,包括软件开发、测试、维护等,这种数量上的优势是其他平台无法与之相比的。另外,Windows 平台对于各种周边设备的支持也是最完备的,很多新的设备,比如最新的游戏控制器、最新的显卡等都往往只提供 Windows 平台的驱动和性能支持。

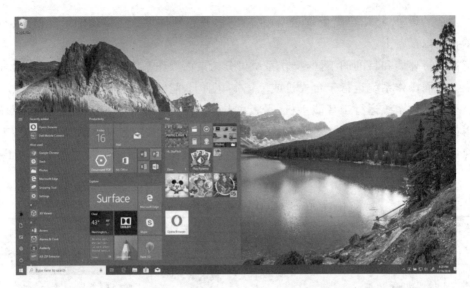

图 3.18　Windows 10 桌面

但也正因为 Windows 平台聚集了数量庞大的用户,所以更容易成为黑客攻击的目标,近年来爆发的几起著名的恶意软件和病毒事件都是针对 Windows 平台的,同时 Windows 平台所遭受的网络攻击也是最多的。Windows 平台的安全性和可靠性一直以来也是最为大家所关心的,微软公司也会针对 Windows 系统爆出的各种漏洞定时提供各种补丁程序进行修补,以保证系统的安全运行。

2. 苹果 macOS

1984 年,苹果公司推出第一台苹果电脑 Macintosh 时,用户就可以通过鼠标点击桌面上的图形元素实现与系统的交互,该桌面系统也逐渐演化成了今天苹果电脑上使用的 macOS 系统。macOS 系统以美观的界面设计出名。伴随着软硬件技术的进步,macOS 系统也处于不断的迭代和更新中,目前最新的版本为 macOS 11,发布于 2020 年 11 月,提供了新的图标,对用户界面进行了全新的外观设计,并提供对于 ARM 系列中央处理器的支持,macOS 的桌面见图 3.19。

macOS 系统的内核是基于 Unix 开发的,与 Windows 系统相比,更具安全性和可靠性,同时,苹果公司独特的美学设计为 macOS 系统带来了更易于使用的用户界面和更美观的外观设计。但是,苹果公司相对封闭的软件生态系统也使得能够在 macOS 系统上运行的软件应用数量无法和 Windows 相比,其用户数量和使用范围也不如 Windows。

3. 苹果 iOS

苹果的 iOS 系统源自 macOS 系统,运行于苹果公司的系列移动设备上,包括 iPhone、iPad、iPods 等,从 iOS 系统又衍生出了 watchOS,用于苹果公司的 iWatch 智能手表中。iOS 系统与 macOS 系统有着相同的操作系统核心,有着同样的美学风格设计的图标,两种系统的使用也有相似之处,用户能够很快地上手操作。同时,通过苹果公司的云服务,用户的数

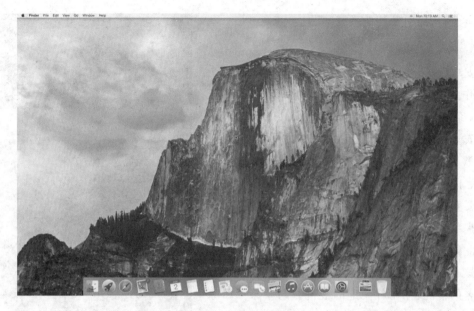

图 3.19　macOS 桌面

据也可以在两个系统间无缝传输,有助于用户提高移动工作、学习的效率。图 3.20 显示了运行于 iPad 和 iPhone 上的 iOS 系统桌面。

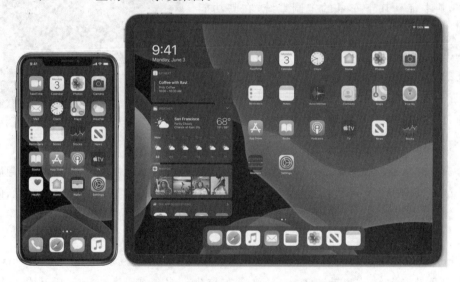

图 3.20　iOS 系统桌面运行于 iPhone 和 iPad 上

iOS 系统是第一个支持触摸屏手势交互输入的操作系统,用户可以通过手指灵活地实现对系统的各种操作,极大地提高了系统交互输入的效率。

作为移动操作系统,iOS 也支持多种连接方式,包括无线 Wi-Fi、移动数据连接、蓝牙等。

与 macOS 系统类似,iOS 系统上的应用数量和范围同样也会受到苹果应用商店的限制,虽然用户可以通过"越狱"的方式安装其他未经授权的软件,但这样做会极大地影响系统的安全性,从而引发其他系统问题。

4. 安卓(Android)

安卓(Android)系统,也是应用于移动产品上的操作系统,发布于 2007 年,由谷歌公司基于 Linux 系统代码开发的,主要针对 ARM 处理器平台。安卓系统提供与 iOS 系统类似的功能,并集成了谷歌公司提供的一系列服务,桌面效果见图3.21。因为安卓系统本身开放源代码,任何手机厂商只要获得了谷歌公司的授权,就可以在遵守协议的前提下,对系统代码进行修改、实现定制。也正因为此,安卓系统出现了多个版本,即使是同一个安卓核心版本,也会出现以厂家自己定义的系统版本命名的情况,存在着一定的混乱。与苹果 iOS 系统统一的版本相比,安卓系统的这种现状使得市场竞争呈现出更为多元化的状态,也为消费者提供了丰富多样的选择。目前,我国各大手机厂商所推出的系统,基本都是基于安卓的定制系统,在其功能和外观上,根据我国市场的特点进行了优化,以满足我国消费者的使用习惯。近年来,国内各手机生产厂商的市场份额一直处于提升中,并且也一直在走出国门、走向世界,参与更为广泛的世界范围内的竞争,出现了很多具有国际竞争力的品牌。

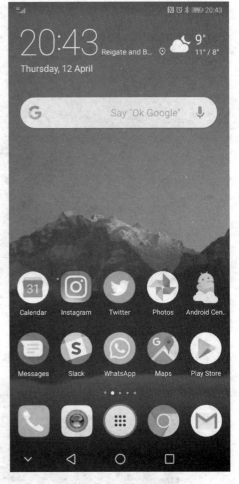

图 3.21　安卓系统桌面

5. Linux

今天能够享受形式多样、内容丰富、便利快捷的互联网生活带来的幸福体验,背后是一个庞大的互联网服务基础架构在默默提供着支持。各种互联网服务要求稳定、可靠,既具有通用性,又具有可扩展性。为满足互联网服务的要求,Linux 系统一直是服务器操作系统的首选。

Linux 系统的第一个版本发布于 1991 年,其作者是林纳斯·托瓦兹(Linus Torvalds),当时他只是芬兰赫尔辛基大学的一名普通在校生。多年来,林纳斯·托瓦兹一直都是 Linux 系统核心代码的主要贡献者和维护者。Linux 系统的得名源于 Unix 系统的一个分支 Minix。目前,Linux 系统的各个不同的版本被广泛用作服务器操作系统,支持着全世界范围内的各种基础数据服务及互联网服务。

Linux 系统是一个开放源代码的系统,任何人都能获得其源代码。同时,任何人也都能在遵守协议的前提下,对代码进行修改后进行再次分发。这种机制使得 Linux 系统获得了世界范围内大量技术人员的支持,能够根据不同的需要提供更多元化的设备和功能的支持,也出现了满足不同场景应用的多种发行版本,任何人都能根据自己的需要选择特定的版本。

　　除应用于服务器外,Linux 系统也有多个版本可供用户安装在普通个人计算机上作为桌面系统使用,图 3.22 中给出了目前市场上存在的各种不同的发行版。但因为其使用具有一定的专业性,不像 Windows 或者 macOS 系统容易上手,其市场占有率一直不高。

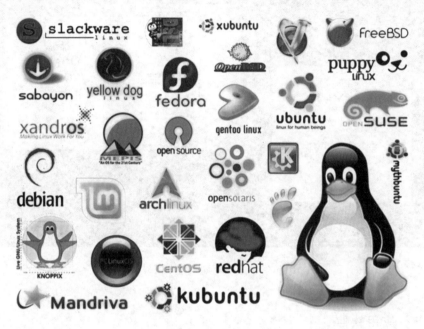

图 3.22　不同的 Linux 发行版

　　由于其开放源代码的特点,Linux 系统可以根据不同的需要实现界面、功能的个性化定制,在计算机上更加突出使用者和使用环境的个性化需求,这是其最大的优点。

　　但同时,因为缺少像微软或苹果这样的大型科技公司的专业支持,而仅依靠社区志愿者提供维护服务,Linux 系统对于使用者的要求又相对较高,这也就制约了其普及发展。Linux 平台上的应用程序相对于另外两大平台而言,同样也要求使用者有一定的专业背景,这也造成了普通消费者无法快速上手使用。

　　中国的操作系统本土化始于 20 世纪末,基本上是以 Linux 为基础进行的二次开发,在桌面设计、应用设计上充分考虑了国内市场的环境和用户的习惯,并且具有在安全可控性上的一贯优势。目前市场上主流的国产化操作系统有十余个,随着国产 CPU 技术的不断成熟,与之相应的国产操作系统的优势也将逐步体现。目前,这些国产操作系统正在从"可用"阶段向"好用"阶段发展,且市场占有率也处于不断提升中,表明市场对于国产操作系统的认可度和接受度都在提高。

拓展资料:
国产操作系统

　　目前,国产操作系统主要包含如下几款:由上海中标软件公司发布的中标麒麟 Linux 系统,面向桌面应用;由国防科技大学自主研发的银河麒麟(Kylin)操作系统,应用于服务器

（见图 3.23）；由武汉深度科技开发并维护的深度操作系统 Deepin，面向桌面应用，目标在于替代 Windows 系统进行工作和娱乐。

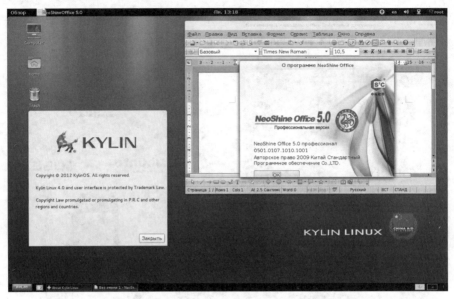

图 3.23　银河麒麟操作系统界面

3.4.3　应用软件

应用软件类型多样、数量庞大。根据使用目的的不同，应用软件可大致分为生产力软件、多媒体类软件、教育教学类软件、家庭个人类软件、通信类软件五大类。但要注意的是，这种划分方法并非唯一。其中，生产力软件是近年来逐渐流行起来的一类软件名称，它可以促进用户生产力和工作效率的提高，包括了与个人学习、办公、商务等相关的软件。

根据应用程序运行方式的不同，又可分为本地应用、移动应用和网页应用三类。其中，本地应用指的是需要通过安装程序将应用程序所需要的运行环境、文件等复制到本地硬盘上方能使用的应用程序。移动应用指的是安装在移动设备上的应用，一般情况下，用户安装移动应用都需要通过应用程序商店执行相关安装任务，也有部分应用允许用户通过独立的安装程序安装使用。网页应用是近年来兴起的一类应用，其特点是运行程序无须在本地计算机或移动设备上执行安装程序，只需要接入互联网就可以通过浏览器使用的应用程序。通过网页的方式运行程序，既可以减少对于本地资源的依赖，也可减少对于设备存储空间的占用，并且所有的应用数据存储在网络上，也便于用户随时随地访问，大大增加了程序应用的灵活性和便利性。有部分移动应用也是基于 Web 应用开发的，如近年来各种热门的小程序就属于此类。

3.4.4　生产力软件

生产力软件,主要指的是办公软件,即能进行文字处理、表格制作、幻灯片制作、简单数据库处理等能够满足日常工作需要的软件。

办公软件经常以套件形式提供,其中包含了上述各项程序,另外,还包含如电子邮件、日程管理、联系人管理、项目管理、绘图等功能程序。这些程序既可以单独运行,也可相互集成,通过实现有效的数据共享提高工作效率。

主要的办公软件套件有微软的 Office 系列、金山公司的 WPS Office 系列、苹果公司的 iWork 系列,这些都属于商业软件,一般需要向公司购买授权方能使用。另外,如 LibreOffice 和 OpenOffice 属于由社区维护的开源免费办公套件,有自己定义的文档格式,同时兼容微软的 Office 系列文档格式,可以作为一种有效的替代。

除了这些需要在本地安装的办公套件之外,近年来也兴起了在线协作办公的形式,尤其是自 2020 年以来,在线协作办公更是体现了其巨大的优势,也逐渐为大家所接受。如谷歌公司的 GoogleDocs 系列、微软的 Office 网页版、金山公司的 WPS 在线版本等,都能够实现多人协同在线编辑文档。而国内各大即时通信软件如钉钉、TIM 等也都将在线办公功能集成在自己的软件中,能够同时满足社交与办公的需求,在市场上也占据了一席之地。

同步训练

1. 无论在台式机、笔记本电脑或是在移动设备上,都被认为是必不可少的软件的是(　　)。

    A. 网络配置工具　　　B. 浏览器　　　　　C. 操作系统　　　　D. 办公套件

2. 在下列通过不同途径获得的软件中,可能会给系统带来安全威胁的是(　　)。

    A. 通过软件商店下载安装的软件

    B. 通过 P2P 方式下载的带有破解工具的软件

    C. 自己购买的具有正规序列号的应用软件

    D. 从源代码共享网站下载的免费开源软件

3. 计算机运行时,对于操作系统的描述不正确的是(　　)。

    A. 操作系统提供的服务会自动暂停直到用户重新激活

    B. 操作系统提供的服务和所需要的程序数据都在内存中,直到关机

    C. 操作系统可以自动控制程序的执行,以最大化计算的效率

    D. 操作系统启动时,ROM 中的代码引导系统运行,系统启动后,所有的功能均在 RAM 中,与 ROM 无关

4. Windows 和 macOS 两种操作系统,先出现的是(　　　　)。

    A. Windows   B. macOS

5. 下列能用于运行 Web 应用程序的是(　　　　)。

    A. 操作系统客户端   B. 移动操作系统   C. 浏览器   D. 安装程序

3.5　智慧医疗

视频:智慧医疗

智慧医疗是国际商业机器公司(IBM)于 2009 年提出的"智慧地球"战略概念中包含的领域之一,利用信息技术、智能技术等改善疾病预防、诊断和研究,最终使医疗生态圈中各个组成部分均能受益。智慧医疗是医学发展历经传统医疗、数字医疗、信息医疗后的新阶段。数字医疗阶段实现了医疗设备、内容的数字化录入,信息医疗阶段实现了独立数据的信息化关联,智慧医疗则进一步致力于在信息化基础上对海量医疗信息的价值获取,凭借系统集成、网络互联、智能处理等新兴技术的应用,构建更优、更高效的医疗卫生服务体系,从而保证人们都能享受到高效、便捷的健康管理医疗服务。

从智慧医疗现阶段的发展状况来看,已实现了从临床信息化向区域医疗信息化,从以疾病为中心向以患者为中心的转变,并正在逐步从有病治病向未病保健、从基础医疗管理向定制个性化医疗管理发展。现阶段,更是着力于将医疗物联网、医疗移动可穿戴设备、医疗大数据等新兴技术和手段等应用于智慧医疗系统中,进一步提升医疗系统的效率和效果,使每个人均可从中受益。

3.5.1　智慧医院系统

作为智慧医疗系统中的重要一环,医院承担着重要的角色。自从 2018 年 4 月,以《国务院办公厅关于促进"互联网＋医疗健康"发展的意见》为代表的一系列文件的出台,标志着我国的医院发展全面进入新的智慧医疗建设阶段,利用云计算、大数据、人工智能、物联网等新技术,进一步推进医院在智慧医疗新阶段的数字化转型,以提供更好、更便利的服务。

"智慧医院"是指具备信息化、互联网化和智能化特征的医院。信息化是指医院建立了各种不同维度的数据系统,并能对各种不同维度的数据进行集成综合,以便于进行数据的处理,为智能化处理提供基础。互联网化是指医院通过网络提供各种应用,包括各种移动应用,为医务人员和患者提供诊前、诊中、诊后各环节数据的输入和输出,并通过网络集成医院的各种应用,方便患者就诊,提升就诊体验,提高就诊效率。智能化是指医院运用大数据、云计算、物联网、机器人、智能工作流程等实现对医院的有效精细化管理,简化患者就诊流程,实现对医院各种资源的有效配置,实现患者、医务人员、医疗机构、医疗设备之间的互联互通,提高医院运营水平,降低医院管理成本。

图 3.24 显示了一个典型的智慧医院系统。该系统围绕医院信息集成平台,储存海量医疗相关数据,构建了统一对外服务平台、医疗管理信息系统、临床信息系统、医院运营管理系统、移动化物联平台、医联体信息平台共六大应用平台,分别面向患者、医务人员、医院管理人员、医保机构等不同角色。其中,面向医务人员,围绕电子病历构建临床信息系统,并基于医院信息集成平台构建临床数据决策支持系统,帮助医生做出更精确的诊断,提升治疗效果;面向患者,可引入多样化支付、预约挂号、预约诊疗以及衍生的服务,如停车信息推送等,帮助患者实现全自助、全预约的诊疗过程,提升患者就诊体验;面向医院管理人员,构建基于指标体现的现代医院运营管理系统,推进医院精细化管理,提升医院管理效率,降低医院运营成本。

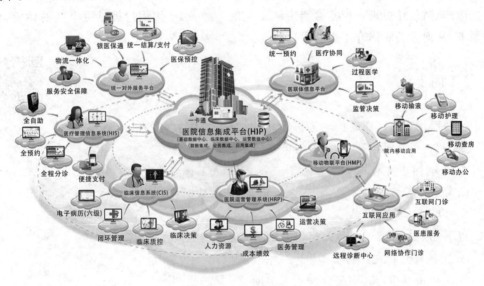

图 3.24　智慧医院体系构成

从硬件层面来说,支撑起这一庞大智慧医院系统的,除了各种与医生、患者、医院管理者等终端打交道的桌面计算机、手机、各种医疗设备等外,还有位于系统核心的各种服务器,以及构建复杂医院数据信息交换网络的各种网络设备。运行于这些设备之上的软件,则包括在服务器操作系统上运行的各种网络服务,比如网页服务提供网站接入,数据库服务提供各种医院、患者和其他用户的数据,防火墙用于保证系统安全等。

3.5.2　健康智能硬件

健康智能硬件是近年来伴随智慧医疗兴起的另一大行业。智能硬件,指的是具备信息采集、处理和连接能力,能够实现智能感知、交互、大数据服务等功能的新兴互联网终端产品。随着物联网技术的成熟,万物互联已逐渐成为现实,硬件智能化正在达成全社会的共识,众多的厂商都推出了面向各种不同行业的智能硬件产品,该行业也成为全球发展最快、市场潜力最大的行业之一。其中与健康相关的健身运动、医疗健康等领域是智能硬件发展关注的重点方向。

目前,各大厂商推出的各种健康智能硬件可分为三类:以智能体脂秤、智能血压计等为代表的智能健康产品,用于监测个人的各种生理状态数据;以智能手表、智能手环等为代表的智能运动产品,帮助记录用户的运动数据,促进其锻炼,提升健康水平和生活质量;以智能空气检测为代表的环境健康检测产品,体现了现在生活质量提高后普通人群对于生活环境质量提出的更高要求。

健康智能硬件,是大健康数据的入口,通过硬件设备采集的数据,结合相应的软件,在利用大数据、智能技术等对用户数据进行准确的分析后,能够帮助用户打造健康的生活习惯并提供相应的建议,还可进一步整合与生活相关的各种业务,为用户提供更丰富的体验、更完整的服务,从而进一步提升用户的生活质量。

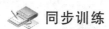 **同步训练**

同步训练

1.智慧医疗充分运用新技术为医疗机构、患者构建更好的医疗体验,下列属于与"智慧医疗"建设相关的重要技术的是(   )。
    A.智能感知技术   B.人工智能技术
    C.新一代互联网技术   D.大数据和云计算技术
    E. 以上均是

2.以下场景中不属于智慧医疗相关场景的是(   )
    A.预约挂号和先看病后支付
    B.医生借助机器人实施远程手术协助
    C.院长通过医院运营数据对医院实行精细化管理,降低医院运营成本,提升医院管理效率
    D.患者排队取药

小 结

1.计算机系统遵循由冯·诺依曼提出的"存储程序模型",由处理单元、控制单元、输入和输出单元四部分构成,其中,处理单元又包含运算器和控制器。

2.计算机按照用途可分为商用计算机和个人计算机两大类,商用计算机可进一步分为超级计算机、大型计算机、服务器三类,个人计算机包括台式机、笔记本、平板电脑、移动设备等几类。各种不同类别的计算机有不同的硬件构成特征、性能特点以及使用场景和环境。

3.计算机硬件系统包含中央处理器、存储器、输入/输出设备几大核心部件,总线与主板起到连接各种不同部件的作用。

4.计算机软件系统主要包含系统软件、开发软件、应用软件三大类,其中,操作系统是最

重要的系统软件。应用软件中的一大类称为生产力软件,是为提高生产工作效率而生的软件,Office 套件就是一种生产力软件。

5.智慧医疗是医学发展的一大趋势,是计算机技术与医学结合到了一定程度的产物。智慧医疗为普通人和医学工作者提供了很多便利,极大地改善了医疗服务的质量和环境。智慧医院是其中的一大体现。另外,各种能够帮助促进个人健康的智能硬件也是未来技术发展的一大趋势。

习　题

1.简述存储程序模型的基本概念、主要构成及各部分功能。

2.请为自己寻找一台合适的笔记本电脑,列出其品牌、主要配置、性能参数、价格,并说明自己选择该款产品的原因。

3.列举市场上存在的不同的闪存产品类型,分别列出其主要用途、主要品牌及价格。

课后作业

4.为自己的笔记本电脑安装程序,列出你需要安装的程序清单,并说明每种程序软件属于哪种类别,如果是应用程序,还需进一步分类。

5.寻找目前市场上的你感兴趣的健康智能硬件,描述其特征、参数、用途等,说明你感兴趣的原因。

第4章 网络基础知识及应用

在当今信息化时代,计算机网络在各个领域得到广泛应用,可以说现代生活已经完全离不开网络了。学习并掌握一定的计算机网络知识是对当代大学生专业素养的基本要求。

本章主要介绍了计算机网络体系结构、Internet 基础知识、无线网络基本知识、物联网技术及智慧医疗。

学习目标:

➤ 理解计算机网络的基本概念
➤ 掌握计算机网络体系结构、分类和计算机网络的组成
➤ 理解 IP 地址的概念,掌握 IP 地址分类及子网掩码的意义
➤ 了解 Internet 常见服务与应用
➤ 了解无线网络的概念及应用领域
➤ 了解物联网的概念以及物联网技术在医药领域的应用

4.1 计算机网络基础知识

课件:计算
机网络基础

4.1.1 计算机网络的产生与发展

信息时代是以网络为核心的,我们所熟知的"网络"实际上包括三类:电信网络、有线电视网络、计算机网络。按照传统的服务分工,电信网络为用户提供电话、电报、传真等服务;有线电视网络为用户提供各类电视节目服务;计算机网络为用户提供在计算机之间的数据传输服务。随着技术的发展,三类网络的发展逐渐走向融合。从理论上讲,三种网络能融合成一种网络,为用户提供以上所有服务。

计算机网络是由具有独立功能的多台计算机及其外部设备,通过通信线路和各类网络硬件设备连接起来,在软件资源的支持下,实现资源共享和信息传递的系统。

计算机网络于 20 世纪 60 年代初诞生,由单个网络发展成互联网,再逐渐发展成为现在

的由多层次互联网服务供应商(Internet Service Provider，ISP)构成的互联网络。其发展是逐渐演进的,很难从时间上将各阶段截然分开。我们可以从网络产生与发展中的一些重大事件来将网络发展做一个简单的介绍。

在 20 世纪 60 年代初期,早期分组交换原理被提出并应用。1969 年,美国国防部创建的第一个分组交换网 ARPAnet 开始运行,当时只是一个单一的分组交换网。20 世纪 70 年代,ARPAnet 致力于研究多种网络互联技术,于是出现了互联网络,即现在的 Internet 的雏形。

在 20 世纪 70 年代至 80 年代实现了网络互联,这期间有大量新型、私有网络出现。1976 年,美国施乐公司(Xerox)设计了以太网,即我们现在布设的局域网的前身(即便到了今天,很多局域网也会被称为以太网)。1975 年,ARPAnet 被移交给美国国防部通信局管理。20 世纪 70 年代后期,出现了私有网络体系结构,如 DECnet、SNA、XNA 等。

在 20 世纪 80 年代至 90 年代,新型网络协议与网络激增。1983 年,TCP/IP 协议成为 ARPAnet 的标准协议,所有使用 TCP/IP 协议的计算机都能通过互联网进行通信,所以我们也把 1983 年作为互联网诞生的时间。这段时期内,大量应用层协议产生,如 SMTP 电子邮件协议、DNS 协议、FTP 协议等。

在 20 世纪末,各类网络应用诞生,大量的网页应用出现,如网页浏览、即时通信、P2P 服务等,同时互联网也在逐渐向商业化发展。1993 年,由美国政府资助的 NSFNET 逐渐被若干商用互联网主干网代替,出现了互联网服务提供商。互联网服务提供商从互联网管理机构申请获得大量 IP 地址,拥有自己的通信线路和网络设备,普通用户向他们缴纳一定费用获得 IP 地址使用权,并通过他们接入互联网。我国常见的互联网服务提供商有中国电信、中国移动、中国联通等。

进入 21 世纪之后,计算机网络有了突飞猛进的发展,智能手机与平板电脑的普及使得网络终端急剧增加,移动性需要加大;宽带接入、电子商务、云服务等成为我们习以为常的网络服务。

我国的计算机网络起步较晚,1980 年由铁道部主持进行了计算机联网实验。1989 年 11 月,我国第一个公用分组交换网(CNPAC)建成运行;1994 年 4 月 20 日,我国用 64KB/s 专线正式接入互联网;同年 9 月,中国公用计算机互联网 ChinaNet 正式启动。由此,我国陆续建造了多个全国范围的公用计算机网络,其中规模较大的有以下这些:

(1)中国公用计算机互联网(ChinaNet);

(2)中国联通互联网(UNINet);

(3)中国移动互联网(CMNet);

(4)中国教育和科研计算机网(CERNET);

(5)中国科技网(CSTNET)。

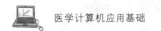

4.1.2 计算机网络体系结构

计算机网络是个非常复杂的系统。两台计算机系统必须高度协调工作才能实现信息通信。为了实现这种复杂的通信，在最初设计网络时就提出了分层的方法，将复杂的问题分解成若干个较小的局部问题，每层通过协议实现相对独立的一些功能，达到对等层间数据传输的目的；各层不需要知道其下层的功能如何实现，只需要通过层间接口来利用下层提供的服务。

网络协议是指计算机网络中的数据交换必须遵守事先约定好的规则。这些规则明确规定了所交换的数据的格式以及有关的同步问题（同步含有时序的意思）。

网络协议的三个组成要素包括：

(1) 语法：数据与控制信息的结构或格式；

(2) 语义：需要发出何种控制信息，完成何种动作以及做出何种响应；

(3) 同步：事件实现顺序的详细说明。

20 世纪 70 年代中后期，许多私有公司推出各自的网络体系结构。由于网络体系结构不同，因此不同公司的设备很难互相连通。为了使不同体系结构的计算机网络能够互通，国际标准化组织 ISO 提出了一个试图使各种计算机在世界范围内互联成网的标准框架——开放系统互联参考模型（Open Systems Interconnection/Reference Model，OSI/RM），简称为 OSI。但 OSI 并未在市场上得到广泛应用，仅仅是法律上的"国际标准"；由于基于 TCP/IP 的互联网已经在 OSI 标准之前在全球得到了广泛应用，所以 TCP/IP 成为事实上的国际标准。

如图 4.1 所示，OSI 采用 7 层协议体系结构，而 TCP/IP 采用 4 层协议体系结构，我们分别介绍一下各层的功能。

1. 物理层（Physical Layer）

物理层通过物理通信媒介，如双绞线、光纤、无线信道等来实现数据链路实体间透明的比特（bit）流传输。物理层提供与通信介质的连接；提供为建立、维护和释放物理链路所需的机械的、电气的、功能的和规程的特性；提供在物理链路上传输非结构的位流以及故障检测指示。

2. 数据链路层（Data Link Layer）

数据链路层为网络层相邻实体间提供传送数据的功能和过程；提供数据流链路控制；检测和校正物理链路的差错。其传送的数据以帧为单位。每帧包括数据和一些控制信息，如同步信息、地址信息、差错控制等。

3. 网络层（Network Layer）

网络层为分组交换网上的不同主机提供通信服务，将传输层产生的报文段或用户数据报封装成分组或包进行传输。其传输的数据以"数据报"或"分组"为单位。网络层的另一个

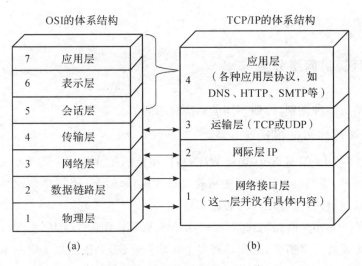

图 4.1 计算机网络体系结构

任务是进行路由选择,通过路由器为传输层传下的分组找到合适的路由进行转发,最终正确传输到目的主机。

4.传输层(Transport Layer)

传输层将底下的通信子网和上层应用连接起来。传输层以上,各层通信实际上是在源主机与目标主机各进程之间进行的。传输层屏蔽各类通信子网的差异,为源主机和目标主机中的进程提供通用接口,使用户进程通过该接口,方便地使用网络资源并进行通信。

5.会话层(Session Layer)

会话是指两个用户进程之间的一次完整通信。会话层提供不同系统间两个进程建立、维护和结束会话连接的功能;提供交叉会话的管理功能。会话层的目的是提供一个面向应用的连接服务。

6.表示层(Presentation Layer)

表示层的目的是处理信息传送中数据表示的问题。不同厂家的计算机产品常使用不同的信息表示标准,例如,在字符编码、数值表示、字符等方面存在着差异。如果不解决信息表示上的差异,通信的用户之间就不能互相识别。因此,表示层要完成信息表示格式转换,转换可以在信息发送前,也可以在信息接收后,还可以要求双方都转换为标准的数据表示格式。所以,表示层的主要功能是完成被传输数据表示的解释工作,包括数据转换、数据加密和数据压缩等。

7.应用层(Application Layer)

应用层作为用户访问网络的接口层,给应用进程提供了访问 OSI 环境的手段。应用层协议定义了各个应用进程间通信的规则,每个应用进程实现一个具体的网络应用,比如域名系统 DNS、简单邮件传输协议 SMTP 等。

在实际应用中,我们采用的是 TCP/IP 四层协议,所以会话层、表示层的功能都在应用

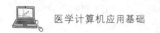

层的各个应用协议中去实现。

4.1.3 计算机网络分类

计算机网络有多种类别,按照不同的标准有不同的分类。

1.按照网络的作用范围进行分类

(1) 广域网(Wide Area Network,WAN):作用范围通常为几十到几千千米。广域网的范围可以跨越国家,我们可以认为互联网就是最大的广域网。连接广域网各结点交换机的链路通常都是高速链路,具有较大的通信容量。

(2) 城域网(Metropolitan Area Network,MAN):作用距离约为5~50千米。城域网可以覆盖一个城市或者几个街区,通常是将多个局域网互联,多采用以太网技术。

(3) 局域网(Local Area Network,LAN):局限在较小的范围(如1千米左右)。局域网往往覆盖一栋楼、一个单位,但现在网络已普及,一个单位往往会拥有多个局域网。

(4) 个人区域网(Personal Area Network,PAN):范围很小,在10米左右。个人区域网现在一般指的是一个小范围内的各个终端通过无线技术连接起来的网络。比如,一个家庭内设置一个无线路由器,多个电子设备都连接到这个无线路由器上组成一个小的网络。

2.按照网络的使用者进行分类

(1)公用网(Public Network)

公用网是按规定缴纳费用的人都可以使用的网络,因此也可称为公众网,如电信网络。

(2)专用网(Private Network)

专用网是为特殊业务工作需要而建造的网络,比如,银行网络系统或者军队网络系统等。

4.1.4 计算机网络的组成

计算机网络按其工作方式的不同,可分为网络边缘和网络核心两部分(见图4.2);按其物理实体不同,可分为网络硬件和网络软件两部分。下面将分别介绍这两种分类。

1.按网络工作方式的不同可分为网络边缘部分和网络核心部分

(1)边缘部分:由所有连接在网络上的主机组成。用户直接使用主机来进行通信和资源共享。边缘部分的主机与主机间的通信方式可划分为两大类:客户/服务器方式(C/S方式)和对等连接方式(P2P方式)。

客户是服务的请求方,服务器是服务的提供方。即客户/服务器方式是一方提出请求,另一方给予响应并提供服务。而在对等连接方式中,两个终端在通信时并不区分服务请求方和服务提供方,它们进行平等的对等连接通信。对等连接方式从本质上看仍然是使用客户服务器的方式,只是对等连接中的每个主机既是客户又是服务器。

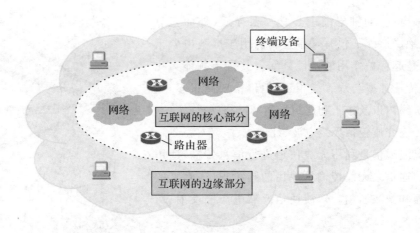

图 4.2　互联网的组成

(2)核心部分:由大量网络和连接这些网络的路由器以及其他网络设备组成。这部分主要为边缘部分提供网络连通和数据交换服务,使得边缘部分中的任一主机都能够与其他主机进行通信。在这一过程中,路由器起到了非常重要的作用。

2.按物理实体的不同可分为网络硬件和网络软件

(1) 网络硬件,包括网络中的计算机、传输介质、网络设备等。其中,常见的传输媒介分为有线传输介质和无线传输介质两种。

有线传输介质包括光纤(见图 4.3)、双绞线(见图 4.4)、同轴电缆(见图 4.5)等。

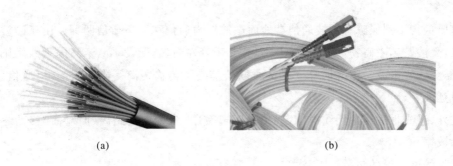

(a)　　　　　　　　　　　　　　　(b)

图 4.3　光纤

①光纤:光纤是利用光波来进行数据传输的介质,其特点是速度快、距离远(由几百米至几十千米)、带宽高(通常都是 100M 或 1000M),而且不受电场影响,不导电,不会被雷击,一般用于楼栋外的线路连接。

②双绞线:双绞线由 4 对(8 根)线组成,8 根线两两成对按特定的角度缠绕在一起,因此称之为双绞线。绞合的目的是减少对相邻线的电磁干扰。双绞线易受电气、雷击等影响,所以往往只在室内使用。目前,它是局域网中最常用的一种传输介质。按照国际标准,一根双绞线的长度不能超过 100 米,否则,会因衰减过大而使网络不可用。

③同轴电缆:同轴电缆中心是一根导线,外面包有绝缘层,在绝缘层外又包有一层金属网用于屏蔽电磁干扰,最外面是起保护作用的塑性外套。其抗干扰能力比双绞线强,传输速率与双绞线相近,但价格要高很多,主要用于建筑物内以及主干和建筑物间的网络连接。

无线传输介质包括无线电波、红外线、激光等。

无线电波通信是利用无线信道进行信息传输,适用于运动中的通信。无线传输可使用的频段很广,常见的有短波通信和微波通信。短波通信要靠电离层反射,所

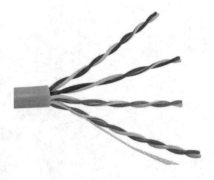

图 4.4 双绞线

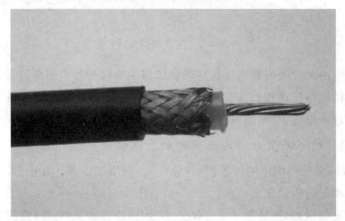

图 4.5 同轴电缆

以通信质量得不到保障。微波通信有地面微波接力通信和卫星通信两种。由于微波只能直线传播,无法跨越障碍物,所以地面上每隔 50 千米左右(若架设 100 米高的天线塔则可增加距离)需要建立微波站中继信号。卫星通信虽解决了传输距离受限的问题,但通信费用高,传播时延大。

红外、激光也适用于无线通信,但传输距离有限,多用于近距离(面对面)移动终端间相互传输数据。

常见的网络设备包括以下几类:

①集线器(Hub):集线器通过多个端口将计算机连接起来,使计算机之间能够通信。集线器功能简单,将一个端口收到的信息不加处理地转发给其他所有端口,同一时间只有一个端口能发送数据,连接集线器的所有计算机是共享集线器带宽的,连接的计算机越多,网速越慢。

②交换机(Switch):交换机是通过多个端口将计算机连接起来,使计算机之间能够通信。但它与集线器的工作方式有很大的不同。交换机内部有帧交换表,按照数据帧的 MAC 地址决定该帧的转发接口。用户在通信时与网络中的其他用户是共享带宽的。交换机是即插即用设备,一般是全双工模式工作。

③路由器(Router):路由器是网络层设备,用于连接不同类型的网络。路由器将不同的

网络连接起来,为信息选择最佳传输路径,使信息快速传到目的地。

我们可以认为交换机、集线器是用来连接计算机,使之能够通信,而路由器则是用来连接各个计算机组成的子网络。

④网关(Gateway):网关在网络层以上实现网络互联,用于两个高层协议不同的网络互联。网关是一种计算机系统或设备,将使用不同的通信协议、数据格式或语言,甚至是不同体系结构的两种系统进行连接。网关相当于一个翻译机,会将收到的信息按目标系统的需求重新打包,使得目标系统能解读这一信息。

(2)网络软件,包括操作系统、网络协议、网络管理软件、网络应用软件等。

① 操作系统:操作系统实现了主机与用户之间的交互,为用户管理好所有的软硬件资源,使得用户上网的感受是透明的。网络设备上应用的操作系统主要是 Unix,Linux 和 Windows;在网络移动终端上广泛应用的操作系统有安卓(Android)和苹果公司的 iOS。

② 网络协议:网络协议是网络通信的数据传输规范,只有安装了相应的协议才能实现相应的网络服务。比如,我们的计算机要加入互联网就必须安装 TCP/IP 协议并进行配置。

③ 网络管理软件:网络管理软件是对网络进行管理、监测、维护的软件,如网络流量监控、配置管理、安全管理等。

④ 网络应用软件:网络应用软件为网络用户提供网络服务。它是在以上各种软件的支持下为用户直接使用的软件,如即时通信软件 QQ、网页浏览器等。

4.1.5　网络拓扑结构

网络拓扑结构指的是传输媒体间连接的物理布局。常见的拓扑结构有:星型结构、环型结构、总线型结构等。

星型结构是指各个结点都与中央结点直接相连,通过中央结点互联互通。其优点是便于集中控制,易于维护且安全;各终端结点因故障而停机时也不会影响其他端用户间的通信;网络延迟时间较短,系统的可靠性较高。缺点是一旦中心结点损坏,整个网络就会瘫痪。

环型结构中各个终端结点一个接一个,直到将所有的端用户连成环形。数据在环路中沿着一个确定的方向在各个结点间传输,信息从一个结点传到另一个结点。其优点是消除了对中心结点的依赖,控制简单。缺点是不便扩充,网络响应时间延长;可靠性低,一个结点故障会造成整个网络瘫痪;故障不易定位,维护困难。

总线型结构是使用同一媒体或电缆将所有终端结点连接起来。连接端用户的物理媒体由所有设备共享,各工作站地位平等,无中央结点控制,公用总线上的信息多以基带形式串行传递。其优点是布线简单,扩充容易,单个用户故障不影响全网通信。缺点是所有网络中的用户共享信道,一次只能有一个用户发送数据;分支结点故障查找困难,维护困难。

同步训练

同步训练

1. 协议的三个要素是( )、( )、( )。

2. 计算机网络向用户提供的重要的功能有( )、( )。

3. 按作用范围来分,计算机网络可分为( )、( )、( )。

4. 在计算机网络中常见的传输介质有( )、( )、( )。

5. 边缘部分的主机与主机间的通信方式可分为两大类:( )、( )。

6. 常见的网络设备有( )、( )、( )。

7. OSI 模型的 7 个层次的顺序是( )。

   A. 物理层 数据链路层 会话层 网络层 传输层 表示层 应用层

   B. 物理层 数据链路层 传输层 网络层 会话层 表示层 应用层

   C. 网络层 传输层 物理层 数据链路层 会话层 表示层 应用层

   D. 物理层 数据链路层 网络层 传输层 会话层 表示层 应用层

8. 关于局域网和广域网的描述,正确的是( )。

   A. 广域网的覆盖范围一定大于局域网

   B. 局域网、广域网是按所属管理单位划分的

   C. 广域网不一定是公共传输网络

   D. 局域网传输速率远大于广域网

9. 计算机网络是按( )互相通信的。

   A. 信息交换方式   B. 共享软件   C. 分类标准   D. 网络协议

10. Internet 的前身是( )。

   A. Intranet   B. Ethernet   C. ARPANET   D. CERNET

11. 世界上第一个计算机网络是( )。

   A. ARPANET   B. Internet   C. NSFNet   D. CERNET

12. 物理层、数据链路层、网络层、传输层的传输单位(或 PDU)分别是( )。

   1. 帧   2. 比特   3. 数据报   4. 报文段

   A. 1,2,3,4   B. 2,1,3,4   C. 1,4,2,3   D. 2,1,4,3

4.2   Internet 基础知识

课件:Internet
基础知识

4.2.1   Internet 基本概念

我们通常所说的"上网",其实指的是访问 Internet,而不是指电信网络或者有线电视网

络。Internet 通常被翻译为"因特网"或者"互联网"。在本书中,我们将采用"互联网"这一译名。Internet 是当今世界上最大的计算机网络。

互联网为用户提供了各类休闲娱乐服务、网络社交服务、通信服务、电子商务服务等,几乎改变了我们的生活模式。

互联网具有两个基本特点:连通性和共享性。连通性表现在无论用户间隔多远都可以高效地交换各类信息,而这些用户间就像直接连通一样,感受不到距离、物理位置等信息。共享性既表现在硬件共享,如共享打印机;也表现在软件共享,如上传、下载文件,或者在线观看视频等,这些资源使用起来就像在我们自己的电脑里一样。

4.2.2　IP 地址

在互联网中,不同的计算机进行通信,首先需要能够识别出每台计算机,所以每台计算机都必须有唯一的一个地址,这个地址就是 IP 地址。在 TCP/IP 体系中,IP 地址是一个最基本的概念。IP 地址由互联网名称与数字地址分配机构 ICANN(Internet Corporation for Assigned Names and Numbers)进行分配。它是互联网中的主机在全球唯一的标识符。

视频:IP 地址

1. IP 地址的组成

IP 地址由网络号和主机号两个部分组成,网络号用来标识计算机所在的网络,主机号用来标识网络内的不同计算机(见图 4.6)。也就是说,同一个网络下的不同计算机,IP 地址的网络号是相同的。在写法上,IP 地址采用点分十进制,目前采用的 IP 地址用 32 个二进制位表示,将此 32 位二进制数分为 8 位一组的 4 个字节,每个字节转换为十进制数,中间用"."隔开。如:218.197.176.8。

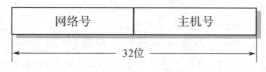

图 4.6　IP 地址组成

2. IP 地址的分类

对 IP 地址进行分类,是最早的一种编址方法,按照网络规模将 IP 地址分为 5 类(见图 4.7),A 类网络号占 32 位 IP 地址的前 8 位,即第一个字节,首位为 0,范围为 1~126,每个网络中的最大主机数为 16777214;B 类网络号占 32 位 IP 地址的前 16 位,即第一、第二个字节,首两位为 10,范围为 128.1~191.255,每个网络中的最大主机数为 65534;C 类网络号占 32 位 IP 地址的前 24 位,即第一、第二、第三个字节,前三位为 110,范围为 192.0.1~223.255.255,每个网络中的最大主机数为 254。A、B、C 类是单播地址,最为常用;D 类是多播地址;E 类为保留地址,一般不用。

需要说明的是,由于近年来无分类 IP 地址被广泛使用,IP 地址仅以网络号和主机号划分后进行路由选择,所以 A 类、B 类、C 类地址的区分已没有太大的实用意义了。

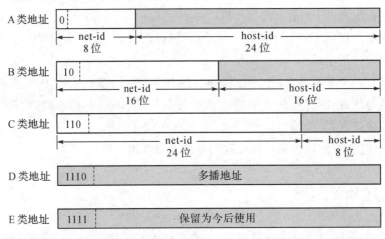

图 4.7　IP 地址分类

3.特殊的 IP 地址

IP 地址规定网络号不能以 127 开头,127 开头的地址是保留的本地环回测试地址,为本主机进程间测试通信所用。

主机号不能全为 0 或者全为 1。主机号全为 0 时,表示网络号,比如 192.168.1.0 表示的是网络地址;主机号全为 1 时,表示的是本网络广播地址,比如 192.168.1.255,指的是向 192.168.1.0 网段中的所有计算机发信息。

保留地址用于自己组建局域网时的 IP 地址分配。其中,A 类保留地址为 10.0.0.1～10.255.255.254,B 类保留地址为 172.16.0.1 ～ 172.31.255.254,C 类保留地址为 192.168.0.0～192.168.255.254。

4.子网掩码

我们在配置 IP 地址时,还要为计算机配置子网掩码,用来区分网络地址和主机地址。子网掩码也是 32 位,1 的数目等于网络号的位数,0 的数目等于主机位的位数。如图 4.8 所示,IP 地址为 192.168.8.59,其网络号为前 24 位,所以前 24 位子网掩码都为 1,后面主机号 8 位都置 0,子网掩码的十进制数值为 255.255.255.0。

4.2.3　域名系统

我们在上网时,访问某个网站,是不会记它的服务器 IP 地址的,都是在浏览器中输入网址进行访问,我们输入的网址其实就是一种"域名",它代替了 IP 地址,便于人们记忆。但当我们输入网址要去访问提供服务的主机时,就需要域名系统(Domain Name System,DNS)将便于我们记忆的"域名"转换成为对应的 IP 地址。域名到 IP 地址的解析是由若干个域名服务器程序完成的。域名服务器程序在专设的结点上运行,运行该程序的机器称为域名服

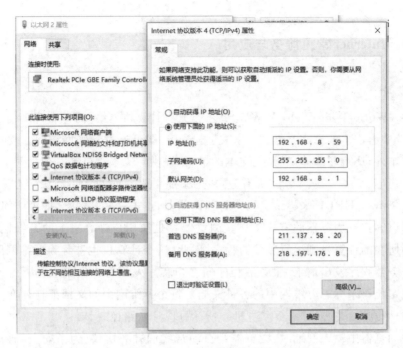

图 4.8　IP 地址及子网掩码设置

务器。

1. 互联网的域名结构

互联网采用层次树状结构命名。任何一个连接在互联网上的主机或路由器,都有在这个层次结构中唯一对应的名字,即域名。各级域名由"."分隔。如:用户自定义域名.三级域名.二级域名.顶级域名。域名只是个逻辑概念,与计算机的物理位置无关,与 IP 地址中的"点"也无对应关系。例如:xxy. hbtcm. edu. cn,这是湖北中医药大学信息工程学院的域名。其顶级域名是 cn,二级域名 edu,hbtcm 是用户自己申请的域名,在申请到的域名中又划分了一个子域 xxy。

视频:网络
域名

2. 域名分类

顶级域名(Top Level Domain,TLD)主要包含以下三类:

(1) 国家顶级域名(Country Code Top Level Domain,ccTLD)

如:. cn 表示中国,. us 表示美国,. uk 表示英国等。

(2) 通用顶级域名(Generic Top Level Domain,gTLD)

如:. com 表示公司和企业,. net 表示网络服务机构,. org 表示非营利组织,. edu 表示教育机构,. gov 表示政府部门,. int 表示国际组织等。如今这类顶级域名增加了很多,这里不一一列举。

(3) 基础结构域名 (Infrastructure Top Level Domain,iTLD)

这种顶级域名只有一个,即 arpa,用于反向域名解析,因此也被称为反向域名。

4.2.4 Internet 常见服务与应用

1. 万维网

万维网（World Wide Web，WWW）并不是某种计算机网络，而是有许多信息储存的系统，这一系统中有许多的超文本链接，用户点击链接，即可通过互联网访问。现在的万维网中除了超文本外，还有超媒体，它是超文本的扩充，提供除文本之外的其他信息表示方式，如图形、图像、声音、动画、视频等。所有这些资源都由唯一的"统一资源定位符（Uniform Resource Locator，URL）"来标识。用户打开浏览器，点击这些"链接"，即可访问这些资源。

万维网以客户－服务器的方式工作。浏览器就是在用户计算机上的万维网客户程序。万维网文档所在的计算机则运行服务器程序，因此，这个计算机也被称为万维网服务器。客户程序向服务器程序发出请求，服务器程序向客户程序发回客户所请求的万维网文档。使用统一资源定位符来标志万维网中的各种文档。每个万维网中的文档都具有唯一的 URL。

URL 的格式为：<协议>://<主机>:<端口>/<路径>。

我们在浏览器中输入网址时，浏览器会自动帮我们补齐协议，为了安全，通常端口和路径不会显示给用户看。例如，我们在浏览器地址栏中键入 www. hbtcm. edu. cn，浏览器就会自动把未输入的字符补齐，变成 https://www. hbtcm. edu. cn/。万维网客户程序与万维网服务器程序之间采用超文本传送协议（Hyper Text Transfer Protocol，HTTP）。通过它，万维网才能可靠地传输文本、图像、声音等各类多媒体文件。

利用超文本标记语言（Hyper Text Markup Language，HTML）可以方便地在网页上标记出一个超链接，用户只要点击超链接，就能方便地跳转到另一个页面中去。

2. 电子邮件

电子邮件（E-mail）在我们日常工作中使用得非常多，很多正式的工作文件都会采用电子邮件的方式发送。电子邮件将邮件发送到收件人使用的邮箱中，收件人可随时上网登录自己的邮箱进行读取。电子邮件不仅可以传输文本，还可以以附件的形式附上各类文件（包括声音、图像等）。

电子邮件由信封（envelope）和内容（content）两部分组成。电子邮件的传输程序根据邮件信封上的信息来传送邮件。用户从自己的邮箱中读取邮件时才能见到邮件的内容。

在邮件的信封上，最重要的就是收件人的地址。电子邮件地址的格式如下：

收件人邮箱名@邮箱所在主机的域名。

其中，符号"@"表示"在"的意思。比如，某作者的电子邮件地址为 jinyunwu@hbtcm. edu. cn，其中，作者的邮箱名为 jinyunwu，邮箱所在主机的域名为 hbtcm. edu. cn。

3. 即时通信工具

即时通信工具是一类实时通信软件，通过这类软件可实现两人或多人间的网络实时信息传递。通过它，我们可以互发信息、分享照片、共享文件、语音或视频聊天，等等。QQ 和微信是目前国内应用最广泛的即时通信软件。

4.搜索引擎

要想在浩瀚的互联网中找到需要的信息时,我们就需要使用搜索引擎。它是一种在万维网中搜索信息的软件。

搜索引擎分三类,即全文检索搜索引擎、分类目录搜索引擎和垂直搜索引擎。

（1）全文检索搜索引擎

全文检索搜索引擎是一种纯技术型的检索工具。它的工作原理是通过搜索软件到互联网上的各个网站收集信息,找到一个网站后可以从这个网站链接到另一个网站,然后按照一定的规则建立一个很大的在线数据库供用户查询。用户在查询时只要输入关键词,就能从已经建立的索引数据库上进行查询,即这一查询并不是实时地在互联网上检索信息。著名的全文检索搜索引擎有 Google(谷歌)(www.google.com)和百度 (www.baidu.com)。

（2）分类目录搜索引擎

分类目录搜索引擎并不采集网站的任何信息,而是利用各网站向搜索引擎提交网站信息时填写的关键词和网站描述等信息,经过人工审核编辑后,认为其符合网站登录的条件,则输入分类目录的数据库中,供网上用户查询。著名的分类目录搜索引擎有网易（www.163.com）、搜狐 (www.sohu.com)和雅虎 (www.yahoo.com)等。

（3）垂直搜索引擎

垂直搜索引擎针对某一特定领域、特定人群或某一特定需求提供搜索服务。它也是以提供关键字的方式来进行搜索的,但被放到了一个行业知识的上下文中,返回的结果更倾向于信息、消息、条目等。

5.社交网络

社交网站(Social Networking Site,SNS)是近年来发展非常迅速的一种网站,其作用是为一群拥有相同兴趣的人创建在线社区。

比如,国内的人人网、开心网等社交网站都拥有巨大用户群。除了这类社交网站外,视频分享网站也可以算作一种社交网站,国内比较热门的有优酷（www.youku.com）、哔哩哔哩(www.bilibili.com)等。另外能够提供微博服务的社交网络也很流行,国内的新浪微博(www.weibo.com)就是这种性质的社交网站。

同步训练

1.下列域名中书写方式正确的是(　　　)。

  A.abc→com→cn   B.abc.com.cn

  C.abc_com_cn   D.abc-com-cn

2.以下IP地址对应的网络类别分别是(　　　)。

  (1)10.12.200.170　　(2)192.168.100.20　　(3)129.10.10.10

同步训练

(4)172.20.15.5　　(5)25.100.11.60

　　A.A 类网络　　　　B.B 类网络　　　　C.C 类网络　　　　D.D 类网络

3.下列地址中正确的 IPV4 地址是(　　)。

　　A.100.56.003.78　　　　　　　　B.224.56.78.90.12

　　C.1100000111.45.67.89　　　　　D.196.168.1.1

4.下列说法中正确的是(　　)。

　　A.域名服务器 DNS 的主要功能是通过请求及回答获取主机和网络相关信息

　　B.Web 使用 HTTP 进行信息传送

　　C.WWW 是一种协议

　　D.HTML 是一种超文本标记语言

5.关于 WWW 服务,下列说法中正确的是(　　)。

　　A.用户访问 WWW 服务器必须知道服务器的 IP 地址

　　B.通过服务器 URL 地址,用户可以访问 Web 服务器

　　C.WWW 服务就是 HTTP 服务

　　D.WWW 服务可以以超文本方式组织网络多媒体信息

6.子网掩码为 255.255.128.0 代表什么意思?

7.常见的 Internet 服务有哪些?

4.3　无线网络

　　顾名思义,无线网络即通过无线技术建立连接的网络。它与有线网络最大的不同是传输媒介的不同。

　　无线网络建立无线连接的技术很多,按其组网设施的不同,我们可以将其分为有基础设施网和无基础设施网两类。有基础设施网需要固定基站,我们使用手机时利用的无线蜂窝网就需要有天线和基站来支持,不在基站覆盖范围的地方就没有信号。无基础设施网又分为移动点对点(AdHoc)网络和无线传感器网络(Wireless Sensor Network,WSN)。

课件:无线网络

　　移动 AdHoc 网络的终端是快速移动的。AdHoc 网络是一种多跳的、无中心、自组织的无线网络,无须基础设施,每个结点与其他结点是对等的,每个结点既是结点又是一个路由器,每个结点都能动态地与其他结点保持联系。于是,网络中两个无法直接进行通信的结点可以通过其他结点进行分组转发,建立联系。移动 AdHoc 网络在军事领域应用广泛,比如战场上没有预先建立的网络基站,但移动站点可利用临时建立的移动自组网络进行通信,尤其是用于保持车辆群、坦克群、舰艇群、空中机群等较多快速移动设备间的通信而无须外部设施的支持。在民用领域,抢险救灾时,原有基站失效的情况下,通过移动自组网络进行及时通信也是非常高效的。

无线传感器网络也是自组网络,与移动 AdHoc 网络的不同点在于无线传感器网络中的结点通常是静止的,或者移动速度很慢。无线传感器网络中有大量传感器结点通过无线通信技术建立自组网络,实现对数据的采集、处理和传输。无线传感器网络对带宽要求一般不高,但对于低功耗要求较高,要求各结点尽量保持低功耗。由于无线传感器结点的存储容量有限,所以协议栈的大小受到严格限制。另外,无线传感器网络对网络安全、网络动态重组等方面都有一定要求。无线传感器网络主要应用于各种物联网场景中,比如环境监测、医疗监护、交通管理等。

4.3.1 移动通信网络

移动通信的种类有很多,比如卫星移动通信、蜂窝移动通信、集群移动通信等。目前,我们采用最多的是蜂窝移动通信。蜂窝移动通信系统有中心网,在移动台与控制中心建有链路,移动用户间的通信必须经过控制中心才能实现。

之所以称为"蜂窝",是因为这种通信方式将网络服务划分为很多个小区,每个小区设置一个基站,为这个小区的各个移动设备(如手机)提供通信服务(见图 4.9)。每个小区就是一个"蜂窝"。单个基站覆盖范围较小,需将大量基站联合起来,采用相同协议,协同工作,组成一张"网",在这张"网"中,各移动终端具有自动跨区切换和跨本地网漫游的功能,从而满足了移动通信的需求。

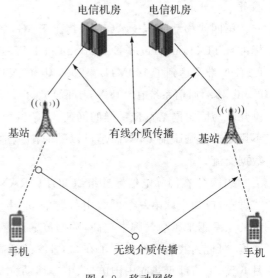

图 4.9 移动网络

移动通信系统从 20 世纪 80 年代第一代蜂窝移动通信制定技术标准开始,发展至今大体经过五代的历程,目前的主流技术是第四代移动通信技术,即我们通常说的 4G,目前 5G 在我国已进入商业运营阶段。

第一代移动通信技术(1G)是指最初的模拟、仅限语音的蜂窝电话标准,制定于 20 世纪 80 年代。其主要采用的是模拟技术和频分多址(FDMA)技术。其不仅容量有限,通信质量不高,兼容性、保密性也都不好,而且不支持长途漫游和数据业务,很快就被淘汰了。

第二代移动通信技术(2G)采用的是数字通信技术,与第一代模拟蜂窝移动通信技术相比,其通话质量更高,保密性更好,但带宽有限,主要提供通话、短信业务。2G 技术以 GSM 为主,GSM 为"Global System for Mobile Communications"的缩写,即"全球移动通信系统";另一种是 CDMA(码分多址)技术。在 2G 基础上增加的通用分组无线业务 GPRS(General Packet Radio Service)、无线应用协议 WAP(Wireless Application Protocol)等技术被称为 2.5G 移动通信技术。GPRS 是一种新的 GSM 数据业务,它可以给移动用户提供无线分组数据接入服务。GPRS 主要在移动用户和远端的数据网络之间提供一种连接，从而给移动用户提供无线分组业务，让多个用户共享某些固定的信道资源。GPRS 的传输速率可提升至 56Kbps，甚至是 114Kbps。WAP 是移动通信与互联网结合的第一阶段性产物。这项技术让使用者可以用手机之类的无线装置上网，而这些网站也必须以 WML（无线标记语言）编写，相当于国际互联网上的 HTML（超文件标记语言）。

第三代移动通信技术（3G），是指支持数据高速传输的蜂窝移动通信技术，其带宽扩大到 5MHz。3G 服务能够同时传送声音及数据信息，速率一般在几百 Kbps 以上。目前，3G 存在几种标准：美国提出的 CDMA2000（中国电信采用），欧洲提出的 WCDMA（中国联通采用），中国提出的 TD-SCDMA（中国移动采用）。3G 与 2G 的主要区别是传输速率的提升。自 20 世纪 70 年代末第一代模拟移动通信系统面世以来，移动通信产业一直以惊人的速度迅猛发展。其中，CDMA（码分多址）移动通信技术以其容量大、频谱利用率高、保密性强、绿色环保等诸多优点，显示出强大的生命力，引起人们的广泛关注，成为第三代移动通信的核心技术。3G 技术不仅实现了图像、声音等多媒体的传输，还能够提供浏览网页、电话会议等服务。

第四代移动通信技术（4G），相比于 3G，数据传输速率快了很多。目前，4G 有两个国际标准：LTE（Long-Term Evolution）和 LTE-A（LTE-Advanced）。LTE 带宽达到 20MHz，LTE-A 带宽达到了 100MHz。2005 年初，NTTDoCoMo（日本最大的移动通信运营商）演示的 4G 移动通信系统在 20KM/h 下实现了 1GB/s 的实时传输速率。4G 网络能够为我们提供几乎与固定网络宽带一样的网速。4G 的广泛应用彻底改变了人们上网的习惯，人们再也不用守在电脑跟前上网，而是可以随时随地地利用手机或者其他移动终端实现网络通信和数据交流。

2017 年在国际电信标准组织 3GPP RAN 第七十八次全体会议上，5G NR 首发版本正式发布，成为全球第一个可商用部署的 5G 标准。在 1G、2G、3G、4G 直到 5G 的发展中，使用的频率越来越高。频率越高，数据传输速率越快。预计 5G 技术可提供比 4G 快 100 倍的速度。目前，我们已经实现了在 28GHz 的超高频段达到 1GB/s 的数据传输速率。2019 年 6 月 6 日，工信部正式向中国电信、中国移动、中国联通、中国广电发放 5G 商用牌照，意味着我国正式进入 5G 商用时代。

未来移动通信系统发展的趋势是要求更高的数据传输速率、更高的机动性和无缝隙漫游。实现这些要求在技术上将面临更大的挑战。

移动通信网络的特点有以下几点：

（1）移动性。要保持物体在移动状态中的通信，因而它必须是无线通信，或无线通信与有线通信的结合。

（2）电波传播条件复杂性。因移动体可能在各种环境中运动，电磁波在传播时会产生反射、折射、绕射、多普勒效应等现象，产生多径干扰、信号传播延迟和展宽等效应。

（3）噪声和干扰严重性。城市环境中的汽车噪声、各种工业噪声，移动用户之间的互调干扰、邻道干扰、同频干扰等。

（4）系统和网络结构复杂性。它是一个多用户通信系统和网络，必须使用户之间互不干扰，能协调一致地工作。此外，移动通信系统还应与市话网、卫星通信网、数据网等互联，整个网络结构是很复杂的。

（5）要求频带利用率高、设备性能好。

4.3.2 短距离无线通信技术

1. 蓝牙技术

蓝牙技术（Bluetooth）是一种短距离无线通信技术，是无线数据与语音通信的开放性全球规范。它以无线局域网的 IEEE 802.11 标准技术为基础，主要目的是取代当前的电缆连接方案，通过统一的短程无线链路，在各信息设备间实现方便快捷、灵活安全、低成本、微功耗的数据和语音通信。

蓝牙技术的特点是：

（1）成本低

蓝牙系统以芯片模块为节点，无须建立基站，就可以将各种通信设备、计算机、家电设备及其配件无线连接起来，实现廉价、简便的数据及语音传输。

（2）功耗低、体积小

蓝牙体积小，整体只有黄豆般大小。蓝牙工作或待机时所消耗的电流远小于移动电话的电流，具有非常好的节电控制功能。蓝牙功耗低、体积小的特点，使得它完全可以嵌入各种移动通信设备中使用。

（3）协议相对简单

跳频、时分复用和时分多址等技术的使用，使得蓝牙的射频电路较为简单，协议的绝大部分内容可以用专用集成电路和软件实现。

（4）近距离通信

基本通信距离只有 10 米，输出功率相当低，从而能节省功耗，降低辐射。

（5）安全

蓝牙技术抗干扰能力强，采用快跳频、自适应功率控制和短数据包技术。蓝牙技术把 ISM 频段分割成 79 个跳频信道，以每秒 1600 次的伪随机跳频序列快速改变，以避免干扰。

蓝牙传输具有全方位的特性，为了提高防窃听能力，在蓝牙基带协议中，加入了鉴权和加密措施。鉴权是指对蓝牙设备用户身份的鉴别和确认；加密是在传输数据中加入干扰码，保持链路中的机密性。

蓝牙系统一般由四个功能单元［天线单元、链路控制（固件）单元、链路管理（软件）单元和蓝牙软件（协议）单元］组成。

其网络拓扑结构一般采用两种形式，微微网（Piconet）和分布式网络（Scatternet）。

（1）微微网（Piconet）

一个微微网可以只是 2 台相连的设备，比如一台便携式电脑和一部移动电话，也可以是 8 台连在一起的设备。在一个微微网中，所有设备都是相同级别的单元，具有相同的权限。但是在微微网的网络初建时，其中一个单元被定义为主单元（Master），其他单元被定义为从单元（Slave）。

微微网由主设备单元（发起链接的设备）和从设备单元构成，有一个主设备单元和最多 7 个从设备单元。主设备单元负责提供时钟同步信号和跳频序列；从设备单元一般是受控同步的设备单元，接受主设备单元的控制。

（2）分布式网络，又称分散网（Scatternet）

分布式网络由多个独立、非同步的微微网构成。

2. ZigBee

ZigBee 是一种业界通用的短距离、低速率无线网络通信技术。它有自己的无线电标准，在数千个微小的传感器之间相互协调实现通信。这些传感器只需要很少的能量，就能以接力的方式通过无线电波将数据从一个传感器传到另一个传感器，所以它们之间的通信效率非常高。ZigBee 协议比较紧凑、简单，包含四个基本层次，从下往上分别为物理层（PHY）、介质介入控制层（MAC）、网络层（NWK）和应用层（APL）（见图 4.10）。其中，物理层和介质介入控制层遵循 IEEE 802.15.4 规范的定义，网络层和应用层则是由 ZigBee 联盟定义的。

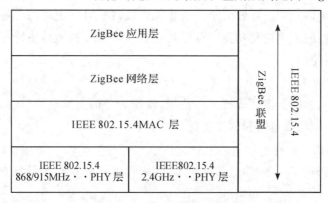

图 4.10　ZigBee 协议栈结构

ZigBee 的物理层规范了通信频率，ZigBee 所使用的通信频率范围遵循 IEEE 802.15.4 的规定，分别为 2.4GHz 和 868/915MHz，对应于两个不同的物理层标准。ZigBee 网络层的主要功能就是提供一些必要的函数，确保介质介入控制层正常工作，并且为应用层提供合适的服务接口。

ZigBee 应用层框架（见图 4.11）包括应用支持层（APS）、ZigBee 设备对象（ZDO）和制造商所定义的应用对象。应用层的功能包括维持绑定表并在绑定的设备之间传送信息。

ZigBee 技术的特点有以下几点：

（1）数据传输速率低。数据传输速率只有 10～250Kbps，主要满足低速率数据传输的各

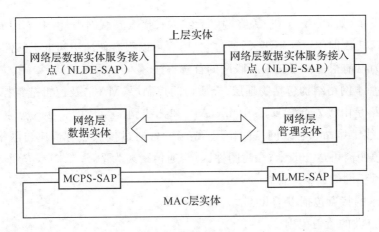

图 4.11　ZigBee 框架

类应用。

(2)有效范围小。有效覆盖范围一般为 10～75 米,在增大发射功率后,也可增至上千米的覆盖范围。具体依据实际发射功率的大小和各种不同的应用模式而定。

(3)工作频段灵活。使用的频段分别为 2.4GHz、868MHz(欧洲)及 915 MHz(美国),均为无须申请的 ISM 频段。

(4)省电。由于工作周期很短,收发信息功耗较低,并采用休眠模式,所以 ZigBee 可确保两节 5 号电池的使用时间长达 6 个月至 2 年,具体情况根据不同应用的功耗会有所不同。

(5)可靠。采用碰撞避免机制,并为需要固定宽带的通信业务预留专用时隙,避免了发送数据时的竞争和冲突。MAC 层采用完全确认的数据传输机制。每个发送的数据包都必须等待接收方的确认信息。

(6)成本低。由于数据传输速率低,并且协议简单,所以降低了成本。另外,使用 ZigBee 协议可免专利费。

(7)时延短。通信时延和休眠状态激活时的时延都非常短。一般从休眠状态转入工作状态仅需十几毫秒,其他时延也都在数十毫秒内。

(8)网络容量大。一个 ZigBee 网络可容纳多达 254 个从设备和一个主设备,一个区域内可同时布置多达 100 个 ZigBee 网络。由于 ZigBee 可采用星型网络结构、网状网络结构,一个主节点最多可以管理 254 个子节点,每个子节点都可以作为主设备管理 254 个从设备,所以最多可以组成包含 65000 个节点的网络。

(9)安全。ZigBee 提供了数据完整性检查和认证功能。加密算法采用 AES-128,应用层安全属性可根据需求来配置。

3. Wi-Fi 技术

Wi-Fi(Wireless-Fidelity),采用 IEEE 802.11b 标准;它是一种短程无线传输技术,能够在数百英尺范围内支持互联网接入的无线电信号。日常生活中,我们可以通过 Wi-Fi 将个人电脑、手持设备(如 PDA、手机)等终端以无线方式接入互联网中,由于 Wi-Fi 较 ZigBee 和蓝牙技术而言,其数据传输速率更大,通过它,用户可以很方便地访问电子邮件、Web 和流式媒体,从而成为目前很多设备接入互联网的首选方法。

Wi-Fi 的基本网络结构包括物理层、介质访问控制层(MAC)及逻辑链路控制层(LLC)。Wi-Fi 无线网络是由接入点(Access Point,AP)和无线网卡组成的。接入点主要是在 MAC 层起到连接无线工作站和有线网络的作用,终端设备通过接入点可快速与网络连接。在开放性区域,通信距离可达 305 米;在封闭性区域,通信距离为 76~122 米,方便与现有的有线以太网络整合,组网的成本更低。

Wi-Fi 技术的特点包括以下几点:

(1) 无线电波的覆盖范围广

Wi-Fi 的覆盖范围在 100 米左右,适用于室内。相对而言,蓝牙技术的覆盖范围在 10 米左右,而 ZigBee 虽然理论上覆盖距离远,但在应用中为了减少功耗,其实际覆盖范围有限。

(2) 速度快,可靠性高

Wi-Fi 在市场上主要有 802.11a/b/g/n/ac 五种模式的无线网卡,802.11a 的最大速率为 54Mbps,频段 5G;802.11b 的最大速率为 11Mbps,频段 2.4G;802.11g 的最大速率为 54Mbps,频段 2.4G;802.11n 兼容了前三者特性,同时分为 20M 带宽和 40M 带宽两种;802.11ac 的最大速率为 1Gbps,频段 5G,带宽有 20M/40M/80M,甚至达到 160M;未来发展 802.11ad,使用高频载波 60GHz,最大速率将超过 1Gbps。

在信号受到干扰或者信号较弱的情况下,Wi-Fi 能自动调整带宽,从而有效保障网络的可靠性和稳定性。

(3) 无须布线

Wi-Fi 特别适合用于移动办公,在支持高速传输数据的同时,避免了有线网络布线带来的麻烦。在医疗行业、教育机构、物流管理以及一些服务行业中多有应用。

(4) 健康安全

IEEE 802.11 所设定的发射功率不可以超过 100 毫瓦,实际发射功率大约为 60~70 毫瓦。这个功率最小可为手机功率的 1/5,对人体几乎没有任何伤害。

Wi-Fi 也存在着一些不足,如切换时间较长,覆盖半径有限。同时,Wi-Fi 还存在着一些网络安全隐患,如恶意钓鱼 AP,即不是真实提供上网服务而是为了窃取终端设备信息的接入点;还有访问攻击以及 DOS 攻击等,需要通过防火墙以及其他一些网络安全技术来保证入网的安全性。

以上提到的几种常见的无线通信技术,它们之间的性能对比,如表 4.1 所示。

表 4.1 常见无线通信技术性能对比表

种类	ZigBee	蓝牙	Wi-Fi	现有移动通信
单点覆盖距离	50~300m	10m	100m	几千米
可扩展性	自动扩展	无	无	依赖现有网络覆盖
电池寿命	数年	数天	数小时	数天
传输速率	250Kbps	最高 1Mbps	11Mbps~1Gbps	可达 38.4Kbps
频段	868/915MHz,2.4GHz	2.4GHz	2.4GHz	0.8~1GHz
节点数	65000	8(通常为 1 对 1)	50	
成本	低	低	一般	高

同步训练

1. 什么是蜂窝移动通信系统？为什么要称为"蜂窝"？
2. 常见的短距离无线通信技术有哪些？
3. ZigBee、蓝牙、Wi-Fi 各自有哪些优、缺点？

同步训练

4.4 物联网及智慧医疗

4.4.1 物联网的概念

课件：物联网及智慧医疗

物联网(Internet of Things,IoT)，即"万物相连的互联网"，是在互联网基础上延伸和扩展的网络，是将各种信息传感设备与互联网结合起来而形成的一个巨大网络，实现在任何时间、任何地点，人、机、物的互联互通。"物联网就是物物相连的互联网。"这有两层意思：第一，物联网的核心和基础仍然是互联网，是在互联网基础上延伸和扩展的网络；第二，其用户端延伸和扩展到了任何物品与物品之间，进行信息交换和通信。因此，物联网的定义是通过射频识别、红外感应器、全球定位系统、激光扫描器等信息传感设备，按约定的协议，把任何物品与互联网相连接，进行信息交换和通信，以实现对物品的智能化识别、定位、跟踪、监控和管理的一种网络。其目的是实现物与物、物与人，所有的物品与网络的连接，方便识别、管理和控制。

首先，物联网是各种感知技术的广泛应用。物联网上部署了海量的多种类型传感器，每个传感器都是一个信息源，不同类别的传感器捕获不同的信息内容和信息格式。传感器获得的数据具有实时性，按一定的频率周期性采集环境信息，不断更新数据。

其次,它是一种建立在互联网上的泛在网络。物联网技术的重要基础和核心仍旧是互联网,通过各种有线和无线网络与互联网融合,将物体的信息实时、准确地传递出去。还有,物联网不仅提供了传感器的连接,其本身也具有智能处理的能力,能够对物体实施智能控制。物联网将传感器和智能处理相结合,利用云计算、模式识别等各种智能技术,在从传感器获得的海量信息中分析、加工和处理出有意义的数据,以适应不同用户的需求,发现新的应用领域和应用模式,扩充其应用领域。

4.4.2 物联网技术在医药领域中的应用

目前,我国医院已经使用的物联网技术主要包括条码技术、无线传感器网络应用。近几年,物联网技术在医药领域中得到了广泛的应用,主要的医疗领域的应用场景包括跟踪治疗、移动观察、远程医疗、患者数据管理、药物跟踪、手机呼救和报警、患者数据收集、医疗垃圾跟踪、医疗设备/药品防伪、全程实时监控、数字化医院、医疗急救管理、药品存储、血液信息管理、信息共享互联、新生儿防盗系统等。

在医药领域中,物联网的应用常常是结合光学技术、传感器技术、射频识别技术等,通过传感器网络,利用移动终端、嵌入式技术和医疗信息应用管理平台实现物联网技术在医药领域的应用。下面将从三个层次来介绍物联网技术在医药领域的应用(见图4.12)。

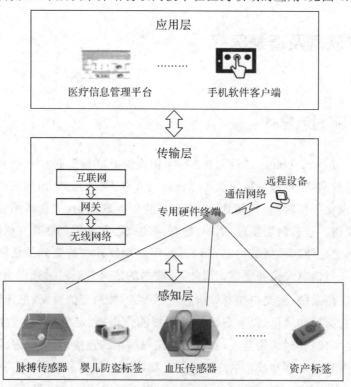

图 4.12 物联网医疗系统层次结构

1.感知层

感知层是利用传感器技术、光学技术、压敏技术、射频识别技术等来获取信息。比如,应用最广的射频识别技术(Radio Frequency Identification,RFID),通过无线射频方式进行非接触双向数据通信,对记录媒体(电子标签或射频卡)进行读写,从而达到识别目标和数据交换的目的。一个 RFID 系统,由阅读器、电子标签及应用软件系统三个部分组成,其工作原理是阅读器发射特定频率的无线电波,电子标签接收到阅读器发出的射频信号后将存储在芯片中的数据发送出去,阅读器解读数据,将数据传输给应用程序做相应的处理。医院可以通过 RFID 手环或者卡片来验证患者身份,跟踪药物和医疗设备,以及进行门禁管理等。如护士可在输液前扫一下患者的腕带和药品编码,即可确认用药是否匹配,避免输液错误。

其他应用还有利用压敏技术提示输液结束;利用各类传感器感知患者身体状况,以便及时护理和治疗。

2.传输层

在传输层要完成的任务是在各个终端结点通过传感设备感知到数据后,将数据通过无线传输的方式传输至应用层。由于医疗物联网多为短距离传输,且移动性不强,所以在医疗领域常用的无线传输方式有 Wi-Fi、蓝牙、ZigBee 等技术。

3.应用层

应用层软件在接收到由传输层传递来的数据后,对数据进行处理,完成相应的应用。比如现在已经在应用的远程医疗服务,可以进行远程医学影像诊断、远程监护、远程会诊等。医疗应用软件要求反应速度快,安全性高。在将来的 5G 网络中,物联网技术在医疗行业会得到更多的应用。

下面将介绍几个典型的医疗领域应用案例。

(1)智能化纱布事故防止系统

该系统是基于 RFID 技术的平台,手术室每一块纱布中都含有 RFID 芯片。这样纱布就很容易计数和检测。这个系统既对纱布进行计数,又可以检测纱布是否留存患者体内。采用智能化纱布事故防止系统可以避免纱布留存患者体内的事故发生。

(2)医疗健康护理系统

该系统主要由无线医疗传感器结点(如体温、脉搏、血氧等传感器结点)、若干具有路由功能的无线结点、基站、PDA,具有无线网卡的笔记本、PC 机等组成。佩戴在监护对象身上的体温、脉搏、血氧等传感器结点通过无线传感器网络向基站发送数据。基站负责体温、脉搏、血氧等生理数据的实时采集、显示和保存。如果条件允许,其他的监护信息(如监护图像、安全设备状态等)也可以传输到基站或服务器。医院监控中心和医生既可以通过移动终端(如 PDA、接入网络的笔记本等)登录基站服务器查看被护理者的生理信息,也可以远程控制无线传感器网络中的传感器和其他无线设备,从而在被监护对象出现异常时,能够及时监测并采取抢救措施。

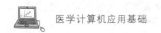

（3）医疗器材与药物监控

RFID 技术可对医疗器械和药品的生产、配送、防伪、追溯等环节进行监控管理。将 RFID 标签附在产品上,该标签信息进行过加密,具有唯一性,且难以复制。医疗器械和药品的生产配送中,流水线上的读取器可自动识别每个产品的信息,并自动录入数据库,使用者可以将器械或药品信息与数据库数据进行比对,从而对医疗器械和药品起到溯源和防伪的作用。

（4）数字化医院

物联网在医疗信息管理中主要应用于患者身份识别、急救处置等。

（5）患者就诊

患者在最初进入医院时会办理一个含有 RFID 芯片的医疗卡,其中包含了患者个人信息;就诊时,通过刷卡,医生获得患者信息,建立患者的电子健康档案,将其治疗方案、处方等病案信息与患者信息关联。其后无论是检查、取药、住院还是复诊、转诊等,通过 RFID 技术对患者身份进行识别,即可让有权限的医生快速而准确地获取患者信息,从而更快、更有效地为患者提供医疗服务,避免用错药、打错针等医疗事故发生。

（6）患者急救

RFID 技术能在急救时快速确认患者身份和既往病史等信息。在 5G 得到应用时,救护车上可安装无线视讯设备,在运送患者的途中,就可采用远程医疗影像系统,让医生进行远程诊断,急诊室做好急救准备,以争取更多的救援时间。

（7）新生儿防盗系统

目前大型医院的妇产科在婴儿出生后都会给其戴上一个 RFID 腕带,该腕带中婴儿信息与母亲信息一一对应,方便母婴识别;并在出入口设置感应的门禁系统防止外来人员随意进出,以免婴儿被盗。

4.4.3　云计算在医药领域的应用

云计算（Cloud Computing）的概念是由谷歌（Google）提出的。云计算是网格计算、分布式计算、并行计算、效用计算、网络存储、虚拟化、负载均衡等传统计算机技术和网络技术发展融合的产物。它旨在通过网络把多个成本相对较低的计算实体整合成一个具有强大计算能力的完美系统（见图 4.13）,并借助 SaaS、PaaS、IaaS、MSP 等先进的商业模式把这种强大的计算能力分布到终端用户手中。云计算的一个核心理念就是通过不断提高“云”的处理能力,减少用户终端的处理负担,最终使用户终端简化成一个单纯的输入输出设备,并能按需享受“云”的强大计算处理能力。

云计算的核心思想,是将大量用网络连接的计算资源统一管理和调度,构成一个计算资源池向用户按需提供服务。其基本原理是让计算分布在大量的分布式计算机上,而非本地计算机或远程服务器中,企业数据中心的运行将与互联网更相似。这使得企业能够将资源切换到需要的应用上,根据需求访问计算机和存储系统。

云计算提供了最可靠、最安全的数据存储中心,用户不用再担心数据丢失、病毒入侵等麻烦;对用户端的设备要求最低,使用起来也最方便;可以轻松实现不同设备间的数据与应用共享;为我们使用网络提供了无限多的可能。

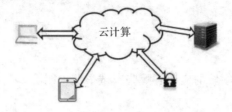

图 4.13　云计算示意图

云计算是一种按使用量付费的模式,这种模式提供可用的、便捷的、按需的网络访问,进入可配置的计算资源共享池(资源包括网络、服务器、存储、应用软件、服务),这些资源能够被快速提供,只需投入很少的管理工作,或与服务提供商进行很少的交互。

云计算产业分三个层次(见图 4.14):

(1)SaaS(Software as a Service),软件即服务。它是一种通过 Internet 提供软件的模式,用户无须购买软件,而是向提供商租用基于 Web 的软件,来管理企业经营活动。

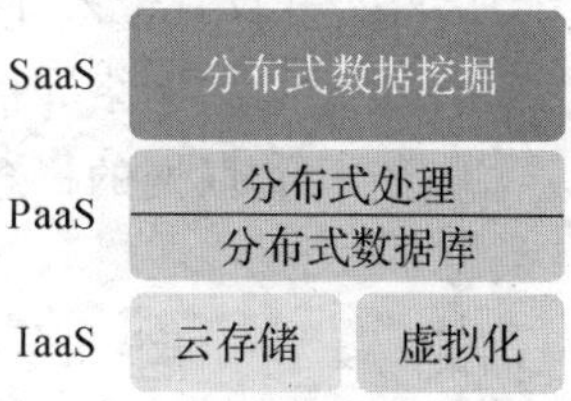

(2)PaaS(Platform as a Service),平台即服务。它是指将软件研发的平台作为一种服务,以 SaaS 的模式提交给用户。因此,PaaS 也是 SaaS 模式的一种应用。但是,PaaS 的出现可以加快SaaS 的发展,尤其是加快 SaaS 应用的发展速度。

SaaS	分布式数据挖掘	
PaaS	分布式处理	
	分布式数据库	
IaaS	云存储	虚拟化

图 4.14　云计算产业层次

(3)IaaS(Infrastructure as a Service),基础设施即服务。消费者通过 Internet 可以从完善的计算机基础设施获得服务。

云计算在医疗领域的应用可以节约机房的运维成本,便于医学数据的统一、融合,推动大数据和人工智能的应用,有利于医疗机构对数据的容灾备份等。

云计算在医疗领域可广泛应用于如远程医疗、电子病历等方面。

在远程医疗方面,利用云计算可实现云视频会议,既能提高远程医疗的互动性、稳定性,同时还降低了费用。在电子病历方面,通过云存储技术,实现不同医疗机构间电子病历信息的共享,将电子病历带来的海量医疗数据存储起来,进行大数据分析。实现医疗数据的应用,这对医患双方都有很高的应用价值。

在解决数据安全、信息管理权限、数据监管等方面的问题之后,云计算在医疗行业的应用场景将更为丰富。

同步训练

1.什么是物联网？

2.一个物联网系统一般可以分几层？

3.什么是云计算？

4.物联网技术在医药领域的应用有哪些？试举例说明。

同步训练

小结

1.介绍了计算机网络发展历程、计算机网络结构、计算机网络分类以及计算机网络组成。

2.介绍了 Internet 基础知识，尤其是 IP 地址划分和域名系统，以及基本的计算机网络配置方法，并设置个人计算机联网。

3.介绍无线网络通信技术以及基本的无线通信原理。

4.介绍物联网的概念，以及物联网技术在医药领域的应用现状。

习题

1.简答题

(1)TCP/IP 采用几层协议体系结构？每层的主要功能是什么？

(2)按照网络的作用范围，可将网络划分为几类？各有什么特点？

(3)常见的 Internet 服务有哪些？试举例说明。

(4)物联网技术在目前的医药领域的应用中常采用哪些无线通信技术？试举例说明。

课后作业

2.填空题

(1)计算机网络是能够相互(　　)的互联起来的自治计算机系统的集合。

(2)20 世纪 70 年代(　　)的出现是计算机网络发展的里程碑，其核心技术是(　　)。

(3)(　　)传输介质的抗电磁干扰性最好。

(4)电子邮件地址中一定有一个特殊符号，它是(　　)。

(5)医药领域的物联网技术中，我们常用(　　)技术进行物品识别及身份认证。

第5章 文档编辑与幻灯片的设计

WPS 是 Word Processing System(文字处理系统)的简称,是由我国金山软件公司自主研发的办公软件。WPS 2019 是该公司 2019 年推出的最新办公系列产品,不仅内存占用低,运行速度快,体积小巧,而且界面更加美观,易于操作,运行流畅,并在多个板块和功能上进行了加强和优化,实现了将 WPS 文字、 WPS 演示、WPS 表格等内容合二为一,消除了组件隔阂,在一个窗口下就可以

视频:导言

打开 doc/xls/ppt 文件,不必先寻找对应组件,再切换文档标签。因其具有强大的插件平台支持,提供免费的海量在线存储空间及 WPS 文字文档模板,支持阅读和输出 PDF 文件等而受到许多用户青睐,成为目前最流行的办公软件之一。本章将主要介绍 WPS 页面设计、图文混排与表格应用、样式设置、文档批注与修订以及长文档的排版和演示文稿的设计制作与应用。

学习目标:

➢ 熟练掌握 WPS 文字编辑与排版设计

➢ 熟练掌握 WPS 文字表格与图表

➢ 熟练掌握 WPS 文字样式与引用

➢ 熟练掌握 WPS 文字长文档排版

➢ 熟练掌握 WPS 演示文稿设计与制作

➢ 熟练掌握 WPS 演示文稿动画设置

➢ 熟练掌握 WPS 演示文稿使用技巧

5.1 文档编辑

文档编辑就是对文档进行修改,主要指版面的排版工作。

5.1.1 文本编辑与版面设计

保持良好生活
习惯 远离富贵
病素材

视频:养成良
好生活习惯
远离富贵病

1. 案例引入

【案例 5.1】 打开文档"保持良好生活习惯远离'富贵病'.wps",完成下列操作:

(1)将文章《保持良好生活习惯远离"富贵病"》标题文字设置为"华文新魏""二号""加粗""红色",字符间距加宽至"1 磅",并"居中对齐",设置段前、段后间距均为"8 磅"。

(2)删除文档第 1 段"随着我国人民生活水平的不断提高……"中的所有空格。

(3)将正文中的所有字母换为"蓝色""加粗"格式。

(4)设置正文中第 1 段首字下沉"4 行",距正文"0.5 厘米",下沉文字字体为"华文行楷"。

(5)将正文第 2~5 段的 4 个注意事项加上"1.""2.""3."……格式的项目符号。

(6)为正文中第 2 段"良好的生活习惯……"的文字设置"黄色"底纹,图案样式为"20％的红色"。

(7)为文档最后一段添加形状,形状样式为"双波形"、填充颜色为"浅蓝",线条颜色为"无线条颜色"。字体设置为"华文新魏""加粗""倾斜",字体颜色设置为"白色"。

(8)设置页面属性为"A4 纸",页面上、下页边距设置为 2 厘米,方向为"纵向",装订线位置为"左",装订线宽"0.5 厘米"。

(9)设置文字对齐字符网格,每行 38 个字符,每页 43 行。

(10)设置页眉为"远离'富贵病'",设置页脚为"第×页共×页",页眉、页脚的字体格式为"华文行楷""五号",页眉"右对齐",页脚"居中对齐"。

(11)设置文档文字水印"远离'富贵病'",字体格式为"华文琥珀"、字号"60 号"、字体颜色设置为"钢蓝,着色 1,浅色 60％"。

(12)在文档末尾处插入日期,格式如"××××年××月××日星期×",居中并自动更新日期。

2. 操作步骤

(1)选定标题文字,单击鼠标右键,选中"字体(F)…"选项,打开"字体"对话框。在"字体"选项卡(见图 5.1 左)中设置:"中文字体"选项中选择"华文新魏","字形"选项中选择"加粗","字号"选项中选择"二号","字体颜色"选项中选择"红色";在"字符间距"选项卡(见图 5.1 右)中设置:"间距"选项中选择"加宽",点击右侧"厘米"旁的下拉箭头,选中"磅",并将其值更改为"1"磅,点击"确定"按钮。

(2)选定标题文字,单击鼠标右键,选中"段落(P)…"选项,打开"段落"对话框(见图 5.2),在"缩进和间距"选项卡中设置:"常规"→"对齐方式"选项中选择"居中对齐";"间距"→"段前""段后"选项中输入"6"磅。

(3)选定文档第 1 段,单击菜单"开始"选项卡→"查找替换"→"替换"。在"查找内容"中输入一个空格,单击"全部替换"。

(4)将光标置于文档开始处,单击菜单"开始"选项卡→"查找替换"→"替换",在"查找和替换"对话框将光标置于"查找内容"文本框中,点击"特殊格式"命令按钮,在出现的列表框中选择"任意字母";然后将光标置于"替换为"文本框中,点击"格式"命令按钮,选择"字体"选项,在弹出的"字体"对话框中,设置"蓝色""加粗"并确定,点击"全部替换"并确认。

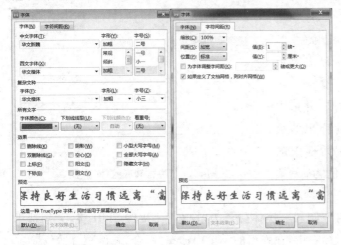

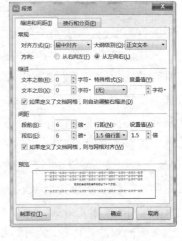

图 5.1　"字体"对话框　　　　　　　　　　　　图 5.2　"段落"对话框

(5)将光标置于第 1 段,选择菜单"插入"选项卡→"首字下沉"选项,打开"首字下沉"对话框(见图 5.3),设置首字下沉"4 行",下沉字体为"华文行楷"距正文"0.5 厘米",单击"确定"按钮。

(6)选择文档第 3—6 段,单击菜单"开始"选项卡中"编号"按钮的右侧下三角 箭头,在下拉列表中选择编号"1.2.3."的格式(见图 5.4)。

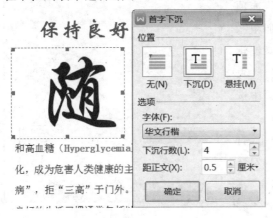

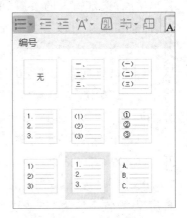

图 5.3　"首字下沉"对话框　　　　　　　　　　图 5.4　"编号"对话框

(7)选定文档第 2 段,单击菜单"页面布局"选项卡下的"页面边框"按钮,在弹出的"边框和底纹"对话框(见图 5.5)中,选择"底纹"选项卡,设置填充为"黄色",图案中样式为"20%"、颜色为"红色",并在"应用于"下拉框中选择"文字"后点击"确定"按钮。

(8)将光标置于最后一段空白处,单击菜单"插入"选项卡中的"形状"按钮,选中"双波形"图形插入。调整到合适大小,并单击鼠标右键,在弹出的菜单中选择"设置对象格式",在此对话框中的"颜色与线条"选项中,选择填充颜色为"浅蓝",线条颜色为"无线条颜色"。

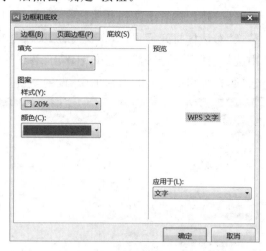

图 5.5 "边框和底纹"对话框

选定最后一段文字并"剪切"。单击菜单"插入"选项卡→"文本框"→"横向"命令。将选定要加入文本框的文字"粘贴"过来,并选中刚插入的文本框,单击鼠标右键,在弹出的菜单中选择"设置对象格式",在此对话框中的"颜色与线条"选项中,设置填充颜色为"无填充颜色",线条颜色为"无线条颜色"→"确定"。

设置字体为"华文新魏""三号""加粗""倾斜",字体颜色为"白色"。按住 Shift 键,分别选中刚插入的双波形图形与字体,单击鼠标右键,在弹出的菜单中选择"组合"并调至合适位置。

(9)单击菜单"页面布局"选项卡→"纸张大小"按钮,选择"A4"。单击"页边距"→"自定义页边距",打开"页面设置"对话框,在"页边距"选项卡(见图 5.6)中设置页边距为上"2 厘米"、下"2 厘米"、装订线位置为左,装订线宽"0.5 厘米"。设置纸张方向为"纵向",单击"确定"。

(10)单击菜单"插入"选项卡→"页眉和页脚",在页眉中输入"远离'富贵病'";单击"页眉横线",选择单实线;选定输入的页眉,单击菜单"开始"选项卡,选择字体为"华文新魏"、字号为"五号""加粗",对齐方式为"右对齐"。将输入光标切换到页脚编辑区,单击"页眉页脚"选项,在"页脚"选项中选择"页脚中间"→"确定"。单击"页码设置",在"样式"中选择"第 1 页共×页"选项→"确定","关闭"页脚。

(11)单击菜单"插入"选项卡→"水印"按钮,打开"水印"对话框(见图 5.7),点击"插入水印",勾选"水印文字"复选框,在"内容"一栏中输入"远离'富贵病'",设置字体为"华文琥珀",字号为"60","颜色""白色,背景 1,深色 15%""版式""倾斜",单击"确定"按钮。

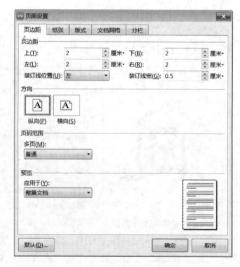

图 5.6 "页面设置"对话框

(12)在文档末尾处,单击菜单"插入"选项卡→"日期"按钮,打开"日期和时间"对话框

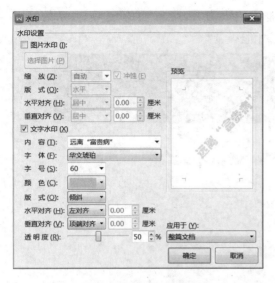

图 5.7　"水印"对话框

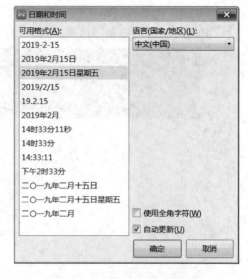

图 5.8　"日期和时间"对话框

(见图 5.8),中选择"××××年××月××日星期×"格式,并勾选"自动更新"复选框。这样可使得插入的日期每日更新。

3.文档编辑

WPS 2019 最大的特色是只有一个窗口,将 WPS 文字、WPS 演示、WPS 表格等内容进行了整合,在稻壳商城中提供了丰富的模板、范文、图片等各种素材资源,可满足不同用户的各种需求。

(1)WPS 2019 工作界面

打开 WPS 2019,进入工作界面(见图 5.9),上侧栏目提供了全局搜索框,左侧栏目是应用中心,提供了包括基础功能在内的功能选项栏供选择,中间则显示的是用户最近访问的文档和常用的位置,右侧显示的是当前城市的天气情况和最近的消息栏目。

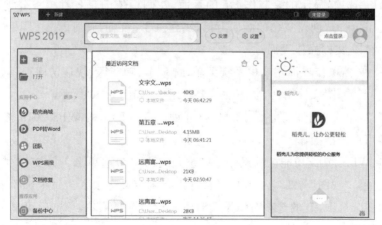

图 5.9　WPS 工作界面

①点击"新建"按钮,出现 WPS"新建"对话框(见图 5.10),点击"我的"选项,显示的是用户以前使用过的模板和一些资料,需在登录之后才能查看。

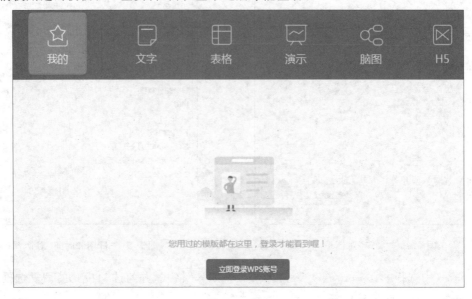

图 5.10 WPS"新建"对话框

②点击"文字"选项,显示的是以前版本的 Word 文档,左侧栏是一些 Word 品类专区,点击"新建空白文档"可新建一个空白的文档,也可点击其他模板文档进行使用。

③点击"表格"或"演示"选项,分别显示的是以往版本的 Excel 表格或 PPT 板块,左侧栏分别是一些 Excel 表格或一些 PPT 的品类专区,点击"新建空白文档"可以新建一个空白的表格或一个空白的 PPT,也可以点击其他模板文档进行使用。

④点击"脑图"选项,显示的则是思维导图设计栏目,需要用户登录,左侧栏是一些图形分类,点开下方可以分别查看其模板功能,也可以点击"＋"新建空白的思维导图。

⑤点击"H5"选项,显示的是制作 H5 的页面,左侧栏依旧是各种模板分类,用户需要登录后才可以使用,点击"创建空白的画册"可以新建一个空白的画册。

(2)WPS 2019 文档操作界面

WPS 2019 文档操作界面主要由系统菜单、选项卡、功能区、快速访问工具栏、搜索栏、瀑布菜单、隐藏功能区、图文编辑区、状态栏等要素组成,如图 5.11 所示。

①系统菜单:单击左上角的 WPS 图标,打开如图 5.9 所示的 WPS 2019 工作界面,显示出系统菜单供用户选择操作。

②选项卡:WPS 2019 功能区的操作功能被归纳为多个选项卡,有"文件""开始""插入""页面布局""引用""视图"等 12 项,用户可根据需要自定义选项卡。每个选项卡里的操作功能又被细分为多个选项,有的选项右边设置有下三角形瀑布菜单,单击后可显示包含更多功能的对话框或任务窗格。

③功能区:显示当前选项卡下的各个组,如"开始"选项卡下的"剪贴板""字体""段落"等

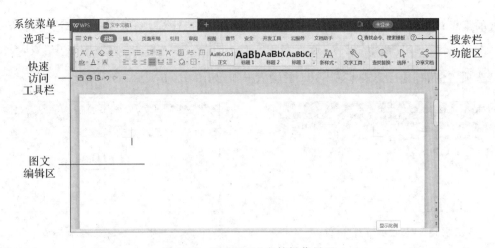

图 5.11　WPS 2019 文档操作界面

组,组内列出了相关的按钮或命令。组名称右边有按钮 ⬏ ,即对话框启动器,单击此按钮,可打开一个与该组命令相关的对话框,以帮助我们方便快捷地完成特定的操作。功能区是WPS 2019 的命令区域,与其他软件中的"菜单"或"工具栏"相同。单击功能区右上角的 ∧按钮可将功能区隐藏,单击 ∨ 按钮可将功能区显示,单击 : 按钮可对功能区界面进行设置。

④快速访问工具栏:包含了保存、撤销、重复等常用命令,单击右边的下拉按钮 ▼(见图 5.12)可以添加其他常用命令,如新建、打开、打印预览和打印等。如需选择"其他命令…"命令,则打开"Word 选项"→"快速访问工具栏"对话窗口,自定义个性化的快速访问工具栏,使操作更加方便。

⑤图文编辑区:功能区下的空白区即图本编辑区,是输入文本,添加图形、图像以及编辑文档的区域,对文本进行的操作结果都将显示在该区域。

(3)文档编辑

文档编辑就是在创建文档并向文档输入相关的文本内容后,根据需要对文本进行编辑、修改和格式化。

①输入文本:创建了新文档后,在文本编辑区出现一个闪烁的光标,即可输入文本了,可以是中、英文字符,公式,数字以及图片等。

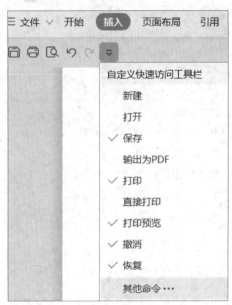

图 5.12　自定义快速访问工具栏

A.输入公式:在 WPS 文档中可以使用专门的公式工具输入各种公式,在"插入"选项卡中单击 π公式 按钮,打开公式编辑器窗口,根据需要选择工具栏上的相关公式样式进行输入编辑,如图 5.13 所示。公式输入完毕后,单击"公式编辑器"窗口右上角的 ✕ 按钮即可完成公式的编辑；需要对公式进行修改时，双击该公式即可进行修改。还有一种方法是在"插入"选项卡中单击"对象"按钮，进入"插入对象"对话框，在"插入对象"类型中选中"WPS 公式3.0"选项。例如，进行公式 $\int_0^1 \frac{\sin x}{x} \mathrm{d}x$ 的输入操作，如图 5.14 所示。

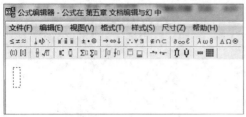
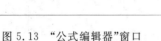

图 5.13　"公式编辑器"窗口

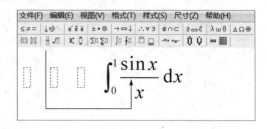

图 5.14　公式编辑环境

B. 输入符号：在编辑文档时，有时要输入一些键盘上没有的符号，在"插入"选项卡中单击"符号"按钮，在弹出的下拉列表中可以选取常用符号，如图 5.15 所示。如所需符号没有在下拉列表中出现，可单击"其他符号"按钮，弹出"符号"对话框，进入"符号"选项卡，如在"子集"下拉列表中选择"制表符"选项，如图 5.16 所示。如果找不到所需符号，则可更换"子集"下拉列表中的选项，找到需要插入的符号后，单击"插入"按钮即可。

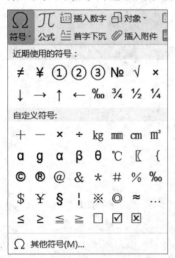

图 5.15　符号下拉列表

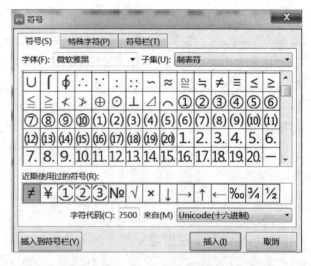

图 5.16　"符号"对话框

②删除文本：将光标移至某字符前按"Delete"键，或将光标移至该字符后按"Backspace"键。选中一段文本按"Delete"键，则整段文本被删除。

③复制文本：在编写文档时，经常需要在不同的地方使用相同的文本，便可用 WPS 的复制功能来完成。选中要复制的内容，点击"开始"选项卡→"剪贴板"组中的"复制"命令，然后选择文本插入的目标位置，执行"剪贴板"→"粘贴"命令即可。也可通过快捷键"Ctrl＋C"键与"Ctrl＋V"键来复制、粘贴文本；或选中文本后单击鼠标右键，在快捷菜单中执行"复制"与"粘贴"命令。

④移动文本：就是将文档中部分文本移动至文档中另一处。选中要移动的文档内容，点击"开始"选项卡→"剪贴板"组中的"剪切"命令，然后选择文本插入的目标位置，执行"剪贴板"→"粘贴"命令即可。也可通过快捷键"Ctrl＋X"键与"Ctrl＋V"键来移动文本；或选中文本后单击鼠标右键，在快捷菜单中执行"剪切"与"粘贴"命令。

⑤查找文本：使用 WPS 提供的查找功能，可方便、快捷地找到用户所需的文档内容。点击"开始"选项卡→"查找替换"→"查找"按钮，打开"查找和替换"对话框，在"查找内容"文本框中输入要查找的内容，单击"高级搜索"按钮，对话框将显示更多内容。如可以勾选"区分大小写"，点击"格式"按钮可对字体、段落等格式进行设置，点击"特殊格式"按钮可对段落标记、任意字符等格式进行设置。单击"查找下一处"按钮开始查找，直至全部查找完毕。

⑥替换文本：在文档编辑过程中，可以使用替换功能来实现用某个指定文本批量替换另一个指定文本。点击"开始"选项卡→"查找替换"→"替换"按钮，在"查找内容"文本框中输入要查找的文本，即被替换文本。在"替换为"文本框中输入替换文本，按"替换"按钮即可替换当前位置之后的第一个满足条件的文本；单击"全部替换"按钮即可替换当前文档中所有满足条件的文本。

替换功能还可实现批量设置文本格式功能，在"替换"选项卡中单击"格式"按钮，弹出格式设置菜单，使用该菜单可以设置文本格式。单击对话框中的"特殊格式"下拉按钮，可以指定 WPS 文档中不方便使用键盘输入的一些特殊符号，如图 5.17 所示。

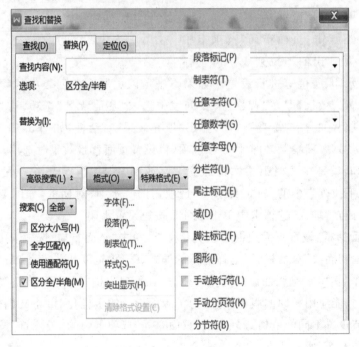

图 5.17　"查找和替换"对话框

⑦撤销操作：在编辑文档时，有时会出现误操作，在快速访问工具栏中单击撤销 按钮，即可撤销前一次操作，撤销操作的快捷键是"Ctrl＋Z"，如需撤销连续的多个操作，则可多次

使用该功能。

⑧保存文档：保存文档主要通过执行"文件"选项卡→"保存"或"另存为"命令进行保存，在"文件类型"下拉列表中可以选择要保存的文档格式，还可保护加密文档。

（4）版面设计

要使一篇文档整洁、美观，仅使用格式化的文字和段落是不够的，必须对文档进行版面设计。即从文档的整体出发，通过相应设置来完成高质量的文档排版。

①页面设置：页面设置包括纸张大小、页边距、文档网格和版面等五个选项。新建文档时，WPS对页面格式进行了默认设置，用户可以根据需要进行更改。

A. 页边距设置：页边距是指页面四周的空白区域。点击"页面布局"选项卡中的"页边距"按钮，在弹出的下拉列表中可以选取系统预设的几种页面，如果希望自定义页边距，可在其底部选取"自定义页边距"选项，打开"页面设置"对话框，如图5.18所示。该对话框中的5个选项卡包含了所有与页面属性有关的设置，如在"页边距"选项卡中，用户可以根据需要设定页边距的上、下、左、右边距，纸张方向、页码范围及应用范围。

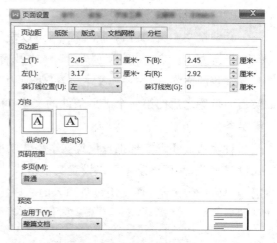

图5.18 "页面设置"对话框

B. 背景设置：点击"页面布局"选项卡中的"背景"按钮，从弹出的下拉列表中可选择对页面的背景、水印、颜色等进行设置。如果不满足以主题颜色列表中的颜色作为页面背景，则可自定义背景效果，即在"背景"下拉列表中选取"其他背景"选项，再选取"渐变""纹理"或"图案"选项。如选取"渐变"选项，弹出"填充效果"对话框，如图5.19所示，在该对话框中有"渐变""纹理""图案"和"图片"4个选项，供设置页面背景效果时选用。

C. 设置水印：就是在文档中添加特殊的文字或图案，除了WPS提供的自带水印模版外，还可以选取下拉列表中的"自定义水印"选项，打开"水印"对话框，如图5.20所示，可以自行设置水印，或在"插入"选项卡中单击"水印"按钮设置水印。

D. 设置页面边框：设置页面边框可以美化文档，单击"页面布局"选项卡中的"页面边框"按钮，弹出"边框和底纹"对话框，可选择边框的样式、颜色、宽度和艺术型。

E. 设置分节符："节"是版面设计的重要概念，在新建文档时，WPS将整篇文档默认为一节，在同一节中只能应用相同的版面设计，为了版面设计的多样化，可将文档分成多个节，可根据需要为每节设置不同的节格式。点击"页面布局"选项卡中的"分隔符"按钮，弹出"分隔符"对话框，如图5.21所示。

在弹出的下拉列表中的"下一页分节符"选项，表示分节后的那一节将从下一节开始；"连续分节符"选项，表示分节后的那一节承接分节符前一节开始；"偶数页分节符"选项，表示分节后的那一节从下一个偶数页开始；"奇数页分节符"选项，表示分节后的那一节从下一

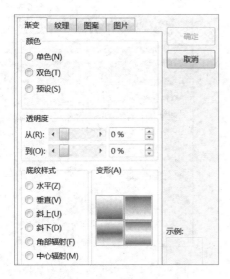

图 5.19　"填充效果"对话框

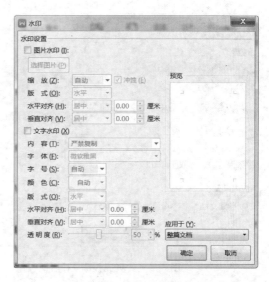

图 5.20　"水印"对话框

个奇数页开始。

　　注意：分节符和分页符的区别。分页符只是分页，是把文本分成两个页面，前后还是同一节，在插入页码时，页码不在一页；分节符就不一样了，不仅可以插入不同类型的页码，如数字、罗马数字等，还可设置不同的横纵页面以及页眉、页脚。

　　F. 设置页眉和页脚：页眉和页脚分别位于每页的顶部和底部，在图书、杂志或论文的每页上方有章节标题或页码等，就是页眉；在每页下方会有日期、页码、作者姓名等，就是页脚。在分页后的文档页面中，不仅可以对节进行页面设置、分栏设置，还可以对节进行个性化页眉、页脚设置，使文档既美观内容又丰富。

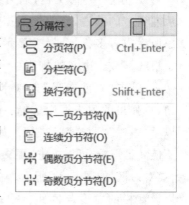

图 5.21　"分隔符"对话框

　　点击"插入"选项卡中的"页眉和页脚"按钮，此时正文被禁止编辑，页眉和页脚呈可编辑状态，用户可在文本框中输入页面和页脚的相关内容，输完后，在正文任何位置双击鼠标左键或点击"页码页脚"选项中的"关闭"按钮均可以返回正文编辑环境。在页眉和页脚位置双击鼠标左键，也可进入页眉和页脚编辑模式。

　　G. 设置页码：在编辑文档时，经常遇到需要为页面添加页码的情况，可以将页码设置在页面顶部（页眉）或页面底部（页脚），并可设置多种样式的多重页码格式。点击"插入"选项卡中的"页码"按钮，在弹出的面板中选取"页码设置"，打开"页码设置"对话框，选取一种页码格式，如页码位置选择"左侧"，应用范围选择"整篇文档"，样式选择"第 1 页共×页"，如图5.22 所示。

　　如果要创建包含章节号的页码，则点击"插入"选项卡中的"页码"下拉列表按钮，在弹出的面板中选取"页码"选项，打开可包含章节号的"页码格式"设置对话框，如图 5.23 所示。

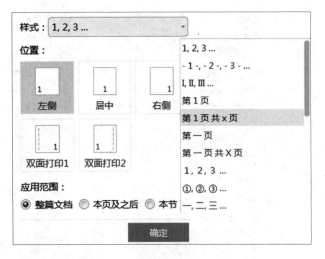

图 5.22 "页码设置"对话框

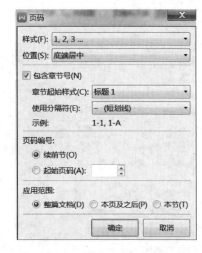

图 5.23 "页码格式"设置对话框

H.分栏:一篇文档,通常是按从上到下、从左到右的顺序,有时候根据需要,把一栏变成两栏或者多栏,分栏来显示文档内容,常见于报纸、杂志、论文的排版中。选中要分栏的文本,单击"页面布局"选项卡中的"分栏"按钮,在弹出的列表框中选择一种分栏方式,可以是"一栏""两栏""三栏"。如果预设的栏数不能满足需求,可以单击"更多分栏",打开"分栏"对话框,如图 5.24 所示。在该对话框中可以设置栏的宽度与间距。根据需要在"应用于"下拉列表选择"整篇文档""所选文字"或"插入点之后"选项。

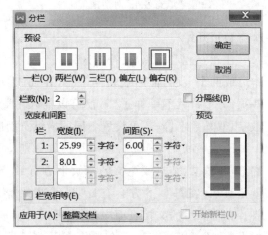

图 5.24 "分栏"对话框

5.1.2 表格应用与图文混排

视频:情绪是健康的寒暑表

1.案例引入

【案例 5.2】 打开文档"情绪是健康的寒暑表.wps",参见其样稿,完成下列操作。

(1)将文档标题文字"情绪是健康的寒暑表"设置为"华文行楷""小二""加粗",并"居中对齐",标题边框线型为三线型,颜色为"深红",宽度为"3 磅",底纹填充色为"黄色"。

(2)参照样稿,将文档第 1 段文字设置为"华文楷体""小四"。将第 2 段文字竖排在文档右边,设置字体颜色为"深红"。在其左边插入文档中提供的图片,中间插入形状"标注",并输入"听听专家的说法"。

（3）将文档第 3、第 4 段文字分成两栏，间距为 6 字符，并插入竖排文本框，输入"情绪与健康"，设置字体为"华文楷体""三号""加粗"，并将该文本框整体设置为"阴影样式 6"。

（4）将表格名称字体设置为"华文新魏""三号""加粗"，并将其所在段落底纹颜色设置为"浅绿"。

（5）分别将表格第 1、第 2、第 3 列颜色设置为"白色，背景 1，深色 5％""钢蓝，着色 1，浅色 80％""深灰绿，着色 3，浅色 80％"。

2.操作步骤

（1）将文档页边距上、下、左、右均设置为 2 厘米。

（2）选定标题文字，将其字体设置为"华文行楷""小二""加粗"，并"居中对齐"，标题边框线型为三线型，颜色为"深红"，宽度为"3 磅"，应用于"文字"选项，底纹填充色选"黄色"，如图5.25 所示。

（3）选中文档第 1 段文字，设置为"华文楷体""小四"。

将光标移至第 2 段文字前，插入 9 行空行，将文档中提供的图片移至空白处左边，剪切第2 段文字内容，在图片右侧插入竖排文本框，并将剪切内容粘贴其中，设置字体颜色为"深红"。将光标移至刚插入文本框的边框上，使其变为选中状态，单击鼠标右键，在弹出的菜单中选择

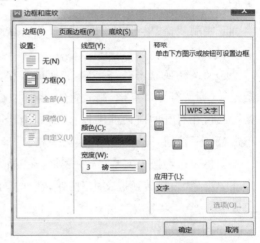

图 5.25 "边框和底纹"对话框

"设置对象格式"选项，打开"设置对象格式"对话框，在"颜色与线条"选项中的"线条颜色"选择"无线条颜色"后，单击"确定"按钮。将光标移至图片与文本框之间中上部分，单击"插入"→"形状"→"矩形标注"，并输入"听听专家的说法"。

（4）选中文档第 3、第 4 段文字，单击"页面布局"→"分栏"→"更多分栏"，栏数设为"2"，间距设为"6"字符，并插入竖排文本框，输入"情绪与健康"，设置字体为"华文楷体""三号""加粗"，并选中该文本框，单击"效果设置"→"阴影效果"，选择"阴影样式 6"选项。

（5）选中表格名称文字内容，将字体设置为"华文新魏""三号""加粗"，并将其所在段落底纹颜色设置为"浅绿"，应用于选择"段落"。

（6）分别选中表格第 1、第 2、第 3 列，单击"页面布局"→"页面边框"，在"边框和底纹"对话框中的"底纹"选项里分别选择底纹颜色为"白色，背景 1，深色 5％""钢蓝，着色 1，浅色80％""深灰绿，着色 3，浅色 80％"。

3.表格应用

WPS 2019 提供了方便、快捷的创建和编辑表格功能，可以轻松制作出满足用户需求的

表格。

（1）创建表格

在 WPS 2019 中，系统在"插入"选项卡"表格"组中的下拉列表中提供了 5 种插入表格的方式，它们分别是表格、插入表格、绘制表格、文本转换成表格和表格转换成文本，用户可根据需要选择一种方式在文档中插入表格。

①表格：单击"插入"选项卡"表格"组中的"表格"按钮，在弹出列表的"插入表格"中转动鼠标滚轮选择单元格数量，单击即可。最多只能插入 8 行、17 列的表格。

②插入表格：单击"插入表格"按钮，弹出"插入表格"对话框，确定表格的行数和列数，单击"确定"即可生成表格。插入的表格会根据页面自动调整宽度，并根据当前字号自动调整高度。

③绘制表格：单击"绘制表格"按钮，鼠标变成笔状，拖动鼠标画出表格的外围边框，然后再绘制表格的行、列。

④文本转换成表格：将文本转换成表格前，需要将文本之间用分隔符分割，分隔符可以是逗号（英文符号）、空格、制表符等。选中文本，单击"表格"下拉列表框中的"文本转换成表格"按钮，在打开的对话框中设置列数，WPS 根据所选择的文本默认行数，自主选择列数后，单击"确定"按钮，完成文本转换为表格。

⑤将表格转换为文本：选中表格，在"插入"选项卡中，单击"表格"按钮，在弹出的下拉列表框中选择"表格转换成文本"按钮，在弹出的对话框中选择文本分隔符形式，单击"确定"按钮完成转换。

（2）编辑表格

WPS 2019 提供的表格工具非常直观地列出 WPS 表格操作的各项功能，如图 5.26 所示，包括行列的操作、单元格的操作和文字操作等。以下对常用的功能进行介绍。

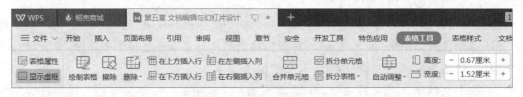

图 5.26 "表格工具"选项卡

①合并单元格：选中需要合并的多个单元格，单击"表格工具"动态选项卡的"合并单元格"按钮；或者选定需合并的单元格，单击右键，在弹出的快捷菜单中选择"合并单元格"命令，所选的多个单元格就能合并成一个单元格。

②拆分单元格：选中要拆分的单元格（可以是一个或多个单元格），在"表格工具"动态选项卡中，单击"拆分单元格"按钮，打开"拆分单元格"对话框，输入需拆分的列数和行数，并勾选"拆分前合并单元格"，单击"确定"按钮后，所选的单元格就将被拆分成多个单元格。如不勾选"拆分前合并单元格"，则只对列进行拆分。或按鼠标右键单击某单元格，在弹出的快捷菜单中选择"拆分单元格"命令，也可完成对单元格的拆分。

③拆分表格：将光标定位到想要拆分后显示的第二个表格的首行，单击"表格工具"动态选项卡中的"拆分表格"按钮，完成表格的拆分，此时选中的行将成为新表格的首行。也可以将光标定位到拆分后第二个表格的首行所在表格外的段落标记处，按"Ctrl＋Shift＋Enter"组合键，实现表格的拆分。

④调整表格：对表中单元格的行高、列宽以及表的大小进行调整，有以下方法：

A.手动拖拽表格：选中表格，表格右下角出现调节大小按钮，当鼠标变成双向箭头时，拖动鼠标到相应位置，手动完成表格大小的调节。

B.通过选项卡调整单元格：将光标定位到要调整大小的单元格中，在"表格工具"动态选项卡中，更改"高度""宽度"值。

C.使用表格属性调整单元格：将光标定位到表格，在"表格工具"动态选项卡中，单击"表格属性"按钮，打开"表格属性"对话框；或者右击表格，在弹出的快捷菜单中选择"表格属性"命令，打开"表格属性"对话框，在"行""列"选项卡中，填写指定高度、指定宽度，若在页末允许表格跨页，则在"行"选项卡上勾选"允许跨页断行"。在"表格属性"对话框中，单击"表格"选项卡，可以设置表格的大小、表格相对于文档的对齐和环绕方式；单击"单元格"选项卡，可以设置单元格的宽度、文字垂直方向和对齐方式等。

⑤插入行、列、单元格：将光标定位在单元格内，单击右键，在弹出的快捷菜单中，选择"插入"下拉列表框中相应的命令；或将光标定位在表格内，在"表格工具"动态选项卡组中，可根据需要随时插入行、列或单元格，还可根据需要删除不用的行、列或单元格。

⑥设置表格边框与底纹：表格边框是表格中的横、竖线条，底纹是表格的背景颜色与图案。在 WPS 2019 中可以通过设置表格边框的线条类型与颜色，以及表格的底纹颜色，来增加表格的美观性。选中表格，单击"表格工具"选项卡中"表格属性"→"边框和底纹"按钮，为表格添加边框样式与底纹颜色。

⑦使用表格样式：WPS 2019 内置了许多表格样式，在"表格样式"选项卡中放置了一组表格样式供用户选择，用户选用后，可根据需要对其进行修改，以更好地满足自己的设计要求。

（3）表格数据处理

WPS 2019 的表格具有一定的数据处理功能，可以进行数据计算和排序等。表格中的计算都是以单元格名称或区域为单位进行的，用英文字母 A,B,C,…从左到右表示列，用数字 1,2,3,…从上到下表示行，列在前、行在后，组合在一起，称为单元格名称。例如，B2 表示表格中第 2 列、第 2 行的单元格，以此类推。

①表格计算：选择需要计算数据的单元格，执行"表格工具"选项卡中 *fx* 公式 的命令，在弹出的"公式"对话框中设置各个选项即可，如图 5.27 所示。主要包含下面 2 个选项：一是在"公式"文本框中，不仅可以输入计算数据的公式，而且还可以输入表示单元格名称的标识。例如，可以通过输入 left（左边数据）、right（右边数据）、above（上边数据）和 below（下边数据）来指定数据的计算方向。二是在"粘贴函数"下拉列表中可以选择不同的函数来计算表

格中的数据。

②数据排序:选择需要排序的表格,执行"表格工具"选项卡中的"排序"命令,在弹出的"排序"对话框中可进行选项设置,如图5.28所示。

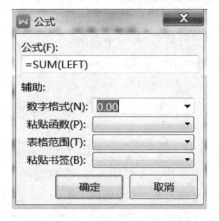

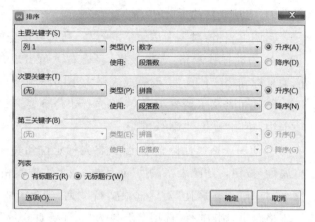

图 5.27　"公式"对话框　　　　　　　　　　　图 5.28　"排序"对话框

4.图文混排

在 WPS 2019 中,不仅可以实现对各种图形对象的插入、缩放、修饰等操作,还可以把图形对象与文字结合在一个版面上,实现文档的图文混排,达到图文并茂的效果。

(1)插入插图

WPS 2019 允许以 10 种方式进行插图,可以插入文件中的图片、屏幕截图、形状、功能图、智能图形、关系图、图表、在线图表、思维导图以及流程图,使用"插入"选项卡下的相应功能按钮即可方便地进行插图。

①插入图片:用来插入来自文件的图片,将光标移动到要插入图片的位置,单击"插入"选项卡中"图片"下拉按钮,在其下拉列表中选择"来自文件"选项,在弹出的"插入图片"对话框中选择需要插入的图片,单击"插入"按钮完成图片的插入。

②插入截屏:单击"插入"选项卡中"截屏"下拉按钮,在其下拉列表中选择"屏幕截图"选项。当鼠标指针变成箭头图标时进入截屏状态,按住鼠标左键不放,拖动鼠标,选择截屏区域,截图完毕,点击"完成截图"按钮就插入了刚才所截取的图片。

③插入形状:是指插入现成的形状,如图标、矩形、圆、线条、箭头、标注和流程图符号等。单击"插入"选项卡中的"形状"命令,将会弹出一个样式丰富的形状菜单。在这个形状菜单中,上方的某个形状需要登录 WPS 账号才能使用,而下方的则可以直接使用。当点击上方的形状时,如果当前没有登录 WPS 账号,会要求先登录账号;而当点击下方的某个形状时,并不会立刻在文档中插入指定的形状,而是需要再次在文档中点击一下。点击之后,指定的形状才会插入到文档中来。

④插入功能图:单击"插入"选项卡中的"功能图"命令,其下拉列表包括"条形码""二维码""几何图"和"地图"4 个选项。

　　A.插入条形码:选取"条形码"选项,弹出"插入条形码"对话框,在"编码"下拉列表中选择码制,在"输入"文本框中输入编码内容,如图 5.29 所示,单击"插入"按钮就能将该图中的条形码插入文本之中。

　　B.插入二维码:选取"二维码"选项,弹出"插入二维码"对话框,在"输入内容"文本框中输入编码内容,如图 5.30 所示,单击"插入"按钮就能将该图中的二维码插入文本之中。

图 5.29　"插入条形码"对话框

图 5.30　"插入二维码"对话框

　　C.插入几何图:选取"几何图"选项,打开"插入几何图"面板,如图 5.31 所示,根据需要选择所需图形。

　　D.插入地图:选取"地图"选项,弹出"插入地图"对话框,如图 5.32 所示,在搜索里输入所在地的城市名字(或单位名称)就将所需的城市地图(单位地图)制作好了。

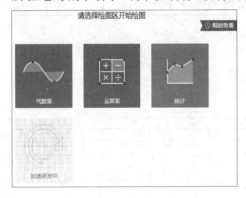

图 5.31　"插入几何图"面板

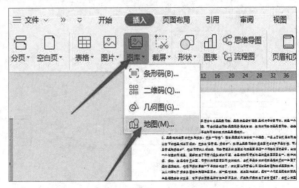

图 5.32　"插入地图"对话框

⑤插入智能图形

　　根据知识之间的关系套用相应智能图形类型,只更改其中的文字和样式即可将知识之间的关系通过可视化的图形形象清晰地表达出来。以创建一个组织结构图为例,其操作步骤如下:

　　A.单击"插入"选项卡中的"智能图形"命令,在弹出的"选择智能图形"对话框中选择"组织结构图"选项,如图 5.33 所示。

　　B.单击"确定"按钮,在文档中就插入了一个基本的组织结构图。

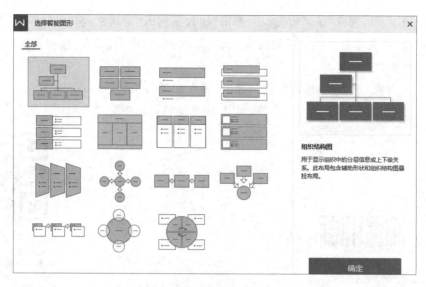

图 5.33　"选择智能图形"对话框

C.输入文字。用鼠标单击各个形状,使其成为编辑状态,并输入文字,如图 5.34 所示,若需要在图中"研发部"右侧增加一个"市场部",则可以单击选中"研发部",选择左上角的"添加形状"按钮,在弹出的下拉菜单中选择"在后面添加"选项,在插入的形状中输入"市场部",如图 5.35 所示。若要更改颜色,就选择整个图形,单击"设计"选项卡中的"更改颜色"按钮,在弹出的下拉列表中选择某种颜色方案。若要删除一个形状,则选中该形状并按"Delete"键即可。

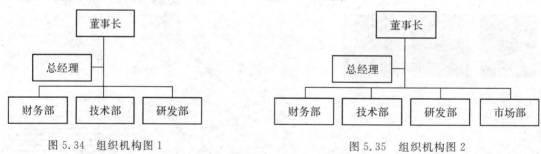

图 5.34　组织机构图 1　　　　　　　图 5.35　组织机构图 2

⑥插入关系图

单击"插入"选项卡中的"关系图"命令,在弹出的列表框中选择"我的图示"选项,找到一种合适的关系图样式并编辑即可。

至于插入图表、在线图表、思维导图、流程图,思路大同小异,限于篇幅,不再赘述。

(2)编辑插图

在"插入"的 10 类图片图形中,除了插入的"形状"默认"浮于文字上方外",其余的均以嵌入方式插入文档中,根据需要,用户可对其进行位置移动以及文字环绕方式设置。

①设置文字环绕方式

文字环绕方式是指插入图片后,图片与文字的环绕关系。WPS 提供了 7 种文字环绕方式,选中图形或图片,单击"图片工具"选项卡中的"环绕"按钮,在弹出的下拉列表中选择其中某种文字环绕方式,如图 5.36 所示。

②设置图形和图片大小

通常情况下,插入文档中的图片大小参差不齐,导致文档不美观,虽可通过选中图形或图片四周的控点拖动鼠标调整其大小,但很难精确控制。最好的方法是单击"图片工具"选项卡中"重设大小"右下角的启动器图标,打开"布局"对话框的"大小"选项卡,精确输入图片尺寸,并勾选"锁定纵横比"复选框。

③裁剪图片

在文档排版编辑过程中,如果只需要用到某幅图片的一部分,就需要对插入的图片进行裁剪。选中要裁剪的图片,单击"图片工具"选项卡中的"裁剪"选项,如图 5.37 所示,在弹出的列表中选择一种裁剪方式即可。

A. 手动裁剪:图片四周出现裁剪控点,将鼠标置于图片裁剪控点的任意点上,按住鼠标并拖动控点到合适的位置松开鼠标,完成裁剪后按下回车键(Enter)或 Esc 键即可。

B. 按形状裁剪:按形状裁剪则将图片裁剪为某个指定形状,如三角形、圆形、箭头等。

C. 按比例裁剪:有 10 种按比例的自由裁剪方式供选择。

④压缩图片

当文档内插入图片较多,或者图片较大的情况下,就需要对图片进行压缩。压缩的方法是:选中要压缩的图片,单击"图片工具"选项卡中的"压缩图片"按钮,在弹出的"压缩图片"对话框中选择"网页/屏幕"选项以及"压缩图片"与"删除图片的剪裁区域"两个复选框。点击"确定"按钮。

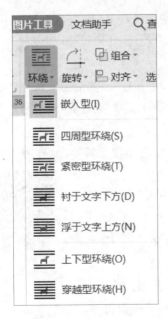

图 5.36　"环绕"对话框

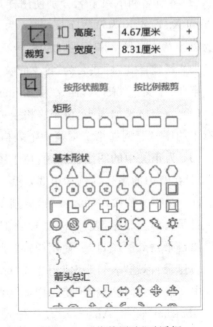

图 5.37　"裁剪图片"对话框

⑤多对象的组合

A. 组合：在编辑文档时，经常需要用到多个图形、图片、文本框或者艺术字，有时候这些对象需要组合成一个整体以反映某个事物。如果这些对象独立存在，那么在移动和复制这些对象的时候就会造成很大的困难，因此 WPS 2019 提供了"多对象组合"命令。

进行组合的具体操作方式是：按住键盘上"Shift"键的同时单击鼠标左键选取多个对象，在选中的任意一个对象上单击鼠标右键，在弹出的快捷菜单中选择"组合"→"组合"命令，就实现了多个对象的组合。

B. 取消组合：对于组合后的图形，如果想还原成原来的独立对象，那么可以在这个图形上单击鼠标右键，在弹出的快捷菜单中选择"组合"→"取消组合"命令，就实现了组合图形的分离。

C. 设置对象的叠放次序：在文档编辑过程中，当多个对象放在同一位置时，需要对层次的叠放次序进行设置，选中需要改变叠放次序的某个对象，单击鼠标右键，在弹出的快捷菜单中选择"组合"→"置于顶层"或"置于底层"命令，就可以实现想要的叠放次序。

5.1.3 文档高效排版与应用

视频：案例
论文排版
(1)

1. 案例引入

【案例 5.3】 打开文档"论文排版.wps"，参照样稿完成下列操作。

（1）将论文中章名使用样式"标题 1"，并居中；编号格式为"第×章"，设置×为自动排序。

（2）将节名和下级节名分别使用样式"标题 2"和"标题 3"，左对齐；编号格式为多级符号X. Y 和 X. Y. Z，X 为章数字序号，Y 为节数字序号，Z 为 Y 的下级序号（例如 5.1，5.1.1 分别为第 5 章中标题 2 和标题 3 的序号）。

（3）新建样式，样式名为"论文正文"，要求：

字体：中文为"宋体"，西文为"Times New Roman"，字号为"五号"。其余为默认格式。

（4）为表格添加表头，位于表格上方、居中。要求表序随章节编号，编号为"章节号"-"表在章中的序号"（例如第 2 章第一个表格设为"表 2-1"）。

（5）为正文中的图添加图题，位于图片底部、居中。要求图题随章节编号，编号为"章节号"-"图在章中的序号"（例如第 3 章第一个图设为"图 3-1"）。

案例素材

（6）在正文前按序插入一节，分别生成如下内容：

目录：标题"目录"使用样式"标题 1"，居中，下为目录项。

图目录：标题"图目录"使用样式"标题 1"，居中，下为图目录。

表目录：标题"表目录"使用样式"标题 1"，居中，下为表目录。

中文摘要：标题"摘要"使用样式"标题 1"，居中，下为中文摘要内容。

Abstract：标题"Abstract"使用样式"标题 1"，居中，下为英文摘要内容。

（7）添加页码。页脚中间显示页码。其中：论文封面不标页码，正文前的节，页码采用

"i,ii,iii…"格式,页码连续;正文中的节,页码采用"1,2,3,…"格式,页码连续。

2. 操作步骤

(1)创建样式:在"开始"选项卡中的"样式和格式"组中右键单击 **AaBb** 标题1（标题1）按钮,在弹出的快捷菜单中选择"修改样式"选项,打开"修改样式"对话框,如图 5.38 所示,选择"宋体""二号""加粗"。单击"格式"按钮选择"段落"项,在"段落"对话框"缩进和间距"选项卡中,单击"对齐方式"的下拉箭头,选择"居中",单击"确定"按钮,返回"修改样式"对话框。

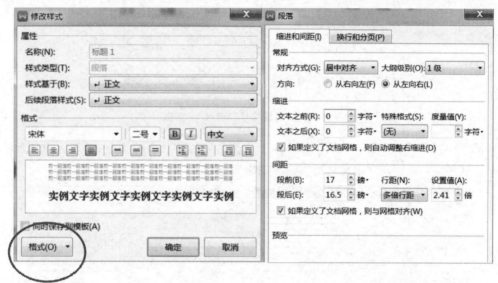

图 5.38　"修改样式"对话框

在"样式和格式"组中右键单击"标题 2"按钮,在弹出的快捷菜单中选择"修改样式"选项。打开"修改样式"对话框,选择"宋体""三号""加粗"。单击"格式"按钮选择"段落"项,在"段落"对话框中,单击"对齐方式"的下拉箭头,选择"左对齐",单击"确定"按钮,返回"修改样式"对话框。

在"样式和格式"组中右键单击"标题 3"按钮,在弹出的快捷菜单中选择"修改样式"选项。打开"修改样式"对话框,选择"宋体""四号""加粗"。单击"格式"按钮选择"段落"项,在"段落"对话框中,单击"对齐方式"的下拉箭头,选择"左对齐",单击"确定"按钮,返回"修改样式"对话框。

(2)定义多级编号格式:单击"开始"选项卡中的"段落"组中"编号"右侧的三角形,在弹出的"列表库"中选择"自定义编号",然后在弹出的"项目符号和编号"对话框中选择"多级编号"选项,并选择如图 5.39 所示的"1.标题 1——"这种多级编号形式,并单击"自定义"按钮,进入"自定义多级编号列表"对话框,在"级别"列表中选择"1",并在"编号格式"文本框中的①之前输入"第",①之后输入"章",并将①后边的圆点"."删除,点击"高级"按钮,并勾选"正规形式编号"复选框,在"编号之后"选择"空格",如图 5.40 左图所示。然后在"级别"列表中

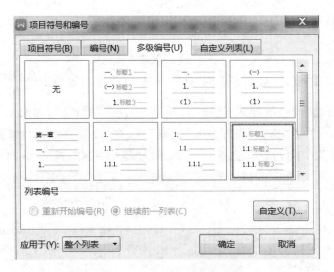

图 5.39　"项目符号和编号"对话框

选择"2",并将"编号格式"文本框中出现的"①.②."里"②"后面的圆点"."删除,在"前一级别编号"选择"级别 1",在"编号之后"选择"空格"。

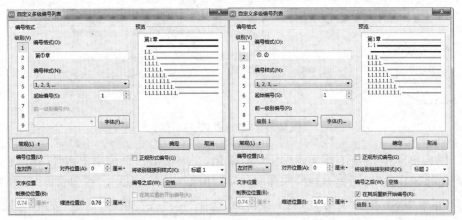

图 5.40　"自定义多级编号列表"对话框(级别 1、级别 2)

　　同理,在"级别"列表中选择"3",并将"编号格式"文本框中出现的"①.②.③."里"③"后面的圆点"."删除。在"前一级别编号"选择"级别 2",在"编号之后"选择"空格"。单击"确定"按钮,这样一级标题、二级标题和三级标题格式就定义好了,如图 5.41 所示。在论文第1、第 2、第 3 章名以及结束语和参考文献文字处的任何位置,单击刚才修改完成的样式"标题1",然后分别对其使用该样式,并将每个标题中多余的章号删除,并在论文各章二级标题和三级标题文字处的任何位置,分别对其使用该样式,即分别单击刚才修改完成的样式"标题2"和"标题 3"。

　　(3)在"开始"选项卡中的"样式和格式"组中右键单击(正文)按钮,在弹出的快捷菜单

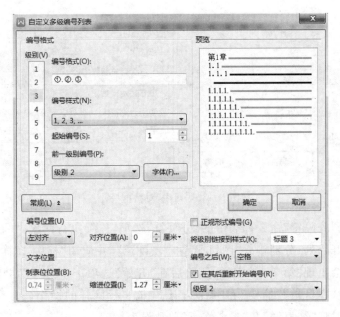

图 5.41　"自定义多级编号列表"对话框(级别 3)

AaBbCcDd
正文 中选择"修改样式"选项,在打开的"修改样式"对话框中,单击"格式"按钮,选择"字体"选项,在"字体"对话框中,分别选择设置中文字体为"宋体",西文字体为"Times New Roman"及字号为"五号",单击"确定"按钮。

(4)为正文中的图添加图序:将光标置于正文中图片的下方,执行"引用"选项卡→"题注"命令。在弹出的"题注"对话框中"标签"选择"图",单击"编号"按钮,在弹出的"题注编号"对话框中勾选"包含章节编号"复选框,如图 5.42 所示,单击"确定"完成设置。

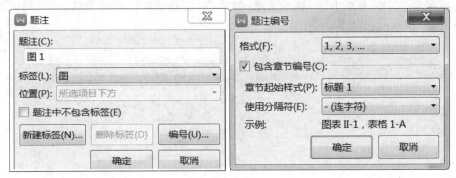

图 5.42　"题注"对话框(1)

(5)为正文中的表添加表序:将光标置于正文中表格上方,重复上步操作,如图 5.43 所示。

(6)对文档做分节和分页处理:将光标定位到论文封面底部,执行"页面布局"选项卡中的"分隔符"命令,在下拉菜单中选择"下一页分节符"选项,将光标定位于新页开始处,输入

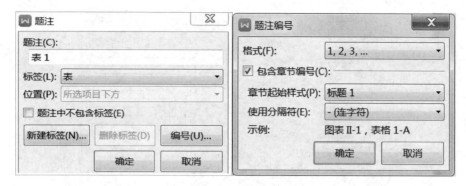

图 5.43 "题注"对话框(2)

"目录"后,再选择"分隔符"命令列表中的"分页符"选项,连续执行两次,并在插入的两个空白页开始处,分别输入"图目录"和"表目录",并使用"标题 1"样式,此时在"目录"前会出现"第 1 章"字样,删除后在"开始"选项卡中选择"居中"。同理,对"图目录""表目录""摘要"和"英文摘要",也实行同样的操作。每章单独设为一节。同时将"结束语"和"参考文献"单独设为一节。

视频:论文排版(2)

这样封面单独为一节,目录(含图目录与表目录)与摘要(中、英文摘要)为一节,每章单独各为一节,"结束语"和"参考文献"为一节,共 6 节。

(7)添加页码:将光标定位在"目录"页(第 2 节),执行"插入"选项卡中的"页码"命令,在弹出的对话框中选择"页脚中间"选项,用鼠标点击"同前节"选项,使该节页脚右边的文字"与上一节相同"消失,再点击"插入页码"选项右边下拉箭头,在弹出的对话框中"样式"一栏选择"i,ii,iii,…","位置"一栏选择"居中","应用范围"一栏选择"本节",如图 5.44 所示,单击"确定"按钮。同理,分别对第 1、第 2、第 3 章(第 3—5 节)和结束语、参考文献(第 6 节)实行同样的操作方法,所不同的是在页码"样式"一栏选择"1,2,3,…"。

案例素材

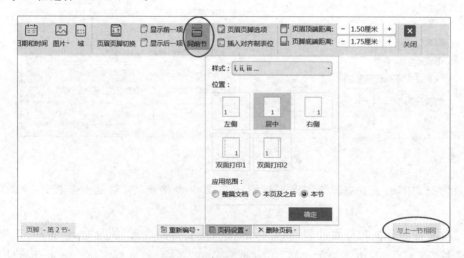

图 5.44 "页码设置"对话框

将论文封面(第 1 节)页码删除,这样就将目录与摘要所在节的页码设为"i,ii,iii,…"格式,正文中页码设为"1,2,3,…"格式,页码连续。

(8)生成目录:将光标定位在"目录"下一行,执行"引用"选项卡中的"目录"命令,在弹出的"目录"对话框中选择"自定义目录",单击"确定"自动生成目录,如图 5.45 所示。

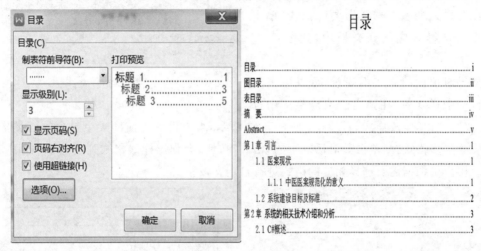

图 5.45 "目录"对话框

(9)生成图表目录:将光标定位在"图目录"下一行,执行"引用"选项卡中的"插入表目录"命令,在弹出的"图表目录"对话框中,选择"题注标签"为"图",单击"确定"生成图索引目录。生成表索引目录与之类似,只是选择"题注标签"为"表"即可,如图 5.46 所示。

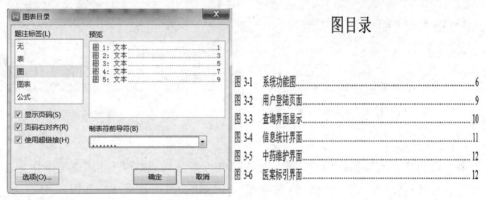

图 5.46 "图表目录"对话框

3.样式与引用

样式是指用有意义的名称保存的字符格式和段落格式的集合。在编排重复格式时,先创建一个该格式的样式,然后在需要的地方套用这种样式,而无须一次次地对它们进行重复的格式化操作。一个样式包含字体、段落、边框、底纹等多种格式。在 WPS 2019 中,用户可以直接使用预设的样式,也可以自定义创建新的样式。

（1）预设样式

WPS 2019 预设了一个样式库,有正文、标题 1、标题 2、题注、页脚等多种样式。在"开始"选项卡的"样式"列表中的下拉按钮,在弹出的样式列表中选择需要的样式,单击即可将所选样式应用到文档中,如图 5.47 所示。

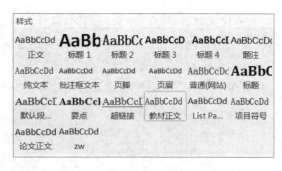

图 5.47 "样式"对话框

如果对预设的样式不满意,可以单击鼠标右键选中样式后,在弹出的快捷菜单中选择"修改",弹出"修改样式"对话框,如图 5.48 所示,可以设置当前样式中包含的各类格式。如需设置更多格式,则单击其对话框中的"格式"按钮,会弹出样式格式列表选项,如图 5.49 所示。用户可根据需要选择相应的格式进行自定义设置。

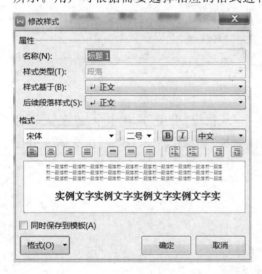

图 5.48 "修改样式"对话框

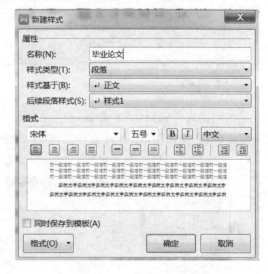

图 5.49 "新建样式"对话框

（2）新建样式

如果预设的样式不能满足用户需求,则可以自行新建样式,在"开始"选项卡中单击"新样式"按钮,打开"新建样式"对话框,输入样式名称(如输入:毕业论文),如图 5.49 所示。在对话框底部单击"格式"按钮,在弹出的样式格式选项中选择相应的格式进行自定义设置,如图 5.50 所示,然后单击"确定"按钮即可新建样式。

在"开始"选项卡中展开"样式"列表,可以看到新建的"毕业论文"样式名称,此时选中需要设置新建样式的文字,然后选取应用新样式,该文字就可以按照新建的样式格式要求设置了。

（3）编辑样式

在应用样式时，有时需要对已有样式进行调整，以适应文档内容与工作的需求。

①修改样式：选择需要修改的样式后单击鼠标右键，选择"修改样式"命令，在弹出的"修改样式"对话框中修改样式的各项参数。

②删除样式。选择需要删除的样式后单击鼠标右键，选择"删除样式"命令，即可删除该样式。

4.脚注与尾注

脚注与尾注用于对文档中的某处文本进行补充说明。脚注一般位于页面的底部，通常是对文档当前页中某处内容的注释；尾注通常位于文档的末尾，用于列出引文的出处等。

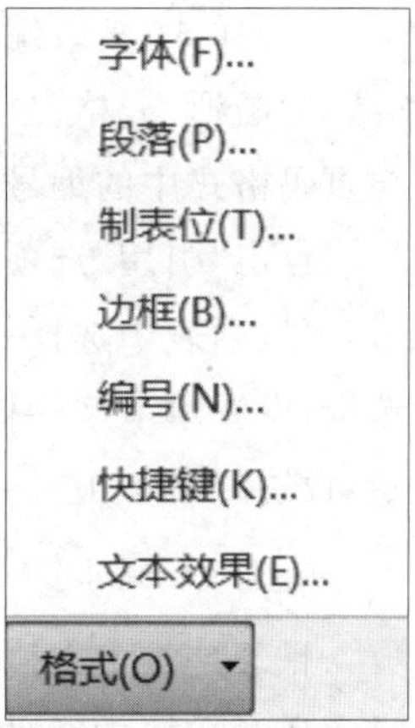

图 5.50　样式格式列表

（1）插入脚注

在文档中插入脚注的方式是：将光标移动到需要说明的文本后面，执行"引用"选项卡组中的"插入脚注"命令，此时会在该页面的下方出现一个可编辑区域，在这里输入注释文字，就可以实现"脚注"的插入；同时，正文对应文本处会出现相对应的数字上标。

（2）插入尾注

在文档中插入尾注的方式是：将光标移动到需要说明的文本后面，执行"引用"选项卡组中的"插入尾注"命令，此时会在整篇文档的最后出现一个可编辑区域，在这里输入注释文字即可；同时，正文中对应文本处会出现相对应的数字上标。

（3）编辑脚注或尾注

如果需要编辑已经插入的脚注或者尾注，就在标记处双击鼠标左键，光标会移动到相应的注释文本处，从而实现对脚注或者尾注的编辑。

（4）删除脚注或尾注

如果需要删除已经插入的脚注或者尾注，那么只要删除正文中的标记符号，与之相对应的注释文本就会同时被删除。

5.题注

当在文档中插入图形、表格、公式等对象时，可为这些对象添加题注，用于标识对象的编号及内容。题注由标签及编号组成，既可以选择 WPS 2019 提供的标签项目编号方式，也可以自己创建标签项目，并在标签及编号后加入说明文字。

（1）创建题注

选定要添加题注的项目，如图形、表格、公式等，或将插入点定位于要插入题注的位置，点击"引用"选项卡组中的"题注"命令，将出现"题注"对话框，如图 5.42、图 5.43 所示。可在"标签"下拉列表中选取所选项目的标签名称，默认的标签有表、图、图表、公式。若标签无法满足用户需要，则可单击"新建标签"按钮，进行自定义标签。

（2）样式、多级编号与题注编号

为图形、表格、公式或其他项目添加题注时，可以根据需要设置编号的格式。设置方式与页码格式中的编号方式相似。

点击"引用"选项卡组中的"题注"命令，在弹出的对话框中选择"编号"按钮，在"题注编号"下拉列表中选择一种编号的格式。如果希望编号中包含章节号，则选中"包含章节号"复选框，设置章节起始样式，并设置在章节号与编号之间的使用分隔符，如图5.42、图5.43所示，设置好后单击"确定"按钮，返回"题注"对话框。

6.目录

目录是整个文档的构架，既是文档的精髓，也是文档主要内容的缩写。用户通常通过目录实现对文档内容的快速浏览。当用户对文档中的各类章节标题应用了相应的样式后，WPS就可以自动生成文档目录，并且当章节的各级标题有所改动后，WPS会提供自动更新目录功能，单击目录中的各章节标题可以跳转到对应的内容。此外，为了方便查询，WPS还可以为文档添加图目录和表目录等多种类型的目录。

（1）创建文档目录

选择"引用"选项卡组中"目录"下拉列表中的"自定义目录"命令，打开"目录"对话框，如图5.45所示。WPS 2019默认套用样式标题1、标题2、标题3的文本，按照预览中显示的模式生成目录。

（2）创建图表目录

图表目录是指文档中插图或表格之类的目录。对于包含有大量插图或表格的书籍、论文，附加一个插图或表格目录，会为用衣带来很大的便利。图表目录的创建主要依据文中为图片或表格添加的题注。

执行"引用"选项卡组中的"插入表目录"命令，在"图表目录"对话框中，可以创建图表目录，在题注标签列表中包括了WPS自带标签以及自己新建的标签，可根据不同标签创建不同的图表目录。若选择"题注标签"为"图"，则可创建图目录；若选择"题注标签"为"表"，则可创建表目录，如图5.46所示。

（3）更新目录

在文档插入目录之后，如果用户对文档进行修改，就可能使文档的标题或者页码出现变化，为了使目录和文档的内容保持一致，就需要更新已经生成的目录。

WPS更新目录的方式是：执行"引用"选项卡组中的"更新目录"命令，在弹出的"更新目录"对话框中选择"只更新页码"或"更新整个目录"选项。根据需要选择其中的一种更新方式，然后单击"确定"按钮，就可以看到更新后的目录。

7.批注与修订

文档在最终完稿前通常需要多人或多次修改，批注和修订对于编写和修改文档内容将起到很大作用。批注用于对文档中部分内容进行注释或者提出意见，修订则用来标记对文档所做的修改，保留修改痕迹。对批注和修订，用户可以接受，也可以拒绝。

（1）添加批注

在 WPS 中，添加批注的对象可以是文本、表格或者图片等文档中的所有内容。添加批注的方式是：选中需要插入批注的对象，执行"审阅"选项卡组中的"插入批注"命令，此时被选中的对象将被加上红色底纹，并在页边距以外的标记区域出现批注文本框，如图 5.51 所示，用户就可以在这个文本框中输入批注内容。

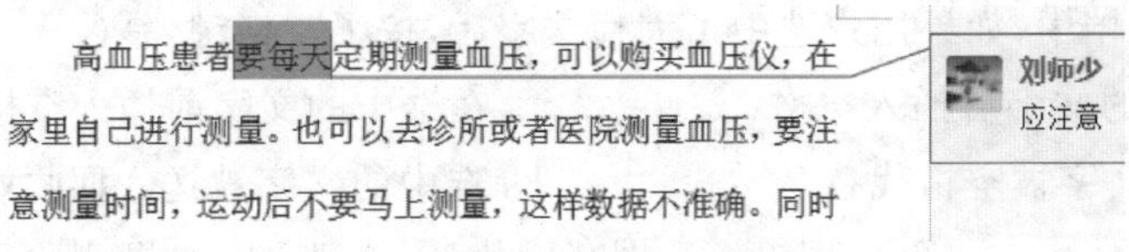

图 5.51　添加"批注"

（2）删除批注

要快速删除某个批注，选中该批注后单击鼠标右键，在弹出的快捷菜单中，选择"删除批注"命令即可。

要快速删除文档中的所有批注，只需单击文档中的一个批注，在"审阅"选项卡组中，单击"删除"→"删除文档中的所有批注"命令即可。

（3）添加修订

如果要将修改的痕迹保留下来，就需要将文档切换至修订模式，换句话说就是将审阅者对文档的修改记录下来的一种方式，所修改的内容将以红色显示。添加修订的方式是：执行"审阅"选项卡组中的"修订"命令，此时该文档将进入修订状态；进入修订模式后，用户对文档所做的任何修改，系统都会自动地做出标记，以设定的方式显示出来，如图 5.52 所示。

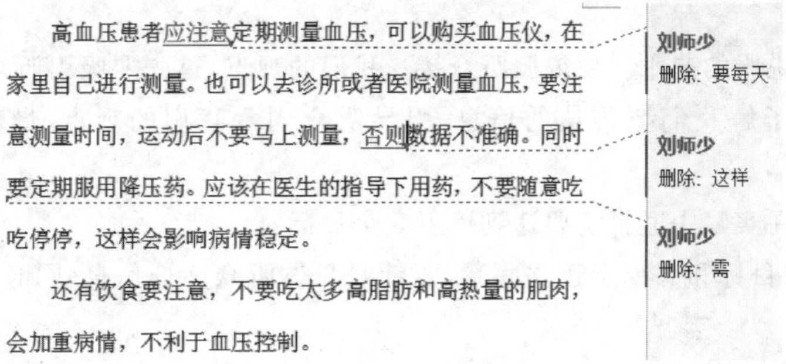

图 5.52　添加修订

（4）接受或拒绝修订

当审阅者对文档进行修订之后，文档的作者可以查阅修订的内容，并根据实际的情况接受或者拒绝审阅者做出的修订。

若需要退出修订模式，则再次单击"审阅"选项卡组中的"修订"按钮即可退出该模式。

同步训练

1. WPS 文字文件的扩展名是（　　）。

　　A. txt　　　　　　B. wps　　　　　　C. dotx　　　　　D. docx

2. 在 WPS 文档中，如果用户选中了大片文字后，按了空格键，是（　　）。

　　A. 在选中的文字后插入空格　　　　B. 在选中的文字前插入空格

　　C. 选中的文字被空格代替　　　　　D. 选中的文字被送入回收站

3. 在 WPS 文档中，有图 1、图 2……图 10，共计 10 张图，如果删除了图 2，希望图 3、图 4……图 10 自动变为图 2、图 3……图 9，则应将图 1、图 2……图 10 设置成（　　）。

　　A. 脚注　　　　　　B. 尾注　　　　　　C. 题注　　　　　D. 索引

4. 在 WPS 文档中打开文件操作会实现（　　）。

　　A. 将文件从内存调入寄存器　　　　B. 将文件从外存调入内存

　　C. 将文件从 U 盘调入硬盘　　　　　D. 将文件从硬盘调入寄存器

5. 在 WPS 文档中，要设置字符颜色，应选文字，再选择"开始"功能区（　　）分组的命令。

　　A. 段落　　　　　　B. 字体　　　　　　C. 样式　　　　　D. 颜色

同步训练

5.2　演示文稿应用

演示是一门说服的艺术。要说服听众接受我们的观点，首先要吸引听众的注意力，然后帮助听众清楚地了解我们要传达的信息，引导听众同意我们的观点，最后让大家建立起共识。

成功的演示在实践中通常需要达到以下 3 个目标：

（1）与听众的目标和兴趣点建立联系，要针对具体听众筛选信息，同时要用恰当的语言形式来表达；

（2）要吸引且一直保持听众的注意力和兴趣；

（3）增强听众的理解和记忆，设法让听众更容易理解和记住演示材料。

WPS 演示是金山公司开发的演示文稿程序，是制作和演示幻灯片的软件工具。设计制作的演示文稿既可以在投影仪或者计算机上演示，又可以打印制作成胶片。WPS 演示一般用于现场演示，也可以用于在互联网上召开面对面会议、远程会议时进行展示。WPS 演示在商业领域和教育领域发挥了重要的作用。

本节将以教学课件使用的演示文稿为例，介绍演示文档的制作过程和应用技巧。

学习目标：

➢ 了解 WPS 演示的基本用途

➢ 掌握文本、图表幻灯片的制作要领

➢ 熟悉并掌握模板与母版的使用

➢ 熟悉幻灯片的主要设计方法

5.2.1　WPS 演示概述

WPS 演示文稿中的一页叫作一张幻灯片，每张幻灯片都是演示文稿中既拓展资料：
相互独立又相互联系的内容。使用 WPS 演示可以创建外观生动的演示文稿，WPS 演示
即可以形象、直观地展示演讲者要讲述的内容。功能树

1. 演示文稿的主要用途

WPS 演示能够集文字、图形、图像、声音以及视频剪辑等多媒体元素于一体。每种媒体元素各有特点，相互补充。随着现代教育技术的发展，WPS 演示的应用领域越来越广泛，例如工作汇报（见图 5.53）、产品展示（见图 5.54）、教育培训（见图 5.55）、婚礼庆典（见图 5.56）、学术报告（见图 5.57）及广告宣传（见图 5.58）等。

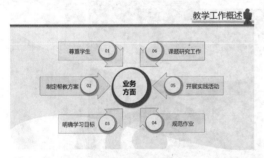

图 5.53　工作汇报

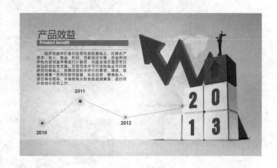

图 5.54　产品展示

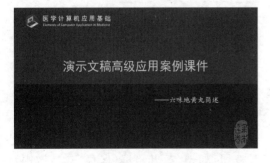

图 5.55　教育培训

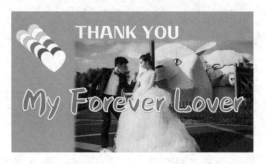

图 5.56　婚庆典礼

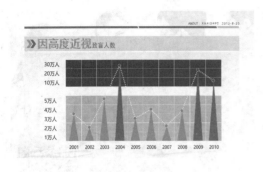

图 5.57　学术报告

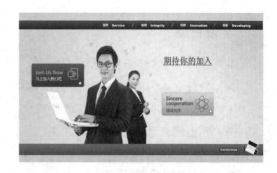

图 5.58　广告宣传

2.用户界面与基本操作

(1)用户界面

WPS 演示 2019 的工作界面与 WPS 文字 2019 和 WPS 表格 2019 的工作界面相似,主要包括系统菜单、快速工具栏、标题栏、设计功能区、编辑区、管理工具区、导航窗口、视图控制区及状态栏等,如图 5.59 所示。

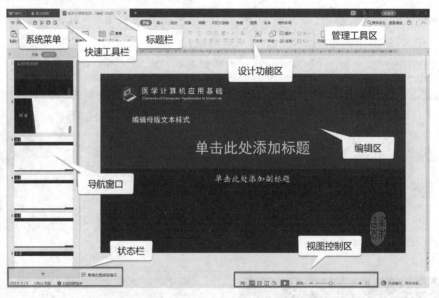

图 5.59　WPS 演示 2019 的工作界面

①系统菜单

单击"系统菜单"不仅可以获取当前文件的基本信息,查看最近访问的文档,还可以进行"新建""打开""保存"及"打印"等文件操作。

②快速工具栏

快速工具栏集成了设计中使用频率最高的工具按钮,如 □(打开)、□(保存)、⟲(撤销)等,使用快速工具栏中的工具进行操作将更加便捷。

③标题栏

标题栏中显示文件名,当同时打开多个演示文稿时,标题栏中显示当前激活(处于可编辑状态的)的演示文稿名称。

④设计功能区

设计功能区是 WPS 演示 2019 的控制中心,它将各种重要功能分类集中在一起。与 WPS 文字 2019 和 WPS 表格 2019 相似,也由选项卡、工具组和工具按钮三部分组成。

⑤编辑区

工作表编辑区是编辑 WPS 演示文稿的主要场所。与 WPS 文字和 WPS 表格相比,WPS 演示的编辑区更为简洁,主要由独立的页面组成,可以在其中添加各种界面元素。

⑥管理工具区

管理工具区提供了常用管理工具,包括用户登录 未登录 、更换软件界面外观 、使用帮助 ? 、最小化窗口 、还原窗口 和关闭窗口 等操作。

⑦导航窗口

导航窗口用于显示演示文稿的缩略图,可以快速浏览和定位演示文稿中的页面,方便对文档的编辑和预览。单击左上角的 《 按钮可以将其关闭显示。

⑧视图控制区

视图控制区位于状态栏的右侧,用于显示文档的视图模式和缩放比例等内容。其中包括"备注面板控制"按钮 、"普通视图"按钮 、"幻灯片浏览"按钮 、"阅读视图"按钮 及"播放模式"按钮 5 种,其具体用法将在稍后介绍。

⑨状态栏

状态栏位于窗口底端的左侧,用于显示相关状态信息。在演示文稿中输入内容后或选择某个设计工具时,可在状态栏中显示相关的状态或提示信息。

(2)视图介绍

在 WPS 演示中,演示文稿的所有幻灯片都放在一个文件里,因此需要有多种方式从各个侧面来观察幻灯片的效果。WPS 演示能够以不同的视图方式来显示演示文稿的内容,使演示文稿易于浏览、便于编辑。"视图"选项卡下提供了不同视图之间的切换命令,如图 5.60 所示。

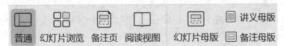

图 5.60　演示文稿视图与母版视图

"演示文稿视图"组中包括普通视图、幻灯片浏览视图、备注页视图和阅读视图;"母版视图"组中包括幻灯片母版、讲义母版和备注母版。

①普通视图

普通视图是主要的编辑视图,可用于撰写和设计演示文稿。普通视图的四个工作区域如下。

A.幻灯片选项卡:编辑时以缩略图形式在演示文稿中观看幻灯片。使用缩略图能方便地遍历演示文稿,并观看设计更改的效果,还可以轻松地重新排列、添加或删除幻灯片。

B.大纲选项卡:以大纲形式显示幻灯片文本。此区域可以撰写内容,捕获灵感,简单表述它们,并能移动幻灯片和文本。

C.幻灯片窗格:在演示文稿的右上方,"幻灯片"窗格显示当前幻灯片的大视图。在此视图中,可以添加文本,插入图片、表格、SmartArt 图形、图表、图形对象、文本框、电影、声音、超链接和动画等,是主要的工作区域。

D.备注窗格:在"幻灯片"窗格下的"备注"窗格中,可以键入要应用于当前幻灯片的备注。备注可打印出来供演示文稿放映时参考。

②幻灯片浏览视图

幻灯片浏览视图可以查看缩略图形式的幻灯片。通过此视图,在创建演示文稿以及准备打印演示文稿时,可以对演示文稿的顺序进行排列和组织,还可以在幻灯片浏览视图中添加节,并按不同的类别或节对幻灯片进行排序。

③备注页视图

"备注"窗格位于"幻灯片"窗格下,可以键入要应用于当前幻灯片的备注。随后,可以将备注打印出来并在放映演示文稿时作为参考,或将打印好的备注分发给观众。

④阅读视图

阅读视图是一种特殊的查看模式,使在屏幕上阅读扫描文档更为方便。激活后,阅读视图将显示当前文档并隐藏大多数不重要的屏幕元素。

(3)幻灯片的基本操作

演示文稿中的每一张幻灯片都是一张独立的文档资料,用户可以根据需要对其进行添加、移动和删除等常规操作。

①添加幻灯片有不同的操作方法

A.选中导航窗口的"幻灯片"选项卡下的一张幻灯片→单击鼠标右键→"新建幻灯片"命令。

B.选中导航窗口的"幻灯片"选项卡下的一张幻灯片→"开始"选项卡→"新建幻灯片"命令。单击"新建幻灯片"旁边的箭头,出现下拉菜单。该菜单显示了各种可用幻灯片布局的版式,将产生一张带版式的幻灯片;也可以在产生空白幻灯片后,单击"开始"选项卡→"版式",在下拉菜单中选择一种版式。

C.单击"文件"下拉菜单→"插入"→"新建幻灯片"命令。

D.选中导航窗口的一张幻灯片→回车键/"Ctrl+M"组合键。

E.在下拉菜单里,选择"从其他 PPT 中复制"。

第一张幻灯片一般是标题幻灯片,它相当于一个演示文稿的封面或目录页。启动 WPS 演示 2019 以后,系统自动为空白演示文稿新建一张标题幻灯片。在工作区中,单击"单击此处添加标题",输入标题字符。再单击"单击此处添加副标题",输入副标题字符。

②选择幻灯片有多种方法

A. 选择单张幻灯片。无论是在普通视图上还是在幻灯片浏览视图上,单击需要的幻灯片即可选中它。

B. 选择编号相连的幻灯片。单击起始编号的幻灯片,按住"Shift"键后单击结束编号的幻灯片,同时选中多张幻灯片。

C. 选择编号不相连的多张幻灯片。按住"Ctrl"键,依次单击需要的幻灯片,此时,被单击的多张幻灯片同时被选中。

③移动幻灯片

在演示文稿的排版中,用户可能需要重新调整幻灯片的顺序。在导航窗口中选中需调整的幻灯片,按下鼠标左键拖动其到合适的位置即可。

④删除幻灯片

A. 选中导航窗口中要删除的幻灯片→单击鼠标右键→"删除幻灯片"按钮。

B. 选中导航窗口中要删除的幻灯片,按"Delete"键。

⑤隐藏幻灯片

A. 隐藏选定的幻灯片后,在放映时它将不会显示出来。

B. 选中要隐藏的幻灯片→单击鼠标右键→"隐藏幻灯片"按钮。在导航窗口中,被隐藏的幻灯片的页码标记上将出现一条删除斜线标记 。

C. 如果要取消隐藏,则选好要取消隐藏的幻灯片→单击鼠标右键→"取消隐藏幻灯片"按钮。

5.2.2　幻灯片的制作

在实际教学中,大多数教师喜欢使用 WPS 演示来制作自用教学课件。这类演示文稿一般从教案出发,精选出重要的知识点,提炼出核心,并符合教学内容的逻辑关系和学生的认知规律。它能汇集图片、表格、音频、视频、动画等多种媒介,充分调动学生的听觉、视觉,帮助学生理解知识点。

视频:WPS
演示案例

1. 案例引入

我们以《六味地黄丸简述》课件为例,介绍幻灯片的设计与制作。《六味地黄丸简述》文档制作完成后的效果,如图 5.61 至图 5.74 所示。

制作一份教学课件演示文稿:应该先正确地创建一份文件,再将文件的框架,即封面、底页、目录制作完成,然后将内容的通用元素提取出来制作成版式,方便后面的内容制作。制作流程及思路,如图 5.75 所示。

案例素材

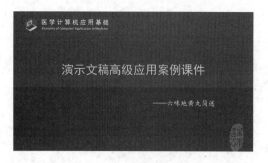

图 5.61　幻灯片 1

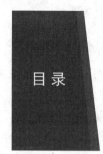

目录

图 5.62　幻灯片 2

六味地黄丸简述

一、六味地黄丸的组成

六味地黄丸，中成药名，为补益剂。由熟地黄、山茱萸、牡丹皮、山药、泽泻、茯苓6味药组成，其中熟地黄为君药。

中药学上认为，"该方重用熟地黄为君，滋阴补肾，填精益髓；配伍山茱萸养肝肾涩精，山药补脾固精。又配泽泻利湿而泻肾浊，并能减熟地黄之滋腻；牡丹皮清泻肝火，茯苓淡渗脾湿。常用来治疗肾阴不足所致的头晕耳鸣、腰膝酸软、盗汗遗精、骨蒸潮热等症"。

三补三泻，补中有泻，寓泻于补，以补为主，肾肝脾三阴并补，为补肾阴为主，构成通补开合之剂，具有滋阴补肾之功效。

图 5.63　幻灯片 3

一、六味地黄丸的组成

1，地黄

图 5.64　幻灯片 4

一、六味地黄丸的组成

2，山茱萸

图 5.65　幻灯片 5

一、六味地黄丸的组成

3，牡丹皮

图 5.66　幻灯片 6

一、六味地黄丸的组成

4，泽泻

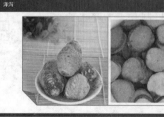

图 5.67　幻灯片 7

一、六味地黄丸的组成

5，山药、茯苓

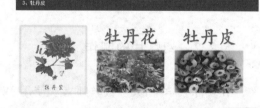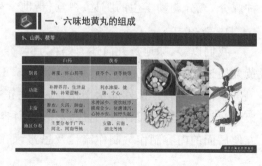

图 5.68　幻灯片 8

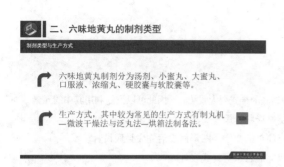

图 5.69　幻灯片 9

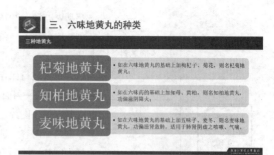

图 5.70　幻灯片 10

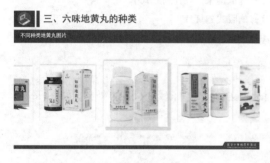

图 5.71　幻灯片 11

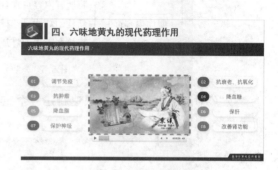

图 5.72　幻灯片 12

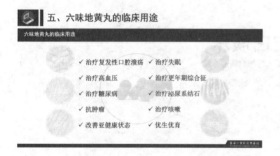

图 5.73　幻灯片 13

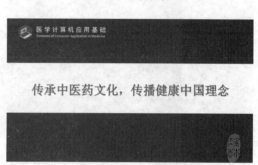

图 5.74　幻灯片 14

2.文本的使用

（1）新建演示文稿

启动 WPS 演示 2019 版软件，单击"WPS"→"新建"→"演示"→"新建空白文档"即可成功创建一份文档。

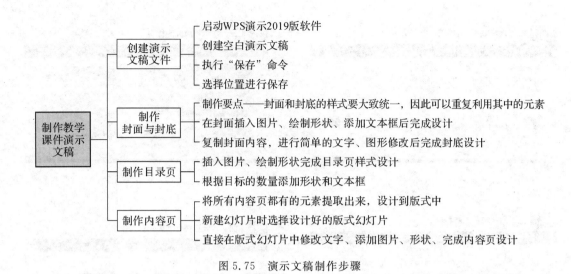

图 5.75　演示文稿制作步骤

按"Ctrl＋N"组合键可以快速新建一个空白演示文稿,空白演示文稿的外观,如图 5.76 所示。

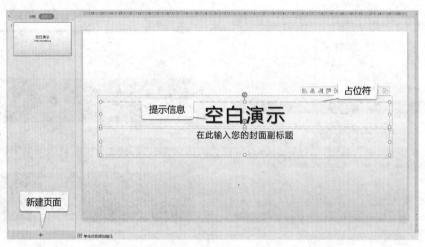

图 5.76　新建空白文档

(2)保存演示文稿

单击快速工具栏中的"保存"按钮,打开"另存为"对话框,如图 5.77 所示,在"1"处选定保存位置;在"2"处为演示文稿命名;在"3"处选择文件类型,一般默认为.dps 类型,也可以修改为其他文件类型,如.pptx 等;最后单击"4"处保存演示文稿。

(3)输入文本

在幻灯片中输入文本主要有以下三种方法。

①使用占位符

占位符是幻灯片中出现的一种虚线边框,每个占位符中都有提示文字。在占位符中可以放置标题、正文、图像及表格等。单击标题占位符,提示文本消失,占位符内出现闪烁的光

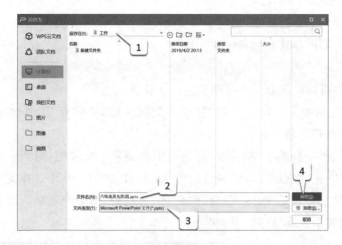

图 5.77　保存演示文稿

标,并且占位符变为虚线边框,此时可以键入或粘贴文本。

②使用文本框

单击"插入"→"文本框"按钮。在下拉菜单中,选择"横排文本框"或"垂直文本框"。选中后,单击幻灯片,拖动指针以绘制文本框。在该文本框内部单击,然后键入或粘贴文本。

③使用形状

正方形、圆形、标注批注框和箭头总汇等形状可以包含文本。选择形状,直接键入或粘贴文本即可。在形状中键入文本,该文本会附加到形状中并随形状一起移动和旋转,文本与形状成为一个整体。如果要将文本添加到形状中但又不希望文本附加到形状中,那么可以通过使用添加文本框的形式来实现。通过文本框可以为文本添加边框、填充、阴影或三维效果等。

使用占位符完成的课件封面和目录,如图 5.61 与图 5.62 所示,使用文本框为"六味地黄丸的组成"幻灯片添加的文本内容如图 5.63 所示。

(4)编辑文本

在幻灯片中输入文本后,可以对其进行编辑。在文本区域单击鼠标左键出现闪动的光标后,使用键盘上的箭头键将光标定位到需要编辑的文本位置。

①选取文本

在编辑文本前,首先选取要编辑的文本对象。

A.在幻灯片中单击需要编辑的文本,文本边缘将出现虚线边框,并且出现闪烁的光标。

B.单击虚线边框上的任意位置,虚线边框将变为实线边框,表示整个占位符或文本框被选中。在边框外单击鼠标左键可以取消选中操作。

C.在文本上双击鼠标左键,可以选中双击位置附近的一个词组。

D.在待选取文本开始的位置单击鼠标左键后,拖动鼠标光标可以选取连续的部分文本。

②移动文本

用户可以在演示文稿中移动文本的位置。在选中需要移动的文本后单击鼠标左键,然后将鼠标光标移动到文本边框上，当其形状变为✛时按住鼠标左键并拖动鼠标光标，即可将文本边框连同其中的内容移动到新位置。

③复制文本

通过复制操作可以将现有文本复制到另一个位置：

A.选中需要复制的文本，在"开始"选项卡的最左侧"剪贴板"工具组中单击"复制"按钮，将所选内容复制到剪贴板上。

B.单击"剪贴板"工具组中"格式刷"按钮右下角的直角状按钮（对话框启动器），在导航窗口左侧打开"剪贴板"面板，所有复制过的内容都保存在这里，从中选择需要粘贴的内容。

C.将光标定位到要粘贴文本的位置，然后在"剪贴板"面板中要贴入的文本上单击下拉按钮，在打开的列表中选取"粘贴"命令即实现文本复制，如图5.78所示。

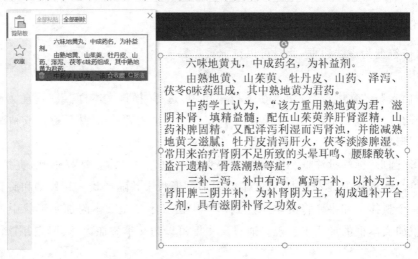

图5.78　复制文本

（5）设置文本

①设置文本格式

文本格式主要指文本的颜色和样式。设置文本字体：选中要修饰的文本，单击"开始"选项卡，出现"字体"组，如图5.79所示。在"字体"组中，可以为文字设置字体、字号、颜色等参数。进一步设置可以单击图5.79中箭头所指位置的"对话框启动器"。启动对话框后，在"字体"对话框中进行设置。

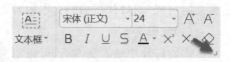

图5.79　设置文本格式

②设置段落格式

设置段落格式包括设置项目符号和编号、设置段落对齐、设置文本行间距与段落间距等内容，如图5.80所示。

A.设置项目符号。选中要设置项目符号的段落，在图5.80的"段落"工具组中单击"项目符号"按钮（再次单击取消设置项目符号），在下拉列表中可更改项目符号的样式，如图5.81所示，可更改"六味地黄丸的临床用途"内容的项目符号。

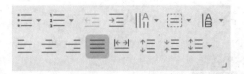

图 5.80 设置段落格式

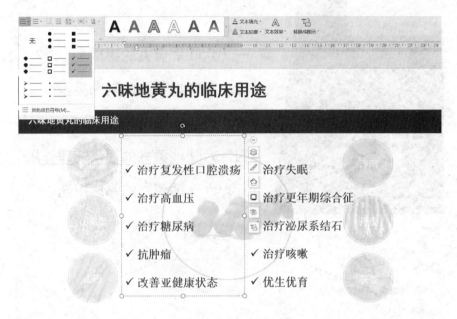

图 5.81 更改项目符号

B. 设置编号。在图 5.80 的"段落"工具组中单击"编号"按钮,为选定的文本添加编号 (再次单击取消设置编号),单击右侧下拉按钮,从下拉列表中可以更改编号的样式,如图 5.82 所示,可更改目录页的编号样式。

C. 设置段落对齐。在图 5.80 的"段落"工具组中单击"对齐"按钮,可以分别将所选的段 落进行左对齐、居中、右对齐和两端对齐等。如图 5.82 所示的目录即为左对齐。

D. 设置文本行间距。选择要更改行间距的一个或多个文本行。在图 5.80 的"段落"工 具组中单击"行距"按钮进行选择。进一步设置可以单击"对话框启动器"。

E. 设置段落间距。选中多个段落,在图 5.80 的"段落"工具组中单击右下角的"对话框 启动器",在弹出的对话框中设置段落间距,如图 5.83 所示。

3. 图表的使用

与文本幻灯片相比,图表幻灯片更具吸引力,用户可以在幻灯片中插入图片、表格、艺术 字及各种手绘图形来丰富幻灯片的视觉效果。

(1)图片编辑与设置

在进行演示文稿制作时,为了达到图文并茂的效果,往往需要对图片进行适当的处理。 对图片进行亮度调节、裁剪、缩放、旋转等操作,为图片制作各种特殊效果等称为图片处理。

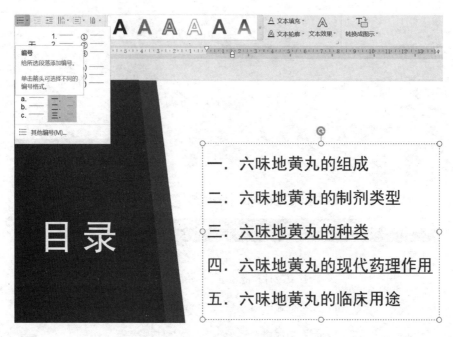

图 5.82　更改编号

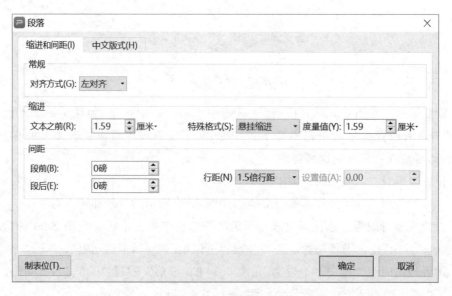

图 5.83　"段落"对话框

对图片进行处理可以使图片变得更美观,甚至产生奇妙的艺术效果。

①插入图片

在"插入"选项卡中单击"图片"按钮,浏览来自计算机中的图片文件,在弹出的"插入图片"对话框中单击"打开"按钮。

②编辑图片

插入图片后,可以对图片进行编辑,包括:调整大小与位置、旋转、对齐、层叠、组合和隐藏重叠对象等操作。

A. 设置图片大小和位置

i. 插入的图片或图形周围通常具有 8 个控制点,将鼠标光标移动到图片四角任意一个控制点上,图 5.84 中"1"处,拖动鼠标光标即可放大或缩小图片。

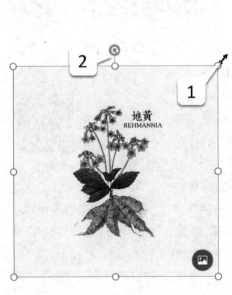

图 5.84 设置图片大小

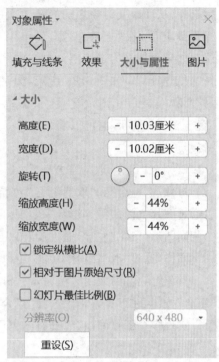

图 5.85 "对象属性"面板

ii. 将鼠标光标移动到图片中部任意一个控制点上,拖动鼠标光标即可实现图片在宽度或高度方向上的放大与缩小。

iii. 在"图片工具"选项卡中单击右下角的"对话框启动器",然后在右侧打开"对象属性"面板,在"大小"栏中可以精确地设置图片高度、宽度及缩放比例等,如图 5.85 所示。

B. 对象旋转

i. 任意旋转。在用 WPS 演示制作演示文稿时,经常要对插入的图片、图形等进行方向位置的改变。其中,旋转功能是经常要用到的。在 WPS 演示中,选定某个形状或图形对象,在形状或图形的上方会自动出现一个绿色的小圆圈,这就是用来控制旋转的控制点,如图 5.84 中"2"处所示。把鼠标放到上面拖动,就可以旋转当前对象。

ii. 精确旋转。用控制点旋转时有时角度很难控制,可以采用命令来精确旋转。在"对象属性"面板的"大小"栏中,可以输入旋转角度进行精确旋转。

C. 对象对齐

按住"Shift"键,选中多个图片对象。在"图片工具"选项卡中,单击"对齐"按钮,弹出下拉菜单,选择所要对齐方式。

D. 对象层叠

对象层叠功能在产生不同的艺术效果上具有很大的作用。使用方法:选中图片,在"图片工具"选项卡中,单击"上移一层"或"下移一层"按钮,进行选择,从而改变对象之间的叠放次序。如果要选择为最上层,在"上移一层"菜单中选择"置于顶层";如果要选择为最下层,在"下移一层"菜单中选择"置于底层"。如图 5.86 所示,为了将"山茱萸药材"文本框显示在图片之上,只需选中图片,选择"置于底层"即可,也可以将"山茱萸药材"文本框"置于顶层"。

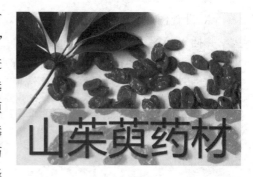

图 5.86　对象层叠

E. 对象"组合/取消组合"

视频:四叶草设计

对象的"组合"和"取消组合"功能在图片设计中是很重要的。很多图案可以通过图片之间的一定组合来实现,比如,图 5.87 中的四叶草设计。它是由四个相同图形("1"处左边)通过旋转以及弧线("2"处右边)组合而成的图案。

同样,通过"取消组合"功能,可以对已经组合的图案进行修改。

对象"组合"的使用方法:按住"Shift"键,并选中多个对象。在"绘图工具"选项卡中单击"组合"按钮,在下拉菜单中选择"组合"命令。或右击对象,在快捷菜单中选"组合",这样,也可以实现多个图片的组合。同样,也可以实现图片之间的"取消组合"。

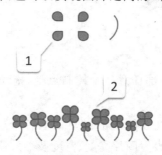

图 5.87　四叶草设计

F. 隐藏对象

如果在幻灯片中插入很多精美的对象,那么这些对象在编辑的时候将不可避免地重叠在一起,这样会妨碍工作。怎样才能做到既让它们暂时消失又得到保留,且仅在设计时使用而放映时不出现?首先在"开始"选项卡中单击"选择窗格",在工作区域的右侧会出现"选择窗格"。在此窗格中,列出了所有当前幻灯片上的"对象",并且在每个"对象"右侧都有一个"眼睛"的图标,单击想隐藏的"对象"右侧的"眼睛"图标,就可以把该"对象"隐藏起来。如图 5.88 所示,单击所有组成四叶草的形状对象的"眼睛"图标将其隐藏,只显示四叶草设计。

③设置图片格式

设置图片格式包括裁剪、压缩、去除背景、调整颜色、调整模糊度和设置艺术效果等操作。它们都在"图片工具"选项卡中完成，如图 5.89 所示。

A. 裁剪图片

裁剪操作通过减少垂直或水平边缘来删除或屏蔽不希望显示的图片部分，以便强调想要显示的图片部分。选择要裁剪的图片，在"图片工具"下单击"裁剪"按钮，这时可以看到图片边缘已被框选，如图 5.90 所示。使用鼠标拖动任意边框，这样即可将图片不需要的部分进行裁剪。若要同时均匀地裁剪两侧，则在按住"Ctrl"键的同时将任一侧的中心裁剪控点向里拖动。若要同时均匀地裁剪全部四侧，则在按住"Ctrl"键的同时将一个角部裁剪控点向里

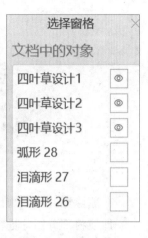

图 5.88　选择窗格

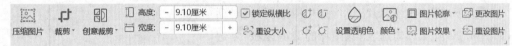

图 5.89　图片设置与调整

拖动。

除了直接对图片进行裁剪外，还可以选择"按形状裁剪""按比例裁剪"和"创意裁剪"等方式对图片进行裁剪，如图 5.91 所示，"地黄花"与"生地黄"图片为"创意裁剪"的效果，"熟地黄"图片为"按形状裁剪"的效果。

若要将图片裁剪为精确尺寸，则右击该图片，然后在快捷菜单上单击"设置对象格式"，弹出"对象属性"对话框。单击"图片"选项的"裁剪位置"，输入所需数值，进行精确裁剪。

若要向外裁剪，如在图片周围添加页边距等，则将裁剪控点拖离图片中心。

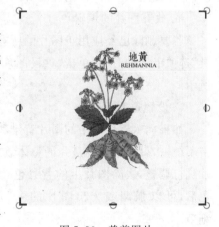

图 5.90　裁剪图片

B. 压缩图片

图片会增大文件大小，通过选择图片的分辨率以及图片的质量或压缩图片可以控制此文件大小。在两者之间进行比较选择的简单方法是使图片分辨率与文件用途相符。如果要通过电子邮件发送图片，则可通过指定较低的图片分辨率来减小文件；如果图片质量比文件大小重要，则可指定不压缩图片。

i. 更改压缩图片的设置

向幻灯片中添加图片时，系统会自动使用特定的设置来压缩图片。默认情况下，目标输出设置为适用于打印的 220 dpi（每英寸点数）。

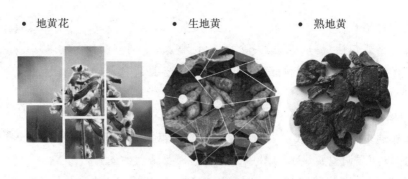

• 地黄花 • 生地黄 • 熟地黄

图 5.91 不同裁剪效果

ii. 删除图片的裁剪区域

即使将部分图片进行了裁剪,但裁剪部分仍将作为图片文件的一部分保留。可以通过从图片文件中删除裁剪部分来减小文件。

单击要更改分辨率的一张或多张图片,在"图片工具"选项卡下单击"压缩图片",将弹出"压缩图片"对话框,如图 5.92 所示。勾选"删除图片的裁剪区域"复选框,若仅更改文件中选定图片的分辨率,则选中"选中的图片"复选框。同时,用户还可以更改分辨率。

iii. 放弃图片的编辑

若要删除已经应用于图片的所有效果,在"图片工具"选项卡下的右侧,单击"重设图片"按钮,如图 5.89 所示。

C. 设置透明色

如果插入幻灯片中的图片背景和幻灯片的整体风格不统一,就会影响幻灯片的整体效果,这时可以对图片进行调整,去除图片上的背景色。消除图片的背景色后,可以强调或突出图片的主题,或消除杂乱的细节。

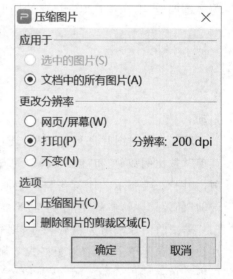

图 5.92 压缩图片

单击要消除背景色的图片,然后单击"图片工具"选项卡→"设置透明色"→单击要消除的背景色。如图 5.93 所示,将"地黄"的浅灰色背景设置为透明色以消除背景色,对选中的图片设置透明色后,图片的矩形框颜色加深了。

通过上面的方法,还可以消去图片中的任意颜色,只需将要消除的颜色设为透明色即可,但也可能造成图片失去原有的效果。

D. 调整图片

调整图片包括调整图片的对比度、亮度、颜色等。单击要调整颜色的图片,在"图片工具"选项卡下,单击图 5.89 中的"颜色"下拉框,可以选择"自动""灰度""黑白""冲蚀"四种不同效果。选中图片,单击图 5.89 中"设置透明色"左侧的四个按钮,分别可以调整对比度和

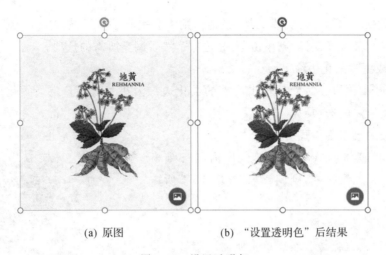

　(a) 原图　　　　　(b) "设置透明色"后结果

图 5.93　设置透明色

亮度。

④设置图片外观

设置图片外观包括设置图片轮廓和图片效果。

A. 设置图片轮廓

单击要设置图片轮廓的图片,在"图片工具"选项卡下单击"图片轮廓"按钮,弹出下拉菜单,如图 5.94 所示。根据下拉菜单内容,可以选择边框线型、粗细和颜色。

B. 设置图片效果

可以通过添加阴影、倒影、发光、柔化边缘、三维格式和三维旋转等图片边框的效果来增强图片的感染力。

单击要添加效果的图片,在"图片工具"选项卡下单击"图片效果"按钮,弹出下拉菜单,可执行下列操作:

i. 添加或更改阴影

鼠标指向"阴影",然后单击所需的阴影。若要自定义阴影,则调整"阴影"下所需的选项。

ii. 添加或更改倒影

鼠标指向"倒影",然后单击所需的倒影。若要自定义倒影,则调整"倒影"下所需的选项。

iii. 添加或更改发光

鼠标指向"发光",然后单击所需的发光变体。若要自定义亮色,则单击"其他亮色",然后选择所需的颜色。要更改为不属于主题颜色的颜色,则单击"更多颜色",然后在"标准"选项卡上单击所需的颜色,或在"自定义"选项卡上

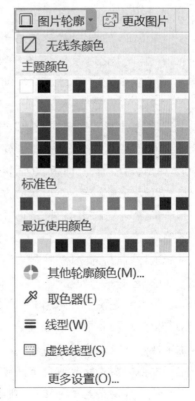

图 5.94　图片轮廓

混合自己的颜色。如果之后更改文档"主题",则不会更新"标准"选项卡上的颜色和自定义颜色。若要自定义发光变体,则单击"发光选项",然后调整所需的选项。

　　iv.添加或更改柔化边缘

　　鼠标指向"柔化边缘",然后单击所需的柔化边缘大小。若要自定义柔化边缘,则调整"柔化边缘"下所需的选项。

　　v.添加或更改三维格式

　　鼠标指向"三维格式",然后单击所需的三维格式。若要自定义三维格式,则调整"三维格式"下所需的选项。

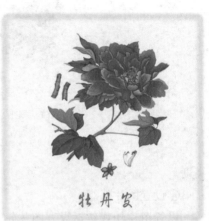

　　vi.添加或更改三维旋转

　　鼠标指向"三维旋转",然后单击所需的旋转。若要自定义旋转,则调整"三维旋转"下所需的选项。

　　vii.删除添加到图片中的效果

　　鼠标指向效果的相应菜单项,然后单击删除效果的选项。例如,若要删除阴影,则指向"阴影",然后单击第一项"无阴影"。

图 5.95　图片效果

　　图 5.95 的图片就是选用"深灰绿;黑色,8pt 发光,着色 3;柔化边缘 5 磅"图片效果的结果。

　　【案例 5.4】　绘制如图 5.96 所示的简易的立体"牡丹皮"自绘图。

　　步骤 1:单击"插入"选项卡,然后单击"形状"按钮下面的箭头,在下拉菜单中选择"基本形状"→"同心圆",按住"Shift"键的同时在屏幕上拉出该图形。

视频:"牡丹皮"自绘图

　　步骤 2:选中该图形,按住黄色按钮,即可调整该图形圆环的厚度,双击图形,弹出"对象属性"面板,在面板中,调整该图形的大小、方向、填充颜色和三维格式以及三维旋转。对形状的方向和深度进行调整,直到满意为止。

　　步骤 3:复制出另外三个图形,调整颜色、位置、层次关系等。

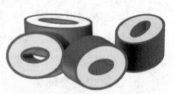

　　这样,简易的立体"牡丹皮"自绘图就做好了。

图 5.96　"牡丹皮"自绘图

　　(2)艺术字的使用

　　艺术字是使用特殊格式和效果创建的文本对象,可使文字产生生动的效果。单击"插入"选项卡→"艺术字"→选择艺术字样式→键入艺术字内容。图 5.97 为 WPS 自带的艺术字样式,用户可以选择这些样式,也可以根据需要修改或自定义样式。

　　若要自定义艺术字样式,则选中文字,调整所需的选项,可以设置艺术字的对齐方式、大小、颜色以及其他艺术效果,如旋转、阴影等。若要删除艺术字样式,则可单击"清除艺术字"。

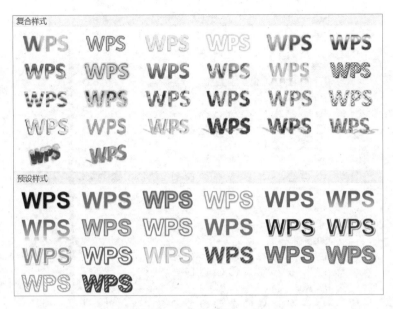

图 5.97 艺术字样式

（3）图形绘制

演示文稿中插入的图片通常还不能完全满足使用要求，这时可以选择自己绘制图形。

①绘制形状

在"插入"选项卡中单击"形状"按钮，打开下拉列表，这里包含了能够插入文档中的各种图形，如图 5.98 所示。

使用"线条"区域中的线条工具可以绘制各种线条，用户拖动其上的控制点可以调整线条的形状和位置。

在"基本形状"区域选取需要的形状类型，用户可以绘制各种基本图形，绘图时按住"Shift"键可以绘制长度和宽度相等的正图形。

图 5.87 中的"四叶草"图形就是用基本图形中的"泪滴"形状绘制的。

②绘制 SmartArt（智能）图形

SmartArt 图形是信息和观点的可视化表示形式，而图表是数字值或数据的可视图示。一般来说，SmartArt 图形是为文本设计的，而图表是为数字设计的。

创建 SmartArt 图形时，系统会提示选择一种类型，如"流程""层次结构"或"关系"等类型，并且每种类型还包含几种不同布局。

由于 WPS 演示文稿通常包含带有项目符号列表的幻灯片，所以当使用演示文稿时，用户可以将幻灯片文本转换为 SmartArt 图形。用户还可以使用某一种以图片为中心的新SmartArt 图形布局快速将演示文稿幻灯片中的图片转换为 SmartArt 图形。此外，用户还可以在 WPS 演示文稿中向 SmartArt 图形添加动画。

"选择智能图形"库显示所有可用的布局，这些布局分为 8 种不同类型，即"列表"类、"流程"类、"循环"类、"层次结构"类、"关系"类、"矩阵"类、"棱锥图"类和"图片"类。每种布局都

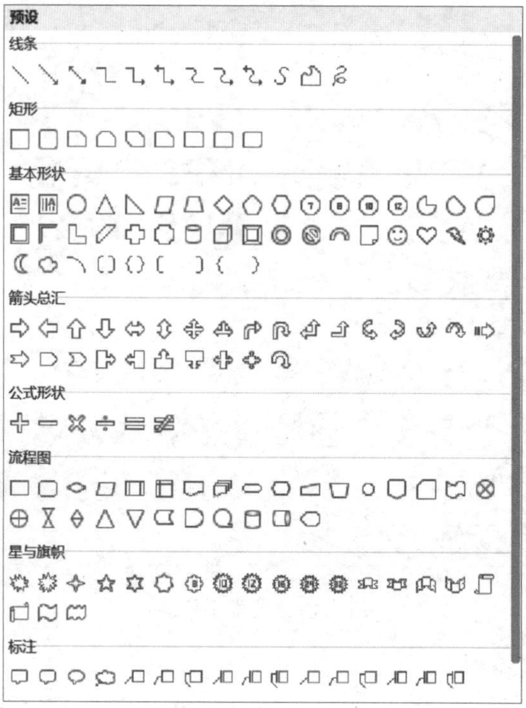

图 5.98　形状样式

提供了一种表达内容以及传达信息的方法。一些布局只是使项目符号列表更加精美，而另一些布局(如层次结构图或矩阵图)适合用来展现特定种类的信息。

A. 绘制 SmartArt 图形

单击"插入"选项卡的"SmartArt 图形"按钮，弹出"选择智能图形"对话框，如图 5.99 所示。然后，选择一种 SmartArt 图形，单击"确定"按钮将其加入到文稿中，拖动图形四角调整其大小，在图形中插入文字，如图 5.100 所示。

B. 修改 SmartArt 图形

插入 SmartArt 图形之后，如果用户对图形样式和效果不满意，则可以对其进行必要的修改。从整体上讲，SmartArt 图形是一个整体，是由图形和文字组成的，因此，允许用户对整个 SmartArt 图形、文字和构成 SmartArt 的子图形分别进行设置和修改。

i. 增加和删除项目

一般 SmartArt 图形由一条一条的项目组成，有些 SmartArt 图形的项目是固定不变的，而很多则是可以修改的。如果默认的项目不够用，那么可以添加项目。当选中 SmartArt 图形图表中的某个项目时，单击"设计"选项卡，如图 5.101 所示。单击"添加项目"按钮，通过下拉菜单，可以选择"在前面添加形状"或"在后面添加形状"命令添加项目。还可以对项目进行升级、降级、前移、后移等操作。如果要删除项目，则只需选中构成本项目的图形，按下键盘上的"Delete"键即可。

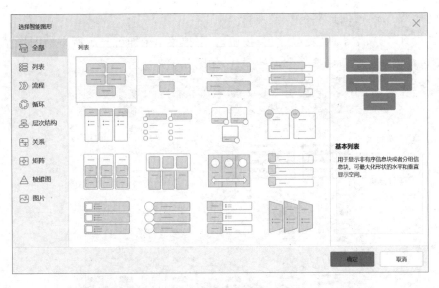

图 5.99　"选择智能图形"对话框

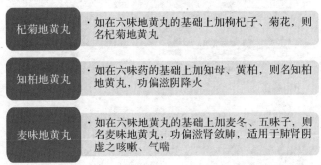

图 5.100　在 SmartArt 图形中插入文字

ii. 更改 SmartArt 图形布局

SmartArt 图形的布局就是图形的排列悬挂方式。如果用户对 SmartArt 图形的布局不满意,则可以在"设计"选项卡下的"布局"按钮下拉菜单中选择一种样式,如图 5.102 所示。该区域是动态的,它会随着用户插入的 SmartArt 图形自动变化,用户可以从中选择合适的样式。

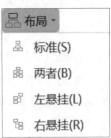

图 5.102　SmartArt
图形布局

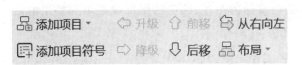

图 5.101　修改 SmartArt 图形

iii. 更改 SmartArt 图形颜色

单击"设计"选项卡下的"更改颜色"按钮,在下拉菜单中即可显示所有的图形颜色样式,用户在颜色样式列表中即可选择合适的颜色,如图 5.103 所示。

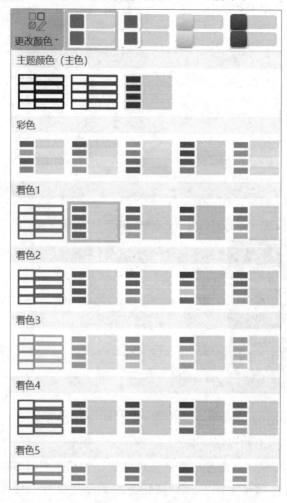

图 5.103 更改颜色

iv. 设置 SmartArt 图形文字

单击"格式"选项卡,用户可以修改 SmartArt 图形中文字的字体、字号、颜色等。

v. 设置 SmartArt 图形填充

单击"格式"选项卡,用户可以通过其中的命令为 SmartArt 图形设置填充色、填充纹理、轮廓或填充图片。设置图形填充效果的方法与前面为图片、绘制的图形设置填充效果的方法基本相同。

(4)表格编辑

在幻灯片中除了添加文本、图片和图形外,还可以插入表格,表格能清晰、有条理地展示数据,从而达到更优的演示效果。

①插入表格

与在 WPS 文字中插入表格相似,在 WPS 演示中也可以快速插入表格和通过指定表格行列数来插入表格。

A. 在"插入"选项卡中单击"表格"按钮,在弹出的下拉列表中将鼠标光标移动到表格框指定表格大小,如图 5.104 所示。

B. 在"插入"选项卡中单击"表格"按钮,在弹出的下拉列表中选中"插入表格"命令,设置表格的列数与行数后,单击"确定"创建表格,如图 5.105 所示。

C. 将鼠标光标置于表格的边框上,待其形状变为 ✛ 时拖动鼠标光标可以移动表格。将鼠标光标置于表格的四角及边框中部,待其形状变为 ↕ 或 ↔ 时可以调整表格大小。

②输入文本和设计表格样式

创建完表格后,需要在其中输入文本,然后设计表格样式。

A. 单击表格任意处进入编辑状态,在单元格中输入文本,然后根据设计需要修改字体大小和颜色。

B. 在"表格工具"选项卡中设置文字的对齐方式,如水平方向上的居中对齐。

C. 在"表格样式"选项卡中打开表格样式下拉列表,为表格选取一种样式,不同表格样式的效果如图 5.106 和图 5.107 所示。

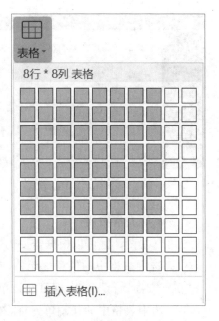

图 5.104　快速插入表格

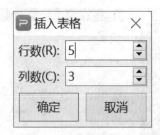

图 5.105　"插入表格"对话框

	山药	茯苓
别名	薯蓣、怀山药等	茯苓个、茯苓块等
功能	补脾养胃,生津益肺,补肾涩精	利水渗湿,健脾,宁心
主治	脾虚,久泻,肺虚,肾虚,带下,尿频	水肿尿少,痰饮眩悸,脾虚食少,便溏泄泻,心神不安,惊悸失眠
地区分布	主要分布于广西、河北、河南等地	安徽、云南、湖北等地

图 5.106　表格样式 1

	山药	茯苓
别名	薯蓣、怀山药等	茯苓个、茯苓块等
功能	补脾养胃,生津益肺,补肾涩精	利水渗湿,健脾,宁心
主治	脾虚,久泻,肺虚,肾虚,带下,尿频	水肿尿少,痰饮眩悸,脾虚食少,便溏泄泻,心神不安,惊悸失眠
地区分布	主要分布于广西、河北、河南等地	安徽、云南、湖北等地

图 5.107　表格样式 2

D. 如果需要突出显示单元格,可以选中这些单元格,然后在"表格样式"选项卡中单击"填充"按钮为其添加颜色,效果如图 5.108 所示。也可以单击"填充"按钮下方的下拉按钮,从弹出的下拉列表中选取"图片或纹理"选项来添加纹理,结果如图 5.109 所示。

	山药	茯苓
别名	薯蓣、怀山药等	茯苓个、茯苓块等
功能	补脾养胃，生津益肺，补肾涩精	利水渗湿，健脾，宁心
主治	脾虚，久泻，肺虚，肾虚，带下，尿频	水肿尿少，痰饮眩悸，脾虚食少，便溏泄泻，心神不安，惊悸失眠
地区分布	主要分布于广西、河北、河南等地	安徽、云南、湖北等地

图 5.108　纯色填充突出

	山药	茯苓
别名	薯蓣、怀山药等	茯苓个、茯苓块等
功能	补脾养胃，生津益肺，补肾涩精	利水渗湿，健脾，宁心
主治	脾虚，久泻，肺虚，肾虚，带下，尿频	水肿尿少，痰饮眩悸，脾虚食少，便溏泄泻，心神不安，惊悸失眠
地区分布	主要分布于广西、河北、河南等地	安徽、云南、湖北等地

图 5.109　纹理填充突出

③调整表格布局

用户在设计时可以根据需要为表格添加行或列，也可以删除部分行或列。

A. 选中表格中的任意单元格，在其上单击鼠标右键，在弹出的快捷菜单中选取"插入"→"在下方插入行"命令，即可在该单元格所在行的下方插入新行，其结果如图 5.110 所示。

B. 选中表格中的任意单元格，在其上单击鼠标右键，在弹出的快捷菜单中选取"插入"→"在右侧插入列"命令，即可在该单元格所在列的右侧插入新列，其结果如图 5.111 所示。

	山药	茯苓
别名	薯蓣、怀山药等	茯苓个、茯苓块等
功能	补脾养胃，生津益肺，补肾涩精	利水渗湿，健脾，宁心
主治	脾虚，久泻，肺虚，肾虚，带下，尿频	水肿尿少，痰饮眩悸，脾虚食少，便溏泄泻，心神不安，惊悸失眠
地区分布	主要分布于广西、河北，河南等地	安徽、云南、湖北等地

图 5.110　在下方插入行

	山药		茯苓
别名	薯蓣、怀山药等		茯苓个、茯苓块等
功能	补脾养胃，生津益肺，补肾涩精		利水渗湿，健脾，宁心
主治	脾虚，久泻，肺虚，肾虚，带下，尿频		水肿尿少，痰饮眩悸、脾虚食少，便溏泄泻，心神不安，惊悸失眠
地区分布	主要分布于广西、河北，河南等地		安徽、云南、湖北等地

图 5.111　在右侧插入列

C. 选中表格中的任意单元格，在其上单击鼠标右键，在弹出的快捷菜单中选取"删除行"命令，可以删除单元格所在的行；选取"删除列"命令，可以删除单元格所在的列。

D. 选中表格中的一组连续单元格，在其上单击鼠标右键，在弹出的快捷菜单中选取"合并单元格"命令，可以对选定的单元格进行合并操作，如图 5.112 所示。

E. 选中表格中的一个单元格，在其上单击鼠标右键，在弹出的快捷菜单中选取"拆分单元格"命令，设置拆分行、列数即可拆分单元格。

如果要对一组连续单元格进行拆分，则可以先将其合并后再拆分，如图 5.113 所示。

拆分单元格时，新创建的单元格的行高与已有单元格相同，系统将自动调整表格的总高度。选中整个表格，在"表格工具"选项卡中单击"平均分布各行"按钮，即可在各单元格之间平均分配行高；单击"平均分布各列"按钮，可在各单元格之间平均分配列宽。之后用户也可以根据需要自行调整行高与列宽以达到对齐的效果。

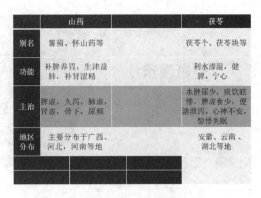

图 5.112　合并单元格　　　　　　　　图 5.113　拆分单元格

5.2.3　幻灯片的设计

在幻灯片中创建了文本和图形后，用户还需要继续设置画面色彩和背景图案等，以丰富幻灯片的视觉效果，更好地吸引观众注意力。

1. 模板的使用

模板包含演示文稿的配色方案、幻灯片的自定义格式及母版（该概念将在稍后介绍）的格式等。使用幻灯片模板可以快速设置幻灯片的总体风格，设置后演示文稿中的所有幻灯片都具有相似的界面组成及色彩设置。

（1）使用系统模板

新建空白文稿后，切换到"设计"选项卡，使用功能区中的模板列表可以快速为文稿添加模板，如图 5.114 所示。任意选取一种模板，即可将其应用到当前文稿中，如图 5.115 和图 5.116 所示。

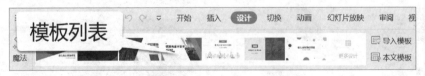

图 5.114　模板列表

由于 WPS 是一个网聚智慧的网络互动平台，所以用户可根据需要随时分析网络上的共享资源，查询到海量的文档模板。图 5.114 是未连接上互联网时系统提供的模板，一旦连接上互联网，模板列表中的内容将更加丰富。

（2）使用在线模板

①打开需要使用模板的演示文稿。

②任意选中一张幻灯片。

③切换到"设计"选项卡，在功能区左侧的"设计方案"列表中选取一种模板，系统会设置弹出窗口预览设计效果，如图 5.117 所示。如果效果理想，则单击"应用本模板风格"按钮将

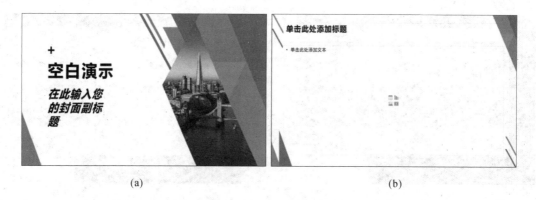

(a)　　　　　　　　　　　　　(b)

图 5.115　模板(1)

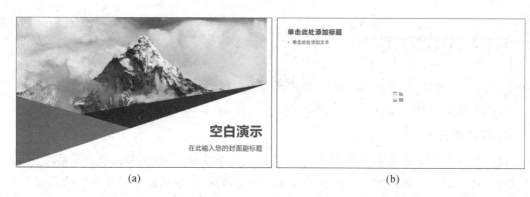

(a)　　　　　　　　　　　　　(b)

图 5.116　模板(2)

其应用到文稿中。

　　④在视图控制区单击"幻灯片浏览"按钮,可以使用幻灯片浏览模式查看整个模板的应用效果。

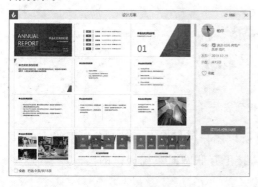

图 5.117　模板预览

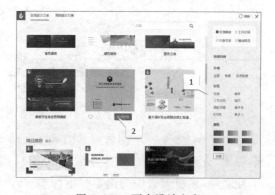

图 5.118　更多设计方案

　　单击"设计方案"列表右侧的"更多设计"按钮,打开模板选择面板。其中,"在线设计方案"面板中列出了可以使用的模板,如图 5.118 所示,用户可以在右侧列表"1"处先选择模板的风格,然后再从左侧列表中选取具体项目,单击"2"处的"应用风格"按钮,即可将该模板应用到当前文稿中。

146

（3）使用模板文件

①打开需要使用模板的演示文稿。

②任意选中一张幻灯片。

③切换到"设计"选项卡，单击"导入模板"按钮，打开"应用设计模板"对话框，切换到系统自带的模板列表中。

选取一种模板，然后单击"打开"按钮即可将模板应用到文稿中，如图 5.119 所示。

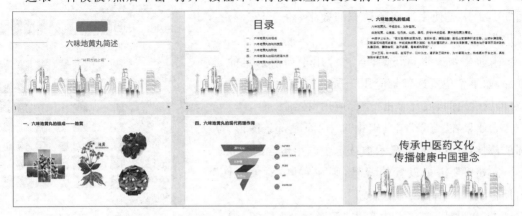

图 5.119　系统自带模板

如果在本地计算机上保存有设计模板，可以在"应用设计模板"对话框中浏览到模板所在位置，然后单击"打开"按钮将其应用到文稿中，如图 5.120 所示。

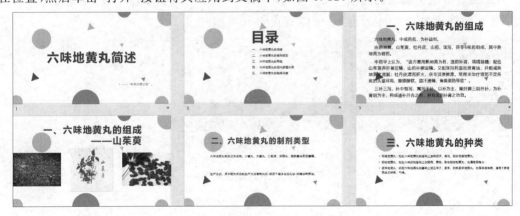

图 5.120　本机模板

2.演示文稿的设计

在使用模板之后，用户可以设置演示文稿的背景和配色方案以及页面。

（1）设置演示文稿的背景和配色方案

背景和配色方案是当前文稿中的主题颜色和背景亮度的组合，能综合反映文稿的显示效果。

①打开需要设置背景和配色方案的演示文稿。

②在"设计"选项卡中双击"背景"按钮,或在"背景"下拉菜单中单击"设置背景格式"命令,然后在界面右侧打开"对象属性"面板,再在"填充"栏的右侧单击下拉列表,打开"颜色"面板,如图 5.121 所示。

③可以选择纯色、渐变色、图片或纹理及图案等方式填充文稿背景,图 5.122(a)是使用纯色填充的效果,图 5.122(b)是使用渐变色填充的效果,图 5.122(c)是使用图案填充的效果。

④通常情况下,所选背景将应用于当前选定的幻灯片,如果希望所选背景应用于所有幻灯片,则在右侧"对象属性"面板底部单击"全部应用"按钮。

⑤如果在"背景"工具组中选中"隐藏背景图形"复选项,则幻灯片中不会显示被选定主题中包含的背景。

⑥如果要去掉设置的背景,则在右侧"对象属性"面板底部单击"重置背景"按钮。

⑦在"设计"选项卡中单击"配色方案"按钮,弹出"配色方案"面板,可以根据需要为演示文稿选择一种理想的配色方案。

(2)设置演示文稿的页面

如果需要将幻灯片打印出来,就需要设置其页面

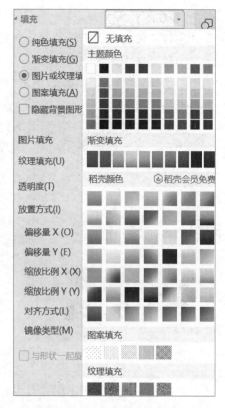

图 5.121 设置背景颜色

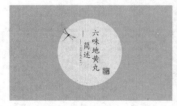

(a) 纯色填充

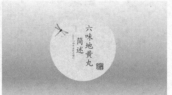

(b) 渐变色填充

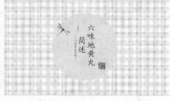

(c) 图案填充

图 5.122 不同填充效果

大小和方向等。

单击"设计"选项卡中的"页面设置"按钮,然后在打开的"页面设置"对话框中设置幻灯片大小,如图 5.123 所示,再单击"确定"按钮。

打开如图 5.124 所示的"页面缩放选项"对话框,然后单击"最大化"按钮可以在新页面中尽可能最大化地显示文稿内容,但是部分内容可能超出页面范围;单击"确保适合"按钮,可以在新页面中完整显示文稿内容并且尽可能留下最少的空白区域。

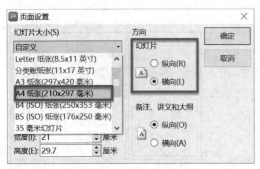

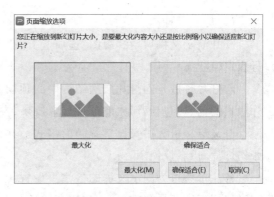

图 5.123　"页面设置"对话框　　　　　图 5.124　"页面缩放选项"对话框

在图 5.123 中,将幻灯片方向设置为"纵向",效果如图 5.125 所示。

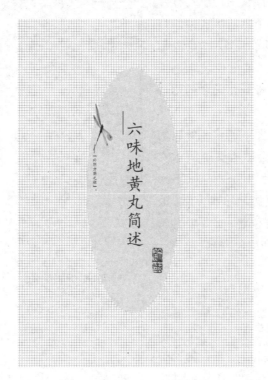

图 5.125　设置纵向幻灯片

3. 母版的使用与编辑

母版是模板的一部分,用于确定幻灯片中页面的组成方式和风格。编辑母版可以使整个幻灯片具有统一的风格和样式,从而避免重复劳动,提高设计效率。在演示文稿设计中,除了每张幻灯片的制作外,最核心、最重要的就是母版设计,因为母版决定了演示文稿的风格,甚至还是创建演示文稿模板和自定义主题的前提。WPS 演示 2019 中提供了幻灯片母版、讲义母版、备注母版三种母版。

（1）母版设计

打开演示文稿后，在"视图"选项卡上的"母版视图"组中选择相应母版，即可进入相应的母版编辑状态。

幻灯片母版是幻灯片层次结构中的顶层幻灯片，用于存储有关演示文稿的主题和幻灯片版式的信息，包括背景、颜色、字体、效果、占位符大小和位置。

讲义母版可为讲义设置统一的格式。在讲义母版中进行设置后，可在一张纸上打印多张幻灯片，供会议使用。

备注母版可为演示文稿的备注页设置统一的格式。若打印演示文稿时一同打印备注，则可使用打印备注页功能，如在所有的备注页中放置公司徽标。

幻灯片母版设计如下：打开演示文稿，单击"视图"→"幻灯片母版"，打开"幻灯片母版"视图，此时显示一个默认版式的幻灯片母版，如图 5.126 所示。图中，"1"表示幻灯片母版，每个演示文稿至少包含一个幻灯片母版；"2"表示与母版相关联的幻灯片版式。

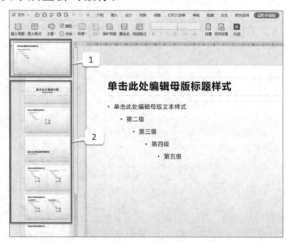

图 5.126 "幻灯片母版"视图

在"幻灯片母版"视图下创建和编辑幻灯片母版或相应版式，会影响整个演示文稿的外观。可对幻灯片母版进行以下操作：改变标题、正文和页脚文本的字体；改变文本和对象的占位符位置；改变项目符号样式；改变背景设计和配色方案。

①编辑母版

A.插入母版。在"视图"选项卡中单击"幻灯片母版"按钮，进入幻灯片母版编辑模式，然后在新增的"幻灯片母版"选项卡中单击"插入母版"按钮，打开新的幻灯片母版，其中包括如图 5.127 所示的基本要素。

B.删除母版。在"幻灯片母版"选项卡中单击"删除"按钮，可以删除当前的母版。

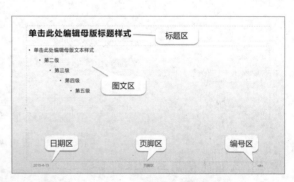

图 5.127 幻灯片母版的基本要素

每个演示文稿至少包含一个幻灯片母版。单击"重命名"按钮，可以重命名母版。选中母版中的"标题"占位符，按"Delete"键将其删除。如果要恢复"标题"占位符，则可在"幻灯片母版"选项卡中单击"母版版式"按钮，打开"母版版式"对话框，然后选中"标题"复选框即可，如图 5.128 所示。

C.复制母版。幻灯片母版可以从一个演示文稿复制到另一个演示文稿。将要复制母版的演示文稿切换至"幻灯片母版"视图,在幻灯片缩略图窗格中右击要复制的幻灯片母版,然后在弹出的快捷菜单中选择"复制"。再在目标演示文稿"幻灯片母版"视图的幻灯片缩略图窗格中单击要放置该幻灯片母版的位置。若目标演示文稿包含一个空幻灯片母版,则右击该空幻灯片母版,然后单击"粘贴"。若目标演示文稿包含一个或多个自定义幻灯片母版,则右击最后一个幻灯片版式所在位置的底部,选择"粘贴"。可粘贴幻灯片母版目标演示文稿的主题或保留原格式。完成后,在"幻灯片母版"选项卡中单击"关闭"按钮,关闭母版视图。

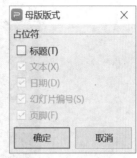

图 5.128　"母版版式"对话框

②编辑版式

A.插入版式。在"幻灯片母版"选项卡中,单击"插入版式"按钮。

B.删除版式。若要删除默认幻灯片母版附带的任何内置幻灯片版式,则在"幻灯片母版"选项卡下的幻灯片缩略图窗格中,用鼠标右键单击要删除的幻灯片版式,在弹出的快捷菜单上选择"删除版式";或在幻灯片缩略图窗格中选中要删除的幻灯片版式,单击"删除"按钮,即可删除当前的版式。如果该版式已经被应用,则必须删除应用该版式的所有幻灯片。

(2)版式设计

"版式"是指幻灯片内容在幻灯片上的排列方式。版式由占位符组成,占位符可放置文字(如标题和项目符号列表)和其他幻灯片内容(如表格、图表、图片、形状和剪贴画)等。

①版式使用

A.要应用已有的版式,选择"开始"→"新建幻灯片"的下拉菜单,然后将文字或图形对象添加到版式的提示框中。

B.要更换版式,选择"开始"→"新建幻灯片"→"本机版式",或用鼠标右键单击幻灯片页面,在弹出的快捷菜单中选择"幻灯片版式"。

C.套用完版式后,若文字格式、段落对齐方式与版式要求不一致,则可以通过鼠标右键单击页面,在快捷菜单中选择"重置幻灯片",让格式自动套用到页面上,快速统一修饰。

②自定义版式

自定义一套版式的步骤如下:

A.进入"幻灯片母版"选项卡。在母版视图中,会在左侧看到一组母版,其中第一个视图大一些,这是基本版式(母版),其他的是各种特色形式的版式。

B.创建版式。单击"插入版式",在出现的版式中添加"占位符"。"占位符"是指版式中预设的标题框、图片框、文字框等对象,用于固定页面中各种内容出现的位置。复制内置幻灯片版式的"文本""图片""表格""标题"等占位符,将其粘贴到自定义版式中,并调整好其位置与大小,完成后单击"关闭"按钮回到"开始"选项卡。图 5.129 是自定义的一种版式。

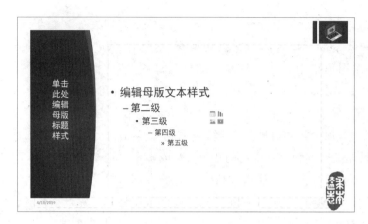

图 5.129　自定义版式

（3）编辑主题和背景

①设置主题

在"幻灯片母版"选项卡中单击"主题"按钮,然后在下拉列表中为母版选取一种主题类型。主题是主题颜色、主题字体和主题效果三者的组合。如果对主题的某一部分元素不够满意,那么可以通过"颜色" ⊞、"字体" ⊤ 和"效果" ⠿ 等按钮的下拉菜单进行修改。

②设置背景

在"幻灯片母版"选项卡中单击"背景"按钮,再在右侧的"对象属性"面板中选中"图片或纹理填充"选项,然后单击"本地文件"按钮,在"选择纹理"对话框中浏览到作为背景的图片文件,双击该文件将其添加到背景中,效果如图 5.130 所示。

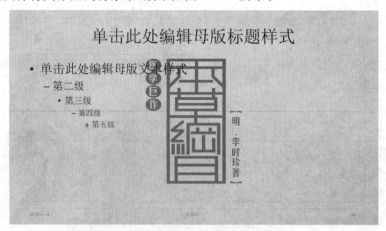

图 5.130　设置背景

【案例 5.5】　使用图片为演示文稿做水印,如图 5.131 所示。

水印通常是用于信函和名片的半透明图像,如纸币对着光时即可看到纸币中的水印。可以通过设置水印来显示演示文稿的个性。

步骤 1:选择要为其添加水印的幻灯片,单击"设计"→"背景"→"设置背景格式",打开

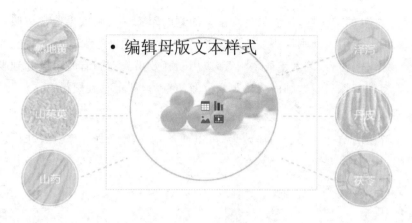

图 5.131　添加水印

"对象属性"面板。

步骤 2：在"填充"选项卡中，选中"图片或纹理填充"选项，然后在"文件来源"中单击"本地文件"，再在打开的"选中纹理"对话框中浏览并选中作为水印的图片文件，最后单击"打开"按钮返回到"对象属性"面板。

步骤 3：调整图片大小和位置，移动"透明度"滑块。透明度百分比可以从 0（完全不透明，默认设置）变化到 100%（完全透明），一般选 75%～85%，然后关闭"对象属性"面板。图 5.131 为用六味地黄丸组成图片做水印的幻灯片效果。

视 频：演示文稿制作水印

（4）编辑页眉和页脚

在"插入"选项卡中单击"页眉和页脚"按钮，打开"页眉和页脚"对话框，按照图 5.132 所示设置参数，然后单击"全部应用"按钮，效果如图 5.133 所示。

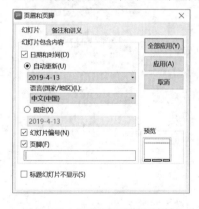

图 5.132　"页眉和页脚"对话框

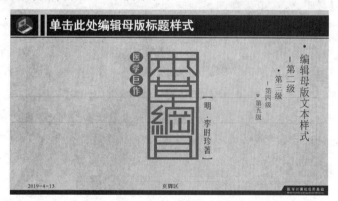

图 5.133　编辑页眉和页脚的效果

5.2.4　幻灯片动画设置

为幻灯片上的文本、图形、图示、图表或其他对象添加动画效果，能突出重点、控制信息流,并增加演示文稿的趣味性,从而给观众留下深刻的印象。动画效果通常按照一定的顺序依次显示对象或者使用运动画面来实现。用户可以对整个幻灯片、某个画面或者某个幻灯片对象(包括文本框、图表、艺术字或图画等)应用动画效果。动画有时可以起到画龙点睛的作用,但是,太多的闪烁和运动画面会让观众分散注意力,甚至感到烦躁。

1.切换设置

为演示文稿中的幻灯片添加切换效果,可以使演示文稿放映过程中幻灯片之间的过渡衔接更为自然。

(1)添加切换效果

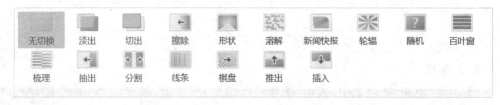

图 5.134　切换效果列表

为整张幻灯片添加切换效果。在导航窗口中选择要添加切换效果的幻灯片,然后在"切换"选项卡的切换效果列表中,单击要应用于该幻灯片的幻灯片切换效果,如图 5.134 所示;或选择要添加切换效果的幻灯片,然后在"切换"选项卡单击"切换效果"按钮,在界面右侧打开"幻灯片切换"面板,再在"应用于所选幻灯片"列表框中选取切换效果。之后继续选取其他幻灯片添加切换效果,然后单击视图控制区的"播放"按钮,查看最终效果。

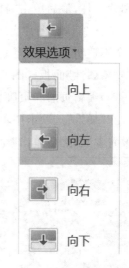

图 5.135　幻灯片切换效果

(2)设置切换效果

选择要设置切换效果的幻灯片,然后在"切换"选项卡中单击"效果选项"下拉菜单,选择适合的幻灯片切换效果选项;或单击"切换效果"按钮,在界面右侧打开"幻灯片切换"面板,然后在"修改切换效果"列表框中,选择适合的幻灯片切换效果选项。如在"推出"效果中,可以选择"向上""向左""向右"和"向下"四种效果,如图 5.135 所示。

(3)设置切换时间

选择要设置切换效果的幻灯片,然后在"切换"选项卡中单击"切换效果"按钮,在界面右侧打开"幻灯片切换"面板,可以进行切换速度的选择、声音选择和换片时间设置等,如图 5.136 所示。图 5.137 中圈出的部分是幻灯片中的切换记号。

2.自定义动画

利用"动画切换"虽可以快速为整张幻灯片设置动画效果,但有时并不能让人满意,因此可以用"自定义动画"来设置满足需要的动画效果。"自定义动画"允许我们对每一张幻灯

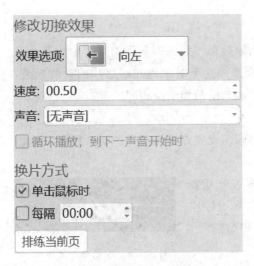

图 5.136　幻灯片切换时间

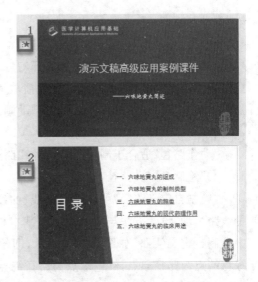

图 5.137　幻灯片切换记号

片,以及每一张幻灯片里的各种对象分别设置不同的、功能更强的动画效果。

在 WPS 演示 2019 中,自定义动画都是事先制作好的效果,分为"进入""强调""退出""动作路径""绘制自定义路径"五类,每种类型中又可以选择几种效果。用户只要选中需要添加动画的对象(包括文字对象、图形对象),就可以给这个对象添加动画。添加动画之后还可以进行效果选项、计时选项的调整,使得动画效果在细节上更加符合我们的要求。

要做出丰富多彩的动画效果,可为多个对象添加动画效果,或给一个对象添加多种动画效果,并为这些动画进行效果选项、计时选项的调整设置,给动画对象安排不同的播放时间点、播放长度、播放效果,将各种动画效果串在一起,让它们按设定好的方式播放,使整体协调起来。

(1)添加动画效果

选择要添加动画效果的对象,然后在"动画"选项卡上选择适合的动画效果。动画效果有进入、强调、退出、动作路径和绘制自定义路径五种类型。

①"进入"型动画

如果为某张幻灯片中的某个对象设置了"进入"动画,那么这个对象在这张幻灯片播放时就会有一个从幻灯片外进入幻灯片内的过程。这种动画也叫"入场动画",也就是说可以为幻灯片中的对象设置一种播放时的"入场效果"。单击"动画效果"下拉菜单,然后在"进入"标题下选择一种动画,如"出现""渐入"等。

②"强调"型动画

"强调"型动画通常用于对某个对象的突出、强化表达,必须在动画对象存在的情况下才能发生。在"进入"型动画开始之前,"强调"型动画无法显示效果,因为对象还没有"进入",而在"进入"型动画开始的同时,"强调"型动画只能随着对象的逐渐进入而逐渐显示。同理,在"退出"型动画开始之前,"强调"型动画可以完整显示。"强调"型动画的设置方法与"进入"型动画相同。

③"退出"型动画

"退出"型动画用于设置对象离开幻灯片时的动画效果。如果为某张幻灯片中的某个对象设置了退出动画,那么这张幻灯片播放完毕时,会播放这个对象离开幻灯片的动画效果,然后才播放下一张幻灯片。"退出"型动画的设置方法与前两种动画相同。

④"动作路径"动画

"动作路径"适合于制作沿着某种线路运动的动画。设置方法与前三种动画相同。

⑤"绘制自定义路径"动画

"绘制自定义路径"可以绘制直线、曲线、任意多边形等多种线路运动,设置方法与前四种动画基本相同,仅需在幻灯片中绘制自定义线路,如图 5.138 所示,即绘制的直线型路径,绿色端点为路径起点,红色端点为路径终点。

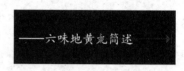

图 5.138　绘制自定义路径

(2)更改或删除动画效果

若要更改应用于对象的动画效果,则选择需要更改的对象,然后在"自定义动画"选项卡下单击"更改"下拉菜单,选择所需的新动画。若要删除应用于对象的动画效果,则在"自定义动画"选项卡下单击"删除"按钮,如图 5.139 所示;或者用鼠标右键单击要删除动画效果的对象,然后在弹出的快捷菜单中选择"删除"。

(3)设置效果选项

除了可以对幻灯片中的对象设置进入、强调、退出、动作路径、绘制自定义路径五种动画效果外,还要设置效果选项和计时。

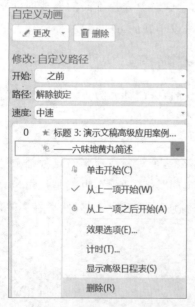

图 5.139　"自定义动画"面板

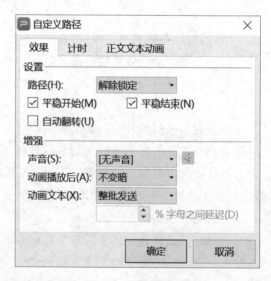

图 5.140　"效果"选项卡

①效果选项

单击图 5.139 中的"效果选项"命令，弹出一个对话框，如图 5.140 所示。对话框里有"设置"和"增强"两项设置。"设置"一般主要用于控制动画方向；"增强"用于设置"声音""动画播放后"和"动画文本"等。

"自定义动画"面板的"修改"列表框，如图 5.141 所示。

A. 效果列表显示动画效果的组成和顺序。

B. 数字表示动画效果的播放顺序。"0"表示先播放标题，再播放副标题，幻灯片上的对应项也会显示这些数字。

C. 鼠标图标表示效果以单击鼠标的形式触发。如果有闹钟图标则表示效果显示在上一项动画之后，如果无闹钟图标则表示效果显示在下一项动画之前。

D. 星号表示效果的类型。这里使用进入效果（当鼠标悬停在星号上时，会提示效果名称）。

②计时

在图 5.139 中单击"计时"命令，出现"计时"设置对话框，如图 5.142 所示。

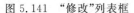

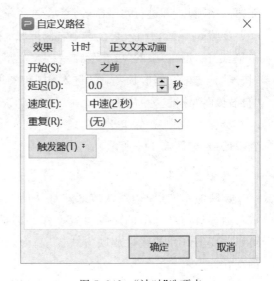

图 5.141　"修改"列表框　　　　　　　　图 5.142　"计时"选项卡

A. 开始有"单击时""之前"和"之后"三种方式。"单击时"是指当鼠标单击时此动画才进行，"之前"是指上一项动画开始之前，"之后"是指上一项动画开始之后。

B. 延迟用于设置动画的延迟时间，默认为 0 秒。

C. 速度控制动画的播放速度，可以自由设置。

D. 重复表示这个动作执行的次数。

E. 触发器的具体介绍见"4. 触发器"部分。

在为某些对象(如文本框)设置动画时,还会出现"正文文本动画"选项卡,可以进行进一步的设置。

视频:制作翻书动画

【案例 5.6】 制作翻书动画。

步骤 1:准备素材。三张图片,如图 5.143 所示。

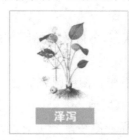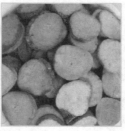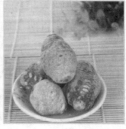

图 5.143　素材图片

步骤 2:插入素材。单击"插入"→"形状"→"基本形状",选中"折角形",按住"Shift"键,同时在幻灯片中绘制该图形状,调整到合适的大小。单击"绘图工具"→"填充"→"图片或纹理",浏览本地文件,找到并选中图片进行填充。复制该形状,单击鼠标右键选中"更改图片"命令,填充第二张图片,然后将该形状与原形状重叠,并将其置于底层。再次复制该形状,填充第三张图片,并进行水平翻转,然后调整好位置。

步骤 3:设置动画效果。选中右侧形状,单击"动画"→"自定义动画"→"添加效果"下拉菜单,选择"退出"中的"层叠"动画效果,设置"开始"为"之前","方向"为"到左侧","速度"为"快速"。选中左侧形状,选择"进入"中的"伸展"动画效果,设置"开始"为"之后","方向"为"自右侧","速度"为"快速"。

步骤 4:动画完成,单击"动画"→"预览效果"查看效果,如图 5.144 所示。

3. 动作按钮

放映演示文稿时,默认按照幻灯片的顺序播放。通过对幻灯片中的对象设置动作和超链接,可以改变幻灯片的线性放映方式,提高演示文稿的交互性。

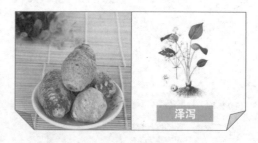

图 5.144　效果图

单击"插入"→"形状"→"动作按钮",有 12 个动作按钮可供选择,如图 5.145 所示。制作动作按钮的步骤如下。

步骤 1:选择动作按钮。单击"插入"→"形状"→"动作按钮",选择所需的动作按钮。

步骤 2:在幻灯片的适当位置用鼠标拖出一个矩形,即画出一个按钮,此时屏幕将弹出"动作设置"对话框,如图 5.146 所示。对话框中有"鼠标单击"和"鼠标移过"两个选项卡,"鼠标单击"选项卡中可设置为在放映时,只有单击动作按钮,才会响应相应动作;"鼠标移过"选项卡可设置为在放映时,只要鼠标指针移到动作按钮上,动作设置就会响应相应动作。

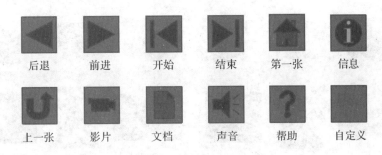

图 5.145 动作按钮

如果用户不想在幻灯片中设置按钮,则可直接利用幻灯片中的文本、图片等对象进行动作设置。

用鼠标右键单击需设置动作的对象,在弹出的快捷菜单中选择"动作设置"选项,即可打开"动作设置"对话框,设置后单击"确定"即可。

如果选择"超链接到"选项,那么跳转可以选第一张幻灯片、最后一张幻灯片、上一张幻灯片和下一张幻灯片等。如果要跳转到某一张幻灯片时,则向下滚动到"幻灯片…"命令,再选择需要跳转到的幻灯片。超链接将在5.2.5节第3部分中详细介绍。

4. 触发器

在 WPS 演示 2019 中,触发器是一种重要的工具。所谓触发器的功能,是指通过设置可以在单击指定对象时播放动画。在幻灯片中只要包含动画效果、电影或声音,就可以为其设置触发器。触发器可实现与用户之间的双向互动。一旦某个对象设置为触发器,单击它之后就会引发一个或一系列动作,该触发器下的所有对象就能根据预先设定的动画效果开始运动,并且设定好的触发器可以多次重复使用。

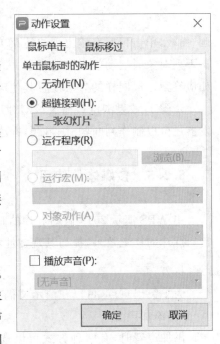

图 5.146 "动作设置"对话框

设置触发器的步骤如下:选中动画对象,单击"动画"→"自定义动画"→"自定义动画"面板,单击鼠标右键出现快捷菜单,在弹出的对话框中单击"计时"→"触发器",并选择"单击下列对象时启动效果",同时在对象列表中选择作为触发器的对象。对象旁边有图标时,表示触发效果设置成功。

【案例5.7】 制作一个能随机回答对应中药材名称的课件。

步骤1:插入图片并输入中药材名称,如图 5.147 所示。

步骤2:自定义动画效果。触发器是在自定义动画中的,所以在设置触发器之前还必须要设置答案文本框的自定义动画效果。本例设置为"盒状"效果。

步骤3:设置触发器。选中一种中药材图片所对应的文本框,单击"动画"→"自定义动

视频:随机回答对应中药材名称课件

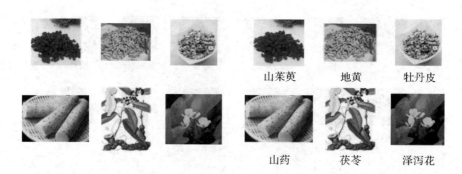

山茱萸　　　地黄　　　牡丹皮

山药　　　茯苓　　　泽泻花

图 5.147　初始界面

画"面板,单击鼠标右键出现快捷菜单,在弹出的对话框中单击"计时"→"触发器",选中"单击下列对象时启动效果"单选框,并在下拉框中选择对应的中药材图片,即单击图片时出现相应答案。以同样的方法设置其他对象。

步骤4:效果浏览。播放该幻灯片时单击相应图片后会立刻出现相应盒状单词。通过触发器还可以制作判断题、练习题,方法类似。

5.2.5　多媒体的使用

用 WPS 演示 2019 做幻灯片的时候,用户可在幻灯片中插入声音、视频和超链接可以丰富幻灯片的视觉效果,提高其观赏性和视觉感染力,从而调动观众的积极性。

1. 声音

为了突出重点,可以在演示文稿中添加音频,如音乐、旁白、原声摘要等。

(1)添加声音

添加声音时,有两种方式可以选择:"嵌入音频"与"嵌入背景音乐"方式均能将该音频嵌入演示文稿中;如果选择"链接到音频"和"链接背景音乐",则音频将以链接方式进入演示文稿。

在"插入"选项卡中单击"音频"按钮下方的下拉菜单,如图5.148 所示,然后在弹出的下拉列表中选取"嵌入音频"选项,打开"嵌入音频"对话框,浏览到音频文件(. midi、. wav 等)所在的路径,单击"打开"按钮将其插入文稿中。

插入音频后将出现音频图标,单击"播放"按钮即可预览音频,如图 5.149 所示。

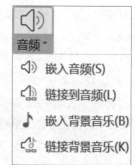

图 5.148　"音频"下拉菜单

在"插入"选项卡中单击"音频"按钮下方的下拉菜单,然后在弹出的下拉列表中选取"嵌入背景音乐"选项,打开"从当前页插入背景音乐"对话框,浏览到背景音乐文件(. mp3 等)所在的路径,单击"打开"按钮,随后弹出询问窗口"您是否从第一页开始插入背景音乐?"如需要,则单击"是"按钮。与嵌入音频不同,嵌入背景音乐后,播放幻灯片时,将自动播放背景音乐。

(2)控制音频播放

每当用户插入一个声音后,系统都会自动创建一个声音图标,用以显示当前幻灯片中插入了声音。用户既可以单击选中的声音图标,也可以使用鼠标来移动位置,或拖动其周围的控制点来改变大小。

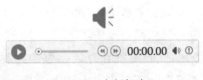

图 5.149　音频标志

控制音频播放方式,可以在"音频工具"选项卡中完成,如图 5.150 所示。

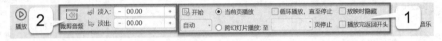

图 5.150　"音频工具"选项卡

①音频播放

在"音频工具"选项卡下最左侧,单击"播放"即可,也可以直接单击音频图标播放控制条上的"播放"按钮。

②音频选项选择

在图 5.150"1"中的"开始"下拉列表中,执行下列操作之一:

A.若要在幻灯片(包含音频)切换至"幻灯片放映"视图时播放音频,则单击"自动"。

B.若要通过单击鼠标来启动音频播放,则单击"单击时"。随后当准备好播放音频时,只需在"幻灯片放映"视图下单击该音频即可。

在放映演示文稿时,可以先隐藏音频,直至做好播放准备。在图 5.150"1"中,选中"放映时隐藏"复选框。但是,应该创建一个自动或触发的动画来启动播放,否则在幻灯片放映的过程中将永远听不到该音频。

若要在演示期间持续重复播放音频,则可以使用循环播放功能。在图 5.150"1"中,选中"循环播放,直到停止"复选框。在演示期间,若要在音频播完后后退,则可在图 5.150"1"中选中"播放完返回开头"复选框。在"音频工具"选项卡左侧,单击"音量"下拉列表,可进行音量控制。

③剪辑音频

WPS 演示 2019 的"裁剪音频"这个功能,使我们无须安装音频剪辑软件即可完成简单的音频剪辑操作。

在幻灯片上选择音频,在图 5.150"2"中单击"裁剪音频"按钮,弹出"裁剪音频"对话框,如图 5.151 所示。在"裁剪音频"对话框中,执行下列一项或多项操作:若要剪裁音频的开头,则单击起点(图 5.151 最左侧的绿色标记)。看到双向箭头时,根据需要将箭头拖动到音频的新起始位置。若要剪裁音频的末尾,则单击终点(图 5.151 最右侧红色标记)。看到双向箭头时,根据需要将箭头拖动到音频的新结束位置。

④淡入淡出时间设置

可以在音频开始或结束的几秒内使用淡入淡出效果。选中幻灯片上的音频,如图 5.150

所示,在"音频工具"选项卡上的"2"中,执行下列一项或两项操作:

A. 若要将计时淡化添加到视频开始处,则在"淡入"框中单击向上或向下箭头以增加或减少"淡入"时间;

B. 若要将计时淡化添加到视频结束处,则在"淡出"框中单击向上或向下箭头以增加或减少"淡出"时间。

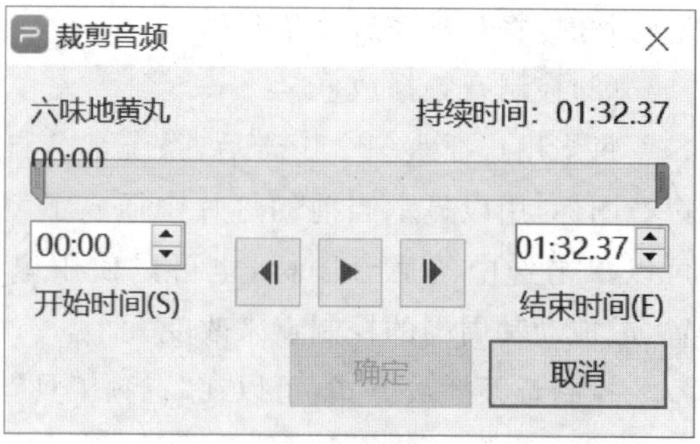

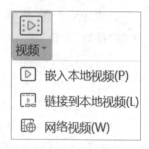

图 5.151 "裁剪音频"对话框

2. 视 频

在 WPS 演示 2019 中,用户可以插入一段影片来帮助观众理解你的观点,也可以插入一段演讲视频或轻松愉快的节目来吸引观众。

(1)添加视频文件

添加视频分为两类:嵌入本地视频和网络视频。在"插入"选项卡中,单击"视频"的下拉箭头,弹出如图 5.152 所示的下拉菜单。

①嵌入本地视频

单击要嵌入视频的幻灯片。在"插入"选项卡中,单击"视频"按钮的下拉菜单,然后单击"嵌入本地视频"命令。在"插入视频"对话框中,浏览到要嵌入的视频文件(. avi、. mp4 等)所在的路径,将视频插入演示文稿中。添加本地视频文件有两种方式可以选择:若直

图 5.152 "视频"下拉菜单

接单击"嵌入本地视频"命令,则该视频将被嵌入演示文稿中;如果选择"链接到本地视频",则以链接方式嵌入演示文稿。图 5.153 为插入的一个本地视频。

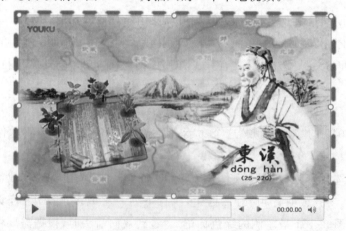

图 5.153 插入本地视频

②网络视频

在"插入"选项卡中,单击"视频"按钮下拉菜单,然后选择"网络视频"命令。在弹出的"插入网络视频"对话框中输入网络视频的地址,单击"预览"按钮可以预览该视频,然后单击

"插入"按钮,如图 5.154 所示。如何找到网络视频的地址呢? 大部分视频网站都提供了视频的地址。一般在视频下方转帖处,单击此按钮,在展开的窗口中选择复制"HTML 代码";还有一些视频的地址可以通过鼠标右键点击视频,然后在弹出的快捷菜单中选择"复制视频地址"获得。插入后,在幻灯片编辑页面上会出现一个黑色视频框,通过鼠标拖动 8 个控点来调整视频至合适的大小。

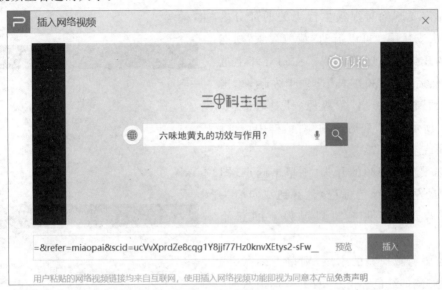

图 5.154　"插入网络视频"对话框

(2)控制视频播放

控制视频播放方式,可以在"视频工具"选项卡中完成,如图 5.155 所示。

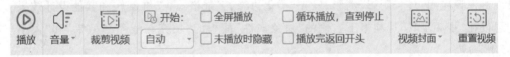

图 5.155　"视频工具"选项卡

①视频播放

在"视频工具"选项卡最左侧,单击"播放"即可,也可以直接单击视频图标播放控制条上的"播放"按钮。

②视频选项选择

在图 5.155 的"开始"下拉列表中,执行下列操作之一:

A.若要在幻灯片(包含视频)切换至"幻灯片放映"视图时播放视频,则单击"自动"。

B.若要通过单击鼠标来控制启动视频的时间,则单击"单击时"。随后,当准备好播放视频时,在"幻灯片放映"视图下单击该视频即可。

在放映演示文稿时,可以先隐藏视频,直至做好播放准备。选中"未播放时隐藏"复选框即可。但是,应该创建一个自动或触发的动画来启动播放,否则在幻灯片放映的过程中将永远看不到该视频。

若要在演示期间持续重复播放视频，则使用循环播放功能。选中"循环播放，直到停止"复选框即可。在演示期间，若要在视频播完后后退，则选中"播放完返回开头"复选框。在"视频工具"选项卡左侧，单击"音量"下拉列表，可进行音量控制。

③裁剪视频

有时需要删除与视频主旨无关的部分内容，如片头或片尾。可以借助"裁剪视频"功能将视频的开头和末尾裁剪掉。在幻灯片上选中视频，然后在"视频工具"选项卡左侧，单击"裁剪视频"按钮，弹出"裁剪视频"对话框，如图 5.156 所示。在"裁剪视频"对话框中，执行下列一项或多项操作：

A.若要剪裁视频的开头，则单击起点（图 5.156 中最左侧的绿色标记）。看到双向箭头时，根据需要将箭头拖动到视频新的起始位置。

B.若要剪裁视频的末尾，则单击终点（图 5.156 中右侧的红色标记）。看到双向箭头时，根据需要将箭头拖动到视频新的结束位置。

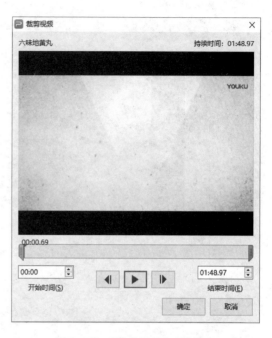

图 5.156 "裁剪视频"对话框

（3）设置视频外观

设置视频外观与设置图片的操作一样，也可以对视频应用边框、阴影、倒影、发光、柔化边缘、三维格式、三维旋转和其他设计效果。它们可以在"视频工具"选项卡下右侧的"对象属性"面板的"填充与线条""效果"和"大小与属性"中完成。

①设置视频封面

可以为视频做个封面，封面可以是一张图片或者是视频中的某一帧。单击"视频工具"选项卡的"视频封面"下拉箭头，弹出菜单，可进行下列选择：

A.如果使用一张图片作为视频的封面，则单击"图片文件"，然后选择一张图片；

B.设置默认封面，一般默认为视频第一帧图像。

②对视频应用特殊效果

可以对视频应用阴影、倒影、发光效果、柔化边缘、三维格式和三维旋转。选中视频，在"对象属性"面板中进行设置，具体操作与图片处理方法相同。

3.超链接

在 WPS 演示 2019 中，超链接可以从一张幻灯片跳转到同一演示文稿中的其他某张幻灯片，也可以跳转播放其他演示文稿、文件（如 Word 文档）、电子邮件地址以及网页。跳转执行的程序执行完毕后,会自动跳回到原演示文稿的调用位置。可以对文本或对象(如图片、图形、形状等)创建超链接。

在"普通"视图中,选择要用作超链接的文本或对象,然后单击"插入"→"超链接",弹出"编辑超链接"对话框。

用户可以链接到幻灯片、自定义放映,还可以链接到最近打开过的文件、网页、电子邮件地址等,操作十分方便。例如,要对同一演示文稿中的幻灯片建立链接,在"链接到"选项下,单击"本文档中的位置"。然后在"请选择文档中的位置"下,单击目标幻灯片,如图 5.157所示。

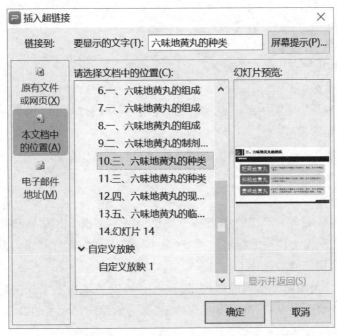

图 5.157　"编辑超链接"对话框

在 WPS 演示 2019 中,超链接可在运行演示文稿时被激活,而不能在创建时被激活。当指向超链接时,指针变成"手"形,表示可以单击它。表示超链接的文本用下划线显示,并且文本采用与配色方案一致的颜色。

使用同样的方法可以将图片、音频和视频作为超链接加入幻灯片中。在播放模式下单击超链接打开相应的幻灯片、图片、网页、音频或视频文件,打开过的超链接其文本将改变颜色,如图 5.158 所示。图片、形状和其他对象超链接没有附加格式,可以添加动作设置(如声音和突出显示)来强调超链接。

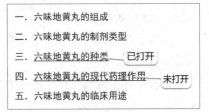

图 5.158　超链接

当幻灯片的背景颜色与超链接的颜色相同或相近时,超链接不易辨认,可以通过设置配色方案来改变超链接的颜色。

在幻灯片中选中文本后，在其上单击鼠标右键，然后在弹出的快捷菜单中选取"超链接"命令，即可为其创建超链接。如果已经创建了超链接，在弹出的快捷菜单中，若选取"编辑超链接"命令，则可以重新设置链接对象；若选取"取消超链接"命令，则可以删除链接对象。

5.2.6　演示文稿播放

创建演示文稿后，可以根据创建的用途、放映环境或观众需求，设计演示文稿的放映方式或播放方式。单击"幻灯片放映"选项卡，在"幻灯片放映"状态下可以完成演示文稿的放映设置。

1.定义播放方式

可以按照以下几种方式播放幻灯片。

（1）从头开始放映

在"幻灯片放映"选项卡中单击"从头开始"按钮，则从幻灯片第1页开始播放演示文稿。

（2）从当前开始放映

在"幻灯片放映"选项卡中单击"从当前开始"按钮，则从幻灯片当前位置（当前激活的页面）开始播放演示文稿。

（3）自定义放映

用户可以使用自定义放映在演示文稿中创建子演示文稿。利用该功能，不用针对不同的观众创建多个几乎完全相同的演示文稿，而是可以将不同的幻灯片组合起来，在演示过程中按照需要跳转到相应的幻灯片上。

例如，要针对公司中两个不同的部门进行演示，可以使用自定义放映功能，先将演示文稿的共同部分显示给所有观众，再根据观众的不同，分别跳转到相应的自定义放映中。

自定义放映的操作步骤如下。

步骤1：在"幻灯片放映"选项卡中单击"自定义放映"按钮，打开"自定义放映"对话框。

步骤2：单击"新建"按钮，打开"定义自定义放映"对话框，如图5.159所示。

步骤3：在"幻灯片放映名称"文本框中输入自定义的文件名。

步骤4："在演示文稿中的幻灯片"列表框中列出了当前演示文稿中所有幻灯片的编号和标题。从中选定要添加到自定义放映的幻灯片，然后单击"添加"按钮，选定的幻灯片就会被添加到"在自定

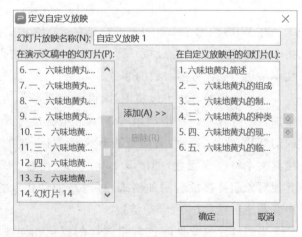

图 5.159　"定义自定义放映"对话框

义放映中的幻灯片"列表框中。在"在自定义放映中的幻灯片"列表框中选中幻灯片后,单击"删除"按钮可以将其从列表框中删除。

步骤 5:调整幻灯片顺序,选中幻灯片,单击上箭头和下箭头以调整其在列表框中的位置。

步骤 6:调整完毕后单击"确定"按钮返回"自定义放映"对话框中,新建的自定义放映文件名会出现在"自定义放映"列表框中,单击"放映"按钮播放自定义的幻灯片,如图 5.160 所示。

(4)会议

在"幻灯片放映"选项卡中单击"会议"下拉菜单,如图 5.161 所示,可以选择"发起会议"或是"加入会议"让多人同步观看幻灯片放映。

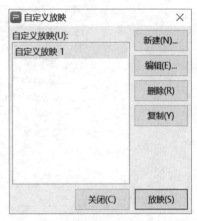

图 5.160　"自定义放映"对话框

单击"发起会议"会生成一个加入码和一个二维码,然后可复制加入码或二维码邀请其他人一起加入会议。单击"加入会议"加入其他人开始的会议,需要输入对方的会议邀请码,然后点击"加入会议"按钮,在线等待几秒钟,会议的参与人员列表会在上方显示出来,然后选择会议播放的内容,点击该幻灯片就可以开始播放。

2.设置放映参数

一个制作精美的演示文稿,不仅要考虑幻灯片的内容,还要设计它的表现手法。一个演示文稿的制作效果取决于最后的放

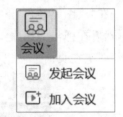

图 5.161　"会议"下拉菜单

映,要求放映时既能突出重点、突破难点,又要具有较强的吸引力,所以放映的设置就显得尤为重要。

在"幻灯片放映"选项卡中单击"设置放映方式"按钮,弹出"设置放映方式"对话框,如图 5.162 所示。

(1)放映类型

①演讲者放映

"演讲者放映(全屏幕)"方式下可以使用人工按键换片或设定时间间隔自动换片或人工按键与设定时间组合换片。使用画笔时,单击不会换片,单击鼠标右键从快捷菜单中选择"箭头"后进入正常放映状态,此时,单击鼠标可以换片。

②在展台浏览

在展台上播放的演示文稿,为避免现场人员干扰画面,应选择"在展台浏览(全屏幕)"方式,此时只能通过幻灯片所设置的按钮来控制换片。

(2)放映选项

选中"循环放映,按 Esc 键终止"复选项时,当幻灯片播放到最后一张时可循环播放幻灯

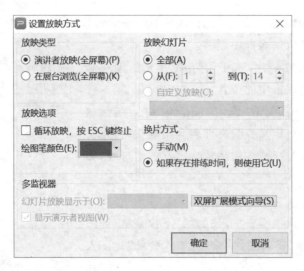

图 5.162 "设置放映方式"对话框

片,直到按"Esc"键退出循环模式。此功能仅在选中"演讲者放映(全屏幕)"单选项时有效。

在"绘图笔颜色"下拉列表中设置绘图笔颜色,当播放幻灯片时,在界面上单击鼠标右键,然后在弹出的快捷菜单中,选取"指针选项"→"圆珠笔"/"水彩笔"绘图笔,可以用该颜色的绘图笔在页面上做出标注或标记,如图 5.163 所示。

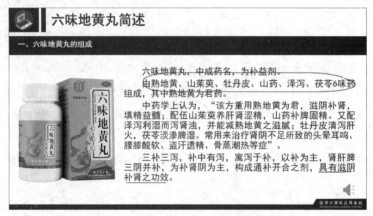

图 5.163 使用绘图笔标记

利用绘图笔所书写的内容将在幻灯片放映时显示,而不会改变制作的幻灯片的内容。如要擦除所书写的内容,则只需单击鼠标右键,然后在弹出的快捷菜单中单击"指针选项"→"橡皮擦"选项即可。

在书写或绘画时,幻灯片将保持停止不动的状态,若要继续播放,则需单击鼠标右键选择"指针选项"子菜单中的"箭头"选项,或按"Esc"键便可退出。

(3)放映幻灯片

用户可以设置播放全部幻灯片,或者播放从第几页到第几页之间的连续幻灯片或使用前面介绍的"自定义放映"方式播放幻灯片。

（4）换片方式

若选中"手动"单选项，则手动控制播放下一张幻灯片；若选中"如果存在排练时间，则使用它"单选项，则可以按照排练设置的时间自动播放。

3. 排练计时

WPS 演示 2019 可以自动控制文稿的演示放映，使用"排练计时"功能使每张幻灯片在屏幕上显示时间和进行自动演示。在排练时既可以自动记录时间，也可以调整已设置的时间，然后再设置新的排练时间。

在"幻灯片放映"选项卡中单击"排练计时"按钮，激活排练方式，进入幻灯片放映方式，同时屏幕上出现了如图 5.164 所示的"预演"工具栏。

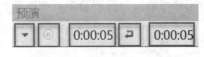

图 5.164　"预演"工具栏

在"预演"工具栏中从左至右依次是：

（1）"下一项"按钮，将进入演示的下一个动作；

（2）"暂停"按钮，单击它可暂停排练，再单击时继续排练；

（3）"当前页的播放时间"显示框，显示当前页的播放时间；

（4）"重复"按钮，点击它将重新计算当前幻灯片的播放时间；

（5）"播放总时间"显示框，放映完最后一张幻灯片后，系统会显示这次放映的总时间，单击"是"按钮，接受这次排练的时间。

要使用排练时间进行自动放映，可在"幻灯片放映"选项卡中单击"设置放映方式"，弹出"设置放映方式"对话框，然后在"换片方式"选项区中选中"如果存在排练时间，则使用它"选项，再单击"确定"按钮即可。

同步训练

1. WPS 演示文稿文件的扩展名是（　　）。

    A. pot　　　　　　　B. wps　　　　　　　C. pptx　　　　　　　D. dps

2. 在 WPS 演示文稿操作中，在幻灯片文件中新建一页幻灯片的快捷键是
（　　）。

同步训练

    A. Ctrl+M　　　　　　B. Ctrl+N　　　　　　C. Ctrl+P　　　　　　D. Ctrl+T

3. 用于查看缩略图形式幻灯片的视图是（　　）。

    A. 普通视图　　　　　　　　　　　　B. 大纲视图

    C. 幻灯片浏览视图　　　　　　　　　D. 阅读视图

4. 可以在播放演示文稿时供演讲者参考并对各幻灯片加以说明的是（　　）。

    A. 大纲窗格　　　　B. 幻灯片窗格　　　C. 阅读窗格　　　D. 备注窗格

5. 演示文稿的基本组成单元是（　　）。

A. 图形   B. 超链接点   C. 幻灯片   D. 文本

6. 设置幻灯片放映的换页效果为"溶解",应选择菜单栏上的(　　)。

A. 设计   B. 切换   C. 动画   D. 幻灯片放映

小　结

本章介绍了 WPS 2019 文字处理以及演示文稿的高级应用。

文字处理包括文字的编辑、排版、版面设计、样式设置、域的使用以及文档修订等。演示文稿包括幻灯片的制作、设计、动画和多媒体的使用以及演示文稿的播放等。

 习　题

1. 选择题

(1) WPS 文字中"页面设置"对话框中的"文档网络"选项卡中,当选择

　(　　)选项时,只能设置每行与每页的参数值。

课后作业

A. 无网络   B. 只指定行网络

C. 指定行与字符网络   D. 文字对齐字符网络

(2) 在 WPS 文字中,更改页眉与页脚的显示内容时,除了在"插入"选项卡中的"页眉与页脚"选项组中单击"页眉"下三角按钮并选择"编辑页眉"选项之外,还可以通过(　　)方法来激活页眉与页脚,从而实现编辑页眉与页脚的操作。

A. 双击页眉或页脚   B. 按 F9 键

C. 单击页眉   D. 选中页眉与页脚单击右键

(3) 在 WPS 演示文稿中,单击(　　)选项卡中的"幻灯片母版"按钮,可以进入"幻灯片母版"视图。

A. 格式   B. 视图   C. 工具   D. 文件

(4) 在 WPS 演示文稿中,通过使用(　　)可以在对象之间复制动画效果。

A. 格式刷

B. 动画刷

C. 在"动画"选项卡的"动画"组中进行设置

D. 在"开始"选项卡的"剪贴板"组的"粘贴"选项中进行设置

(5) WPS 演示文稿中的超链接命令可以实现(　　)。

A. 中断幻灯片的放映   B. 幻灯片的移动

C. 幻灯片之间的跳转   D. 在演示文稿中插入幻灯片

(6) 在(　　)下可对 WPS 演示文稿中的幻灯片进行插入、编辑对象操作。

A. 幻灯片视图   B. 大纲视图

C. 幻灯片浏览视图   D. 备注页视图

(7)如果要终止 WPS 演示文稿幻灯片的放映,则可直接按(　　)键。

    A. Ctrl＋Z　　　　　B. Esc　　　　　C. End　　　　　D. Alt＋F4

(8)如果将演示文稿置于另一台没有安装 WPS 演示文稿软件的计算机上放映,那么应该对演示文稿进行(　　)。

    A. 复制　　　　　B. 打包　　　　　C. 移动　　　　　D. 打印

(9)在 WPS 演示文稿中,幻灯片上可以插入(　　)多媒体信息。

    A. 图片、屏幕截图、剪贴画　　　　　　B. 动画、声音和视频

    C. 形状、SmartArt 图形　　　　　　　D. 以上都可以

(10)(　　)是在演示期间可将全屏幻灯片投射到一个监视器上,同时在另一个监视器上显示包括观众看不到的备注和计时等信息的特殊幻灯片放映视图。

    A. 幻灯片视图　　　　　　　　　　B. 演示者视图

    C. 幻灯片浏览视图　　　　　　　　D. 备注页视图

2. 填空题

(1)在 WPS 文字中,不仅可以将文档设置为两栏、三栏、四栏等格式,同时还可以在栏与栏之间添加分隔线,只需在(　　　　　)对话框中选中(　　　　　　)复选框即可。

(2)在 WPS 文字中,页眉与页脚分别位于页面顶部与底部,是每个页面的(　　　　)中的区域。

(3)在 WPS 文字文档中,节与节之间的分界线是一条双虚线,该双虚线被称为(　　　　)。

(4)在 WPS 文字中,可以利用索引功能标注关键词或语句的出处与页码,并能按照一定的规律进行排序。在创建索引之前,需要将创建索引的关键词或语句进行(　　　　)。

(5)在 WPS 文字中,样式是一种命名的(　　　　),规定了文档中的字、词、句、段与章等文本元素的格式。

(6)在 WPS 文字中"开始"选项卡中的"样式"选项组中单击"对话框启动器"按钮,并单击"新建样式"按钮,在弹出的(　　　　　　)对话框中设置样式格式。

(7)在 WPS 文字中,用户可以在"页面设置"对话框中的(　　　　)选项卡中,设置页面中节的起始位置、页眉和页脚、对齐方式等格式。

(8)WPS 演示文稿文件的扩展名是(　　　　)。

(9)在 WPS 演示文稿中,母版视图分为(　　　　　　)、讲义母版和备注母版三类。

(10)在 WPS 演示文稿中,要让不需要的幻灯片在放映时得以隐藏,可通过单击"幻灯片放映"选项卡中"设置"组的(　　　　)按钮来进行设置。

(11)在 WPS 演示文稿中,可以从文本或对象创建超链接,链接可以指向(　　　　)中的幻灯片、其他演示文稿中的幻灯片、网页或电子邮件地址等。

(12)主题是主题颜色、(　　　　)和主题效果三者的组合。

(13)在 WPS 演示文稿中,单击"插入"选项卡中的"文本"组中的"幻灯片编号""页眉和页脚"和(　　　　)三个中的任何一个按钮,都可以进入"页眉和页脚"对话框。

3.简答题

(1)简述在 WPS 文字中设置页眉和页脚的步骤。

(2)在 WPS 文字中如何把需要的内容截成图片插入文档中？

(3)简述在 WPS 文字中目录与索引的作用，并简述创建目录的操作步骤。

(4)如何在 WPS 演示文稿中设置超链接和动作按钮？超链接可以连接到哪些对象？

(5)在 WPS 演示文稿设计过程中，幻灯片的主题、版式以及母版之间有什么区别？

(6)如何设置幻灯片的动画及切换效果？

(7)如何在所有的幻灯片中快速插入相同的图片或文字？

(8)如何在幻灯片中插入音频和视频？

4.操作题

(1)设计一个卷轴能从中间慢慢向两边展开的幻灯片，如图 5.165 所示。

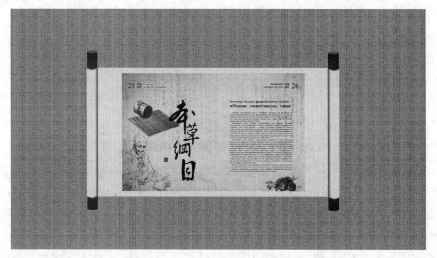

图 5.165　卷轴

(2)使用触发器设计一个选择题交互课件或判断题的交互课件。

(3)制作一个介绍计算机技术在医学上主要应用方向的演示文稿。

第6章 医学数据处理与分析

随着计算技术的快速发展以及医疗信息化水平的不断提高，医学领域产生了大量的数据，促进了医学大数据的形成，也使得医学的研究方式由原来的假设驱动向数据驱动转变。医学大数据蕴含极其丰富的信息和知识，是关乎国家持续发展、人类生存与健康的重要战略资源，具有明显的高维、海量等特点。本章将主要介绍 WPS 表格公式与函数的使用方法、WPS 表格数据整理的基本方法、WPS 表格在医学数据处理与分析应用中的功能与作用。

学习目标：

➤ 熟练掌握 WPS 表格公式与函数的使用方法
➤ 熟练掌握 WPS 表格数据计算与分析的基本方法
➤ 熟练掌握基础的 WPS 表格数据管理与组织功能
➤ 理解和掌握使用 WPS 表格制作各种不同的统计图表
➤ 理解和掌握 WPS 表格在统计与分析应用中的功能与作用

6.1 数据的输入与编辑

课件：医学
数据处理与
分析

在使用"数据有效性"之前，必须了解"数据有效性"各个选项卡的默认设置和作用。选定要设置"数据有效性"的单元格区域，然后点击菜单"数据"→"有效性"，弹出"数据有效性"对话框，如图 6.1 所示。

6.1.1 数据标准化、有效性

"数据有效性"对话框共有 3 个选项卡："设置""输入信息"和"出错警告"。

1."设置"选项卡

在未设置数据有效性时，"设置"选项卡中的"允许"下拉列表默认为"任何值"选项，即输入任何值都是允许的，"忽略空值"和"对所有同样设置的其他所有单元格应用这些更改"复选框都呈灰色，不可用。

若在"允许"下拉列表中选择一个条件，如"序列"，则"忽略空值"复选框默认为勾选状

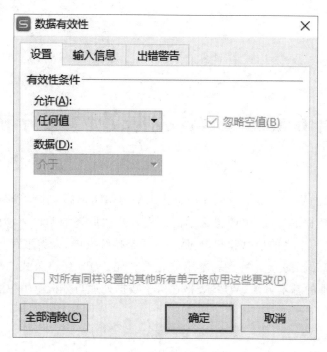

图 6.1 "数据有效性"对话框

态,并在其下方多了一个"提供下拉箭头"复选框,且默认为勾选状态(选择其他条件时无此复选框出现),如图 6.2 所示。

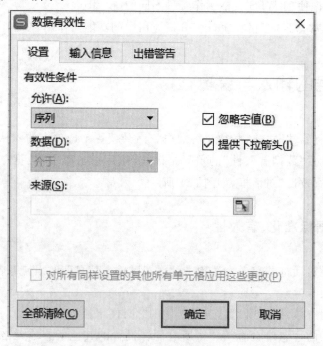

图 6.2 数据有效性设置

　　在选定已经设置过数据有效性的单元格并打开"数据有效性"对话框时,"对所有同样设置的其他所有单元格应用这些更改"复选框变为可用,且默认为未勾选状态,如图 6.3 所示。

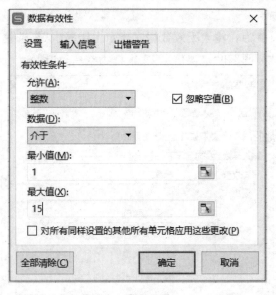

图 6.3　有效性条件

　　该选项卡是数据有效性中最重要的组成部分,设置有效性条件都在"设置"选项卡中完成。其他的选项卡若无特殊需要可以使用默认设置,不做修改。

　　2."输入信息"选项卡

　　"选定单元格时显示输入信息"复选框默认为勾选状态,"标题"和"输入信息"文本框默认为空白,如图 6.4 所示。

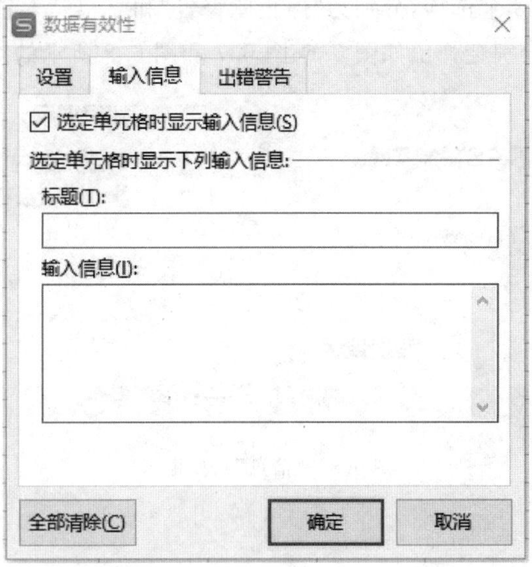

图 6.4　输入信息

该选项卡可以在选定单元格时显示用户预置的特定信息,以提醒用户注意,如"请输入18位身份证号"可以作为单元格的输入提示或另类方式的批注来使用。

3."出错警告"选项卡

该选项卡的默认设置为:"输入无效数据时显示出错警告"复选框为勾选状态,"样式"下拉列表为"停止"选项,"标题"和"错误信息"文本框为空白,如图6.5所示。

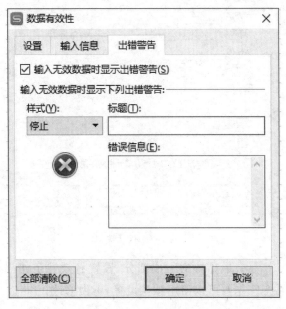

图6.5　出错信息

该选项卡可以设置当用户输入不符合有效性条件的数据时 WPS 表格所做出的反应。"样式"下拉列表中只有 3 个选项,分别为"停止""警告"和"信息",当输入不符合有效性条件的数据时,这 3 个选项分别会弹出如图 6.6、图 6.7 和图 6.8 所示的对话框。

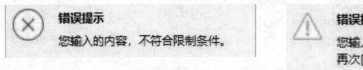

图6.6　"停止"错误提示

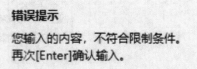

图6.7　"警告"错误提示

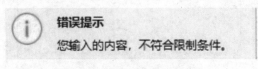

图6.8　"信息"错误提示

6.1.2　数据输入、验证

数据有效性允许设置的条件有以下几种。

1. 任何值

选择这个选项,用户可以在单元格中输入任何数据而不受影响,但其他选项卡的设置依旧保留。如果要把所有选项卡的设置都清除,则可单击"全部清除"按钮。

2. 整数

限制单元格只能输入某一范围的整数。

3. 小数

限制单元格只能输入某一范围的小数(包含该范围内的整数)。

4. 序列

限制单元格只能输入某一特定的序列,可以是单元格引用,也可以手动输入。手动输入如图 6.9 所示,限制单元格只能输入性别"男"或"女",设置结果如图 6.10 所示。

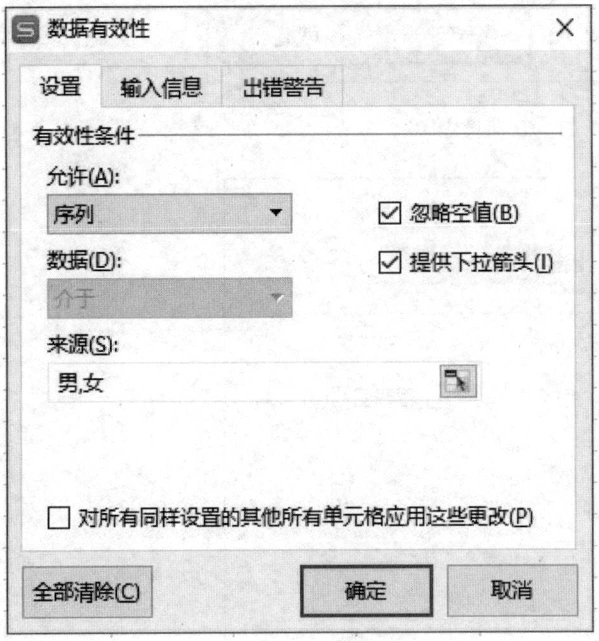

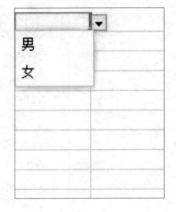

图 6.9　特定序列设置

图 6.10　特定序列设置结果

5. 日期

限制单元格只能输入某个范围内的日期,例如只能输入 2019 年 6 月 1 日至 2020 年 6 月 1 日的日期,如图 6.11 所示。

6. 时间

限制单元格只能输入某个时间段内的时间,例如早读签到时间必须在 8:00 至 8:15,如图 6.12 所示。

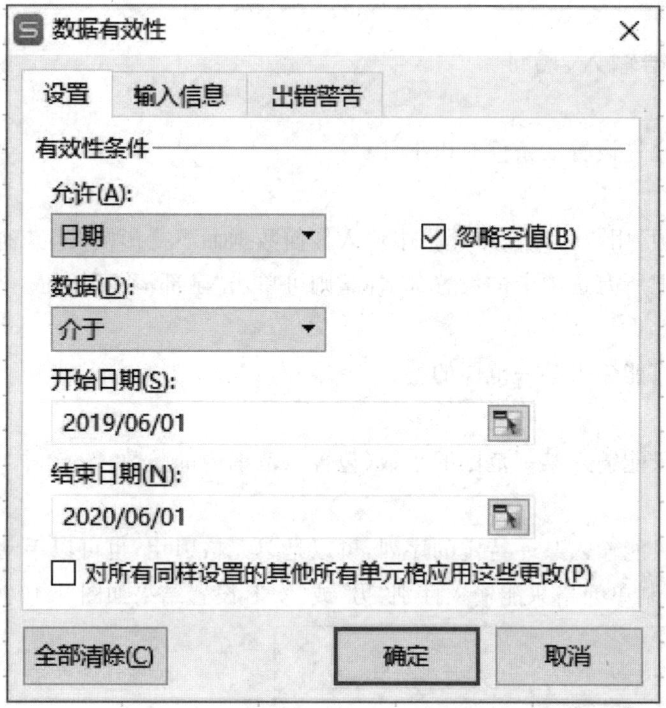

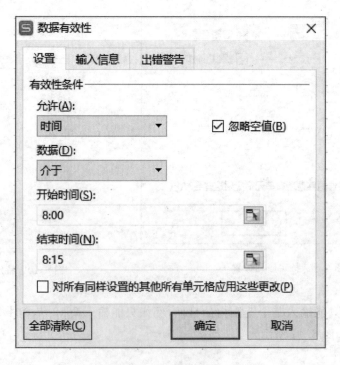

图 6.11　日期设置

图 6.12　时间设置

7. 文本长度

限制单元格可以输入的字符串长度,例如 18 位身份证号码,如图 6.13 所示。

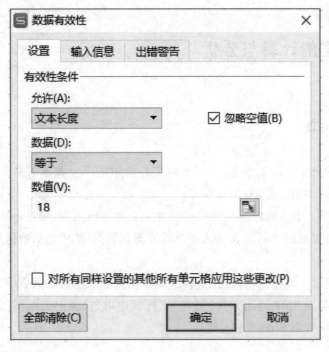

图 6.13　文本长度设置

8. 自定义

用户可以设置比较复杂的限制,例如使用公式进行限制,除了"自定义"外,其他允许条件的设置也都可以通过"自定义"的设置来达到同样的效果。

同步训练

1. 数据有效性对话框共有 3 个选项卡,具体是(　　　)。
   A. 设置 　　　　　　B. 输入信息 　　　　C. 出错警告 　　　　D. 以上都是
2. 该选项卡是数据有效性中最重要的组成部分,具体是(　　　)。
   A. 设置 　　　　　　B. 输入信息 　　　　C. 出错警告 　　　　D. 以上都是

同步训练

3. 该选项卡可以在选定单元格时显示用户预置的特定信息,以提醒用户注意,具体是(　　　)。
   A. 设置 　　　　　　B. 输入信息 　　　　C. 出错警告 　　　　D. 以上都是
4. 该选项卡可以设置当用户输入不符合有效性条件的数据时 WPS 表格所作出的反应,具体是(　　　)。
   A. 设置 　　　　　　B. 输入信息 　　　　C. 出错警告 　　　　D. 以上都是

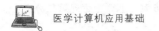

5. 数据有效性允许设置比较复杂的限制,例如使用公式进行限制,具体是( )。
   A. 任何值　　　　　B. 序列　　　　　C. 自定义　　　　　D. 以上都是

6.2 数据的计算与分析

6.2.1 图　表

图表是重要的数据分析工具之一,用于将工作簿中的单一数据表格转换成丰富多样的图形,让数据表达得更加清楚,更加容易理解。

WPS 表格提供了十多种标准类型和多种自定义类型的图表,如柱形图、条形图、折线图及饼图等。用户可以根据不同的表格选择合适的图表类型,使要显示的信息更加突出。

1. 柱形图

柱形图用于显示一段时间内数据的变化,或者描绘各个项目之间数据的不同,是最常用的表格类型之一,如图 6.14 所示。在"图表"工具组中单击"柱形图",可以打开柱形图的子类型菜单,通过它可以创建各种柱形图。

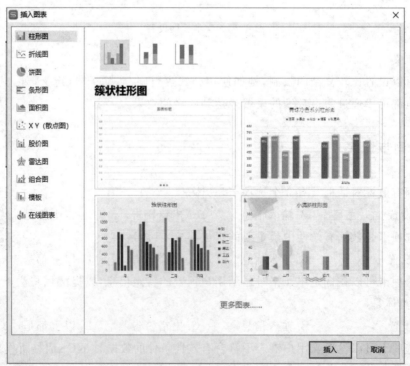

图 6.14　插入图表类型——柱形图

2.条形图

条形图可以看作顺时针旋转 90°后的柱形图,如图 6.15 所示。它用于描绘各项目之间数据的差异情况,常用于分类标签较长的图表绘制,以免出现柱形图中对长分类标签省略的情况。在"图表"工具组中单击"条形图",可以打开条形图的子类型菜单,通过它可以创建各类条形图。

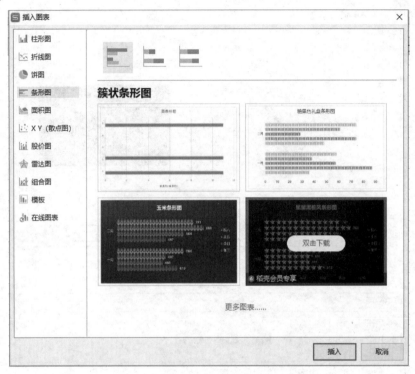

图 6.15　插入图表类型——条形图

3.折线图

折线图用于显示等时间间隔的数据的变化趋势。它强调的是数据的时间性和变动率,如图 6.16 所示。使用折线图可以清晰地显示一组数据随时间的变化过程。在"图表"工具组中单击"折线图",可以打开折线图的子类型菜单,通过它可以创建各类折线图。

4.饼图

饼图用于显示数据系列中各项目数据在总体数据中所占的比例。使用饼图可以清晰地反映出各分项数据在量上的对比关系,如图 6.17 所示。在"图表"工具组中单击"饼图",可以根据需要创建各种饼图。

5.散点图

散点图类似于折线图,用于显示一组数据在某种时间间隔条件下的变化趋势,常用于比较成对的数据,如图 6.18 所示。在"图表"工具组中单击"散点图",可以根据需要创建各种散点图。

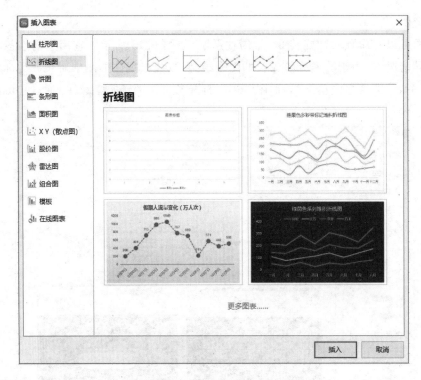

图 6.16　插入图表类型——折线图

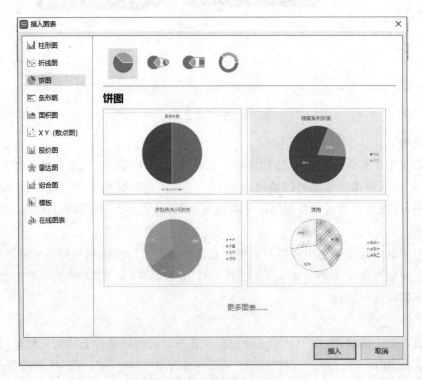

图 6.17　插入图表类型——饼图

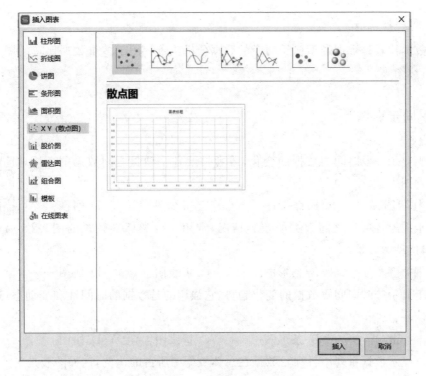

图 6.18　插入图表类型——散点图

6.2.2　数据关系及数据分析

1. 成分

成分用于表示整体的一部分,一般情况下用饼图表示。

2. 排序

排序是根据需要比较的项目数值大小进行排列的,可以按数值从大到小降序排列,或者从小到大升序排列。可排序的图表有柱形图、条形图等。

3. 时间序列

时间序列用于表示某事按一定的时间顺序发展的走势、趋势。按照时间顺序可以制作柱形图,也可以制作折线图。

4. 频率分布

频率分布用于表示各项目、类别间的比较。用于表现频率分布的图表有柱形图、条形图、折线图等。

5. 相关性

相关性用于衡量两大类中各项目间的关系,即观察其中一类的项目大小是否随着另一类项目大小有规律地变化。用于衡量相关性的图表有柱形图、折线图、散点图、气泡图等。

6. 多重数据比较

多重数据比较是数据类型多于两个的数据分析比较。用于多重数据比较的图表有簇状柱形图、雷达图等。

同步训练

同步训练

1. 用于显示一段时间内数据的变化，或者描绘各个项目之间数据的不同，这种图表是（　　）。

A. 柱状图　　　　　B. 条形图　　　　　C. 折线图　　　　　D. 饼图

2. 用于描绘各项目之间数据的差异情况，常用于分类标签较长的图表绘制，这种图表是（　　）。

A. 柱状图　　　　　B. 条形图　　　　　C. 折线图　　　　　D. 饼图

3. 用于显示等时间间隔数据的变化趋势，它强调的是数据的时间性和变动率，这种图表是（　　）。

A. 柱状图　　　　　B. 条形图　　　　　C. 折线图　　　　　D. 饼图

4. 用于显示数据系列中各项目数据在总体数据中所占的比例，这种图表是（　　）。

A. 柱状图　　　　　B. 条形图　　　　　C. 散点图　　　　　D. 饼图

5. 用于显示一组数据在某种时间间隔条件下的变化趋势，常用于比较成对的数据，这种图表是（　　）。

A. 柱状图　　　　　B. 条形图　　　　　C. 散点图　　　　　D. 饼图

6.3　数据的管理与组织

6.3.1　数据排序、筛选、分类汇总

1. 数据排序

对数据进行排序是数据分析不可缺少的组成部分，有助于快速、直观地显示数据，能更好地理解数据及组织并查找所需数据。

用户可以对一列或多列的数据按照文本、数字、日期和时间进行升序或降序排序，虽然大部分的数据是根据"列"排序的，但是也可以根据"行"进行排序。

（1）按列数据的排序

按列数据的排序是指对工作簿中的任一列单元格数据或多列数据进行排序。排序时，最重要的是保持工作簿中数据的对应关系不被打乱，且需要以某种数据的排序进行排列，这

列数据区域被称为关键字。

某医院部分住院患者费用一览表

病人编号	姓名	病区	性别	出生年月	年龄	费用类别	药品费	床位费	治疗费	总费用	报销比例
000005	孙红	外科	女	1996-6-12	23	医保	511.85	300	375.5	1187.35	0.75
000003	李佳佳	儿科	女	2011-7-23	8	自费	812.34	450	631	1893.34	0
000012	马建军	内科	男	1962-11-7	57	医保	591.7	60	1420	2071.7	0.75
000011	林小雪	妇科	女	1983-9-25	36	自费	1111.79	450	812	2373.79	0
000004	杨昆	肾病科	男	1972-3-28	47	医保	1546.21	380	528.5	2454.71	0.75
000015	张华兵	五官科	男	1955-10-7	64	医保	1016.77	480	1155	2651.77	0.75
000002	张华	妇科	女	1982-3-21	37	医保	1267.46	900	1021	3188.46	0.75
000013	王明丽	内科	女	1999-2-10	20	医保	1689.14	480	1062	3231.14	0.75
000008	李鹏成	神经科	男	1950-1-14	69	新农合	1910.1	960	870	3740.1	0.5
000009	张涛华	内科	男	1987-12-9	32	医保	2370.4	860	856	4086.4	0.75
000001	刘晓岚	骨科	男	1975-9-3	44	医保	2268.67	1500	700	4468.67	0.75
000006	牛国刚	内科	男	1967-4-18	52	医保	2357.18	1200	920	4477.18	0.75
000007	马志林	神经科	男	1960-8-11	59	自费	2900.65	1260	800	4960.65	0.75
000010	刘丹	妇科	女	1989-6-9	30	医保	3260.1	720	1660	5640.1	0.75
000014	戚建亚	内科	男	1940-2-15	79	离休	5561.57	960	940.5	7462.07	1

图 6.19　某医院部分住院患者费用一览表

图 6.19 为按列数据排序。在数据表中选中需要排序的全体单元格，然后在"数据"选项卡的"排序和筛选"工具组中单击"排序"按钮，打开"排序"对话框，利用该对话框可以设置排序的依据和序等参数，如图 6.20 所示。

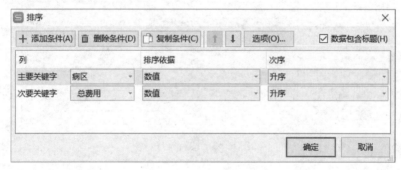

图 6.20　对多列数据进行排序

在"排序"对话框的"主要关键字"下拉列表中选取"病区"，然后在"排序依据"下拉列表中选取"数值"，在"次序"下拉列表中选取"升序"，然后点击"添加条件"按钮，增加"次要关键字"。在"次要关键字"下拉列表中选取"总费用"，在"排序依据"下拉列表中选取"数值"，然后在"次序"下拉列表中选取"升序"，这样操作后，可以按照病区下的总费用值进行从小到大的排序，结果如图 6.21 所示。

某医院部分住院患者费用一览表

病人编号	姓名	病区	性别	出生年月	年龄	费用类别	药品费	床位费	治疗费	总费用	报销比例
000003	李佳佳	儿科	女	2011-7-23	8	自费	812.34	450	631	1893.34	0
000011	林小雪	妇科	女	1983-9-25	36	自费	1111.79	450	812	2373.79	0
000002	张华	妇科	女	1982-3-21	37	医保	1267.46	900	1021	3188.46	0.75
000010	刘丹	妇科	女	1989-6-9	30	医保	3260.1	720	1660	5640.1	0.75
000001	刘晓岚	骨科	男	1975-9-3	44	医保	2268.67	1500	700	4468.67	0.75
000012	马建军	内科	男	1962-11-7	57	医保	591.7	60	1420	2071.7	0.75
000013	王明丽	内科	女	1999-2-10	20	医保	1689.14	480	1062	3231.14	0.75
000009	张涛华	内科	男	1987-12-9	32	医保	2370.4	860	856	4086.4	0.75
000006	牛国刚	内科	男	1967-4-18	52	医保	2357.18	1200	920	4477.18	0.75
000014	戚建亚	内科	男	1940-2-15	79	离休	5561.57	960	940.5	7462.07	1
000008	李鹏成	神经科	男	1950-1-14	69	新农合	1910.1	960	870	3740.1	0.5
000007	马志林	神经科	男	1960-8-11	59	自费	2900.65	1260	800	4960.65	0
000004	杨昆	肾病科	男	1972-3-28	47	医保	1546.21	380	528.5	2454.71	0.75
000005	孙红	外科	女	1996-6-12	23	医保	511.85	300	375.5	1187.35	0.75
000015	张华兵	五官科	男	1955-10-7	64	医保	1016.77	480	1155	2651.77	0.75

图 6.21 按病区下的总费用排序

（2）按行数据的排序

除了常用的按列排序外，也可以使用按行排序。按行排序的主要操作变化，如图 6.22 所示。

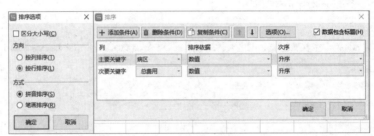

图 6.22 按行排序

单击"选项"按钮，打开"排序选项"对话框，选择"按行排序"，选取的数据就会按行进行排序。

（3）按自定义数据排序

在对数据进行排序时，经常会在排序结果里出现相同的数据，这时就可以使用 WPS 表格提供的自定义排序功能，也就是自行设置多个关键字的优先顺序对数据进行排序，这样就可以根据关键字的优先级对相同的数据进行排序。

在数据表中选中需要排序的全体单元格，然后在"数据"选项卡的"排序"工具组中单击"自定义排序"按钮，打开"排序"对话框，在"次序"下拉列表中选取"自定义序列"，如图 6.23 所示。

在"自定义序列"对话框中的"输入序列"列表框中输入排序序列，然后单击"添加"按钮将其添加到左侧的"自定义序列"列表框中，单击"确定"按钮，工作表将按照设定的次序进行

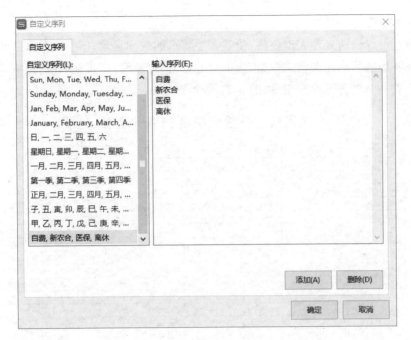

图 6.23　自定义序列排序

排序,结果如图 6.24 所示。

某医院部分住院患者费用一览表

病人编号	姓名	病区	性别	出生年月	年龄	费用类别	药品费	床位费	治疗费	总费用	报销比例
000003	李佳佳	儿科	女	2011-7-23	8	自费	812.34	450	631	1893.34	0
000011	林小雪	妇科	女	1983-9-25	36	自费	1111.79	450	812	2373.79	0
000007	马志林	神经科	男	1960-8-11	59	自费	2900.65	1260	800	4960.65	0
000008	李鹏成	神经科	男	1950-1-14	69	新农合	1910.1	960	870	3740.1	0.5
000005	孙红	外科	女	1996-6-12	23	医保	511.85	300	375.5	1187.35	0.75
000012	马建军	内科	男	1962-11-7	57	医保	591.7	60	1420	2071.7	0.75
000004	杨昆	肾病科	男	1972-3-28	47	医保	1546.21	380	528.5	2454.71	0.75
000015	张华兵	五官科	男	1955-10-7	64	医保	1016.77	480	1155	2651.77	0.75
000002	张华	妇科	女	1982-3-21	37	医保	1267.46	900	1021	3188.46	0.75
000013	王明丽	内科	女	1999-2-10	20	医保	1689.14	480	1062	3231.14	0.75
000009	张涛华	内科	男	1987-12-9	32	医保	2370.4	860	856	4086.4	0.75
000001	刘晓岚	骨科	男	1975-9-3	44	医保	2268.67	1500	700	4468.67	0.75
000006	牛国刚	内科	男	1967-4-18	52	医保	2357.18	1200	920	4477.18	0.75
000010	刘丹	妇科	女	1989-6-9	30	医保	3260.1	720	1660	5640.1	0.75
000014	戚建亚	内科	男	1940-2-15	79	离休	5561.57	960	940.5	7462.07	1

图 6.24　按费用类别排序结果

2. 数据筛选

通过数据筛选操作可以将用户要求的数据显示在工作簿中,将不需要的数据隐藏起来。筛选与排序不同,筛选并不重新排列清单,只是暂时隐藏数据,而且一次只能对一个工作簿的一个数据清单使用筛选命令。

（1）自动筛选

自动筛选可以快速处理大型表格，使其合乎要求的数据显示，不合乎要求的数据隐藏。

选择需要筛选的单元格，在"数据"选项卡上点击"自动筛选"按钮，此时所有表头的字段右侧各会出现一个黑色下拉按钮，如图 6.25 所示。

某医院部分住院患者费用一览表

病人编号	姓名	病区	性别	出生年月	年龄	费用类别	药品费	床位费	治疗费	总费用	报销比例
000003	李佳佳	儿科	女	2011-7-23	8	自费	812.34	450	631	1893.34	0
000011	林小雪	妇科	女	1983-9-25	36	自费	1111.79	450	812	2373.79	0
000007	马志林	神经科	男	1960-8-11	59	自费	2900.65	1260	800	4960.65	0
000008	李鹏成	神经科	男	1950-1-14	69	新农合	1910.1	960	870	3740.1	0.5
000005	孙红	外科	女	1996-6-12	23	医保	511.85	300	375.5	1187.35	0.75
000012	马建军	内科	男	1962-11-7	57	医保	591.7	60	1420	2071.7	0.75
000004	杨昆	肾病科	男	1972-3-28	47	医保	1546.21	380	528.5	2454.71	0.75
000015	张华兵	五官科	男	1955-10-7	64	医保	1016.77	480	1155	2651.77	0.75
000002	张华	妇科	女	1982-3-21	37	医保	1267.46	900	1021	3188.46	0.75
000013	王明丽	内科	女	1999-2-10	20	医保	1689.14	480	1062	3231.14	0.75
000009	张涛华	内科	男	1987-12-9	32	医保	2370.4	860	856	4086.4	0.75
000001	刘晓岚	骨科	男	1975-9-3	44	医保	2268.67	1500	700	4468.67	0.75
000006	牛国刚	内科	男	1967-4-18	52	医保	2357.18	1200	920	4477.18	0.75
000010	刘丹	妇科	女	1989-6-9	30	医保	3260.1	720	1660	5640.1	0.75
000014	戚建亚	内科	男	1940-2-15	79	离休	5561.57	960	940.5	7462.07	1

图 6.25　数据自动筛选

（2）自定义筛选

自定义筛选是在自动筛选操作基础上进行的。

选择需要筛选的单元格，在"数据"选项卡上点击"自动筛选"按钮，点击单元格右侧黑色下拉按钮，单击"数字筛选"按钮，在弹出的下拉列表中选择"自定义筛选"，如图 6.26 所示。

"自定义自动筛选方式"对话框中的两个下拉列表用于选择运算符或者输入具体的数值，并对筛选范围进行约束，"与"和"或"单选框用于设置相应的运算方式，如图 6.27 所示。

3.数据分类汇总

当表格中的记录越来越多而且出现相同类别的记录时，相同项目的记录被集合在一起，分门别类地进行汇总，这就被称作数据的分类汇总。在创建分类汇总之前，应该先对需分类汇总的数据进行排序，然后才能进行分类汇总的操作。

选择需要分类汇总的单元格，在"数据"选项卡单击"分类汇总"按钮，打开"分类汇总"对话框，在"分类字段"里面选择"费用类别"，然后在"汇总方式"里面选择"求和"，在"选定汇总项"列表框中选择"总费用"复选项，选中"替换当前分类汇总"和"汇总结果显示在数据下方"复选项，如图 6.28 所示，工作表中的数据将按照费用类别分为 4 个区域。

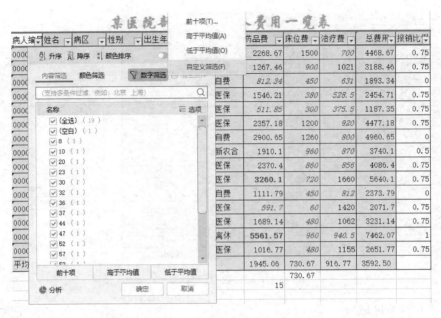

图 6.26　数据自定义筛选

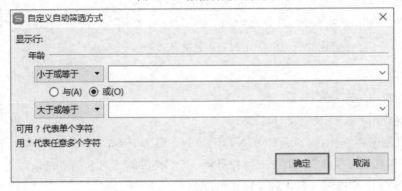

图 6.27　自定义筛选

6.3.2　数据常用的统计分析函数

1.案例引入

【案例6.1】　打开文档"数据管理应用.xlsx",完成下列操作：

(1)利用函数统计出所有患者的总计费用(答题区域在单元格 I26)；

(2)利用函数统计出所有患者的平均费用(答题区域在单元格 I27)；

(3)利用函数统计出各科室患者数量；

(4)利用函数统计出各科室收费情况；

(5)利用查找函数给空白字段"挂号类别含义"补充信息(提示：各挂号类别与含义已附

病人编号	姓名	病区	性别	出生年月	年龄	费用类别	药品费	床位费	治疗费	总费用	报销比例
000014	戚建亚	内科	男	1940-2-15	79	离休	5561.57	960	940.5	7462.07	1
						离休 汇总				7462.07	
000008	李鹏成	神经科	男	1950-1-14	69	新农合	1910.1	960	870	3740.1	0.5
						新农合 汇总				3740.1	
000001	刘晓岚	骨科	男	1975-9-3	44	医保	2268.67	1500	700	4468.67	0.75
000002	张华	妇科	女	1982-3-21	37	医保	1267.46	900	1021	3188.46	0.75
000004	杨昆	肾病科	男	1972-3-28	47	医保	1546.21	380	528.5	2454.71	0.75
000005	孙红	外科	女	1996-6-12	23	医保	511.85	300	375.5	1187.35	0.75
000006	牛国刚	内科	男	1967-4-18	52	医保	2357.18	1200	920	4477.18	0.75
000009	张涛华	内科	男	1987-12-9	32	医保	2370.4	860	856	4086.4	0.75
000010	刘丹	妇科	女	1989-6-9	30	医保	3260.1	720	1660	5640.1	0.75
000012	马建军	内科	男	1962-11-7	57	医保	591.7	60	1420	2071.7	0.75
000013	王明丽	内科	女	1999-2-10	20	医保	1689.14	480	1062	3231.14	0.75
000015	张华兵	五官科	男	1955-10-7	64	医保	1016.77	480	1155	2651.77	0.75
						医保 汇总				33457.48	
000003	李佳佳	儿科	女	2011-7-23	8	自费	812.34	450	631	1893.34	0
000007	马志林	神经科	男	1960-8-11	59	自费	2900.65	1260	800	4960.65	0
000011	林小雪	妇科	女	1983-9-25	36	自费	1111.79	450	812	2373.79	0
						自费 汇总				9227.78	
						总计				53887.43	

图 6.28 数据分类汇总

在 M4:N7 单元格区域);

(6)利用 IF 函数嵌套对各患者的"应缴费用"进行计算。

要求:合计费用大于 2000 元时,应缴费 60%;合计费用为 1000～2000 元时,应缴费 70%;合计费用小于 1000 元时,应缴费 75%。

案例素材

2.操作步骤

(1)总计费用=SUM(I5:I23)。

(2)平均费用=AVERAGE(I5:I23)。

视频:数据管理应用

(3)各科室患者统计:内科=COUNTIF($H$5:$H$23,A26);外科=COUNTIF($H$5:$H$23,A27);妇产科=COUNTIF($H$5:$H$23,A28);儿科=COUNTIF($H$5:$H$23,A29)。

(4)各科室收费统计:内科=SUMIF($H$5:$H$23,D26,$I$5:$I$23);外科=SUMIF($H$5:$H$23,D27,$I$5:$I$23);妇产科=SUMIF($H$5:$H$23,D28,$I$5:$I$23);儿科=SUMIF($H$5:$H$23,D29,$I$5:$I$23)。

(5)挂号类别含义 G5 单元格=VLOOKUP(F5,$M$5:$N$7,2,FALSE)。

(6)应缴费用 G5 单元格=IF[I5>2000,I5*0.6,IF(I5>=1000,I5*0.7,I5*0.75)]。统计完成后如图 6.29 所示。

3.统计分析函数

WPS 表格提供了一个完整的环境,可以建立公式和利用函数进行从简单的加减乘除到复杂的统计分析与科学运算。

(1)SUM 函数。SUM 函数可以用于数据求和,其使用方便灵活,可以用来计算任意选定的单元格或单元格区域中的各数据之和,如图 6.30 所示。SUM 函数格式为 SUM(数值

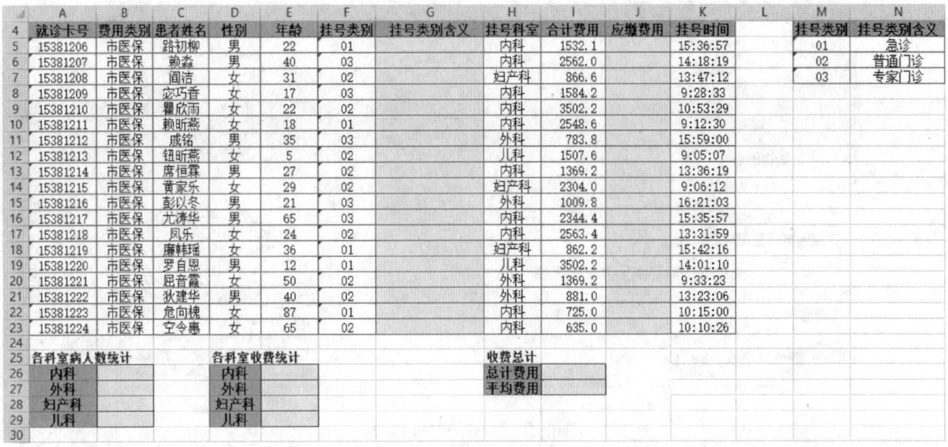

	A	B	C	D	E	F	G	H	I	J	K	L	M	N
4	就诊卡号	费用类别	患者姓名	性别	年龄	挂号类别	挂号类别含义	挂号科室	合计费用	应缴费用	挂号时间		挂号类别	挂号类别含义
5	15381206	市医保	路初柳	男	22	01		内科	1532.1		15:36:57		01	急诊
6	15381207	市医保	赖森	男	40	03		内科	2562.0		14:18:19		02	普通门诊
7	15381208	市医保	阎洁	女	31	02		妇产科	866.6		13:47:12		03	专家门诊
8	15381209	市医保	应巧香	女	17	03		内科	1584.2		9:28:33			
9	15381210	市医保	翟欣雨	女	22	02		内科	3502.2		10:53:29			
10	15381211	市医保	赖昕燕	女	18	01		内科	2548.6		9:12:30			
11	15381212	市医保	咸铭	男	35	03		外科	783.8		15:59:00			
12	15381213	市医保	钮昕燕	女	5	02		儿科	1507.6		9:05:07			
13	15381214	市医保	席恒霏	男	27	02		内科	1369.2		13:36:19			
14	15381215	市医保	黄家乐	女	29	02		妇产科	2304.0		9:06:12			
15	15381216	市医保	彭以冬	男	21	03		外科	1009.8		16:21:03			
16	15381217	市医保	尤涛华	男	65	03		内科	2344.4		15:35:57			
17	15381218	市医保	凤乐	女	24	02		内科	2563.4		13:31:59			
18	15381219	市医保	廉耕瑶	女	36	01		妇产科	862.2		15:42:16			
19	15381220	市医保	罗自恩	男	12	01		儿科	3502.2		14:01:10			
20	15381221	市医保	邑音霍	女	50	02		外科	1369.2		9:33:23			
21	15381222	市医保	狄建华	男	40	02		内科	881.0		13:23:06			
22	15381223	市医保	危向槐	女	87	01		内科	725.0		10:15:00			
23	15381224	市医保	空令惠	女	65	02		内科	635.0		10:10:26			
24														
25	各科室病人数统计			各科室收费统计				收费总计						
26	内科			内科				总计费用						
27	外科			外科				平均费用						
28	妇产科			妇产科										
29	儿科			儿科										
30														

图 6.29　数据管理应用案例完成

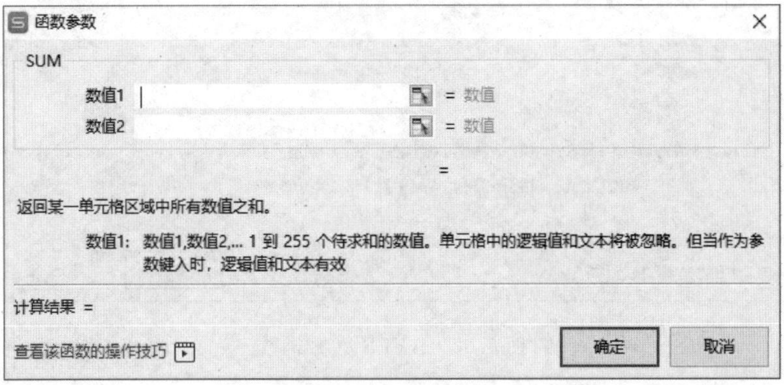

图 6.30　SUM 函数

1,数值 2,…),数值 1,数值 2,…为 1 到 255 个需要求和的参数。

直接键入参数表中的数字、逻辑值及数字的文本表达式将被计算。如果参数为数组或引用,那么只有其中的数字将被计算。数组或引用中的空白单元格、逻辑值、文本或错误值将被忽略。如果参数为错误值或不能转换成数字的文本,那么将会导致错误。

(2)SUMIF 函数。SUMIF 函数用于对符合指定条件的单元格区域内的数值进行求和,如图 6.31 所示。

SUMIF 函数的格式为 SUMIF(区域,条件,求和区域):

区域表示的是条件判断的单元格区域;

条件表示的是指定条件表达式,其形式可以为数字、表达式或文本;

求和区域表示的是需要计算的数值所在的单元格区域。

(3)AVERAGE 函数。AVERAGE 函数用于计算指定参数所对应数值的算术平均值,如图 6.32 所示。AVERAGE 函数的格式为 AVERAGE(数值 1,数值 2,…):数值 1,数值 2,…为 1 到 255 个需要计算平均值的参数。

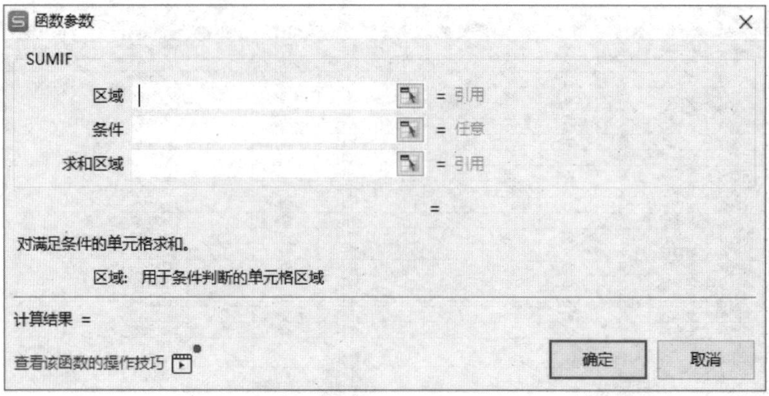

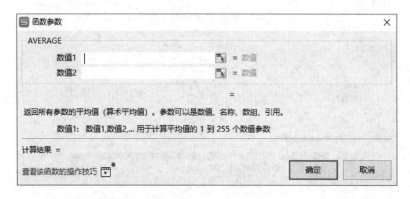

图 6.31　SUMIF 函数

图 6.32　AVERAGE 函数

参数可以是数字,或者是包含数字的名称、数组或引用。如果数组或引用包含文本、逻辑值或空白单元格,则这些值将被忽略;但包含零值的单元格将计算在内。

(4)IF 函数。IF 函数能对满足条件的数据进行处理,若满足条件则输出真值,若不满足条件则输出假值,如图 6.33 所示。

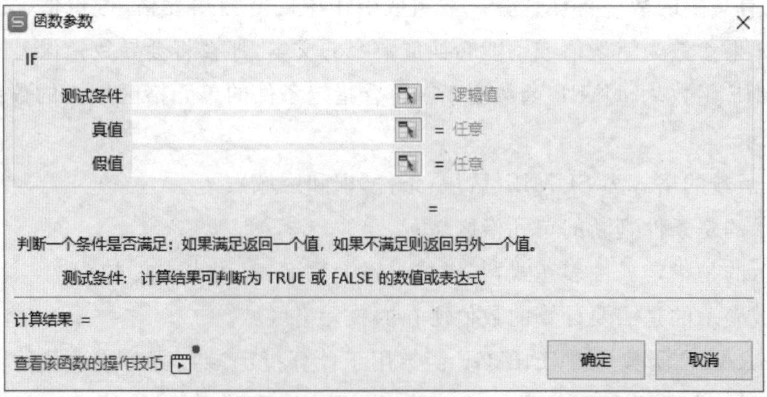

图 6.33　IF 函数

IF 函数格式为 IF(测试条件,真值,假值):

测试条件:必填项,输入需要测试的条件;

真值:必填项,当测试条件的结果为"真"时返回的值;

假值:选填项,当测试条件的结果不满足为"真"时返回的值。

(5)COUNT 函数。COUNT 函数统计参数表中数字和包含数字的单元格个数,如图 6.34 所示。

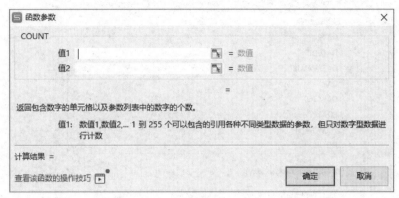

图 6.34　COUNT 函数

COUNT 函数的格式为 COUNT(值 1,值 2,…):数值 1,数值 2,…为 1 到 255 个可以包含的引用各种不同类型数据的参数。

COUNT 函数在计数时,将把数字、日期或以文本代表的数字计算在内;但是错误值或其他无法转换成数字的文字将被忽略。

(6)COUNTIF 函数。COUNTIF 函数对区域中满足指定条件的单元格进行计数,如图 6.35 所示。

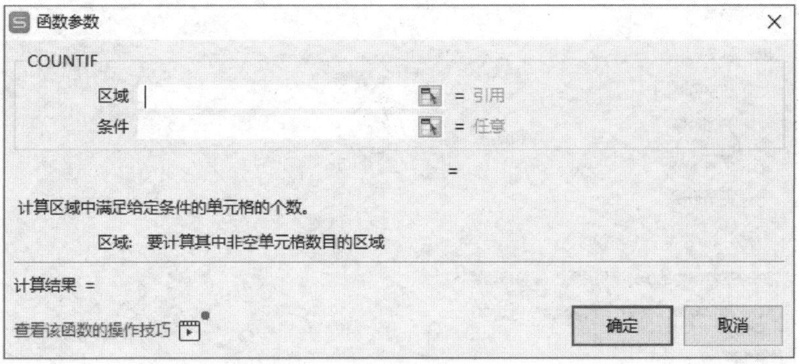

图 6.35　COUNTIF 函数

COUNTIF 函数的格式为 COUNTIF(区域,条件):

区域表示的是需要计算其中满足条件的单元格数目的单元格区域;

条件表示的是计数的条件。

（7）日期与时间函数。日期与时间函数通常是数据分析的重要部分，有 DATE、DAY、MONTH、TODAY、YEAR 等函数，如图 6.36 所示。

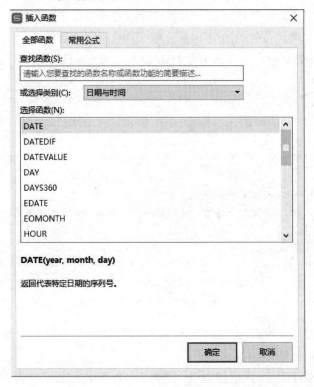

图 6.36　日期与时间函数

（8）REPLACE 函数。REPLACE 函数将某几位的文本以新的字符串替换，如图 6.37 所示。

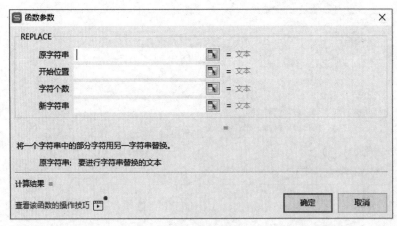

图 6.37　REPLACE 函数

REPLACE 函数的格式为 REPLACE（原字符串，开始位置，字符个数，新字符串）：

原字符串：原始的文本数据；

开始位置：设置从原字符串的第几个字符位置开始替换；

字符个数：设置共有多少字符被替换；

新字符串：用来替换的新字符串。

（9）VLOOKUP 函数。VLOOKUP 函数从一个数组或表格的最左列中查找含有特定值的字段，再返回同一列中某一指定单元格中的值，如图 6.38 所示。

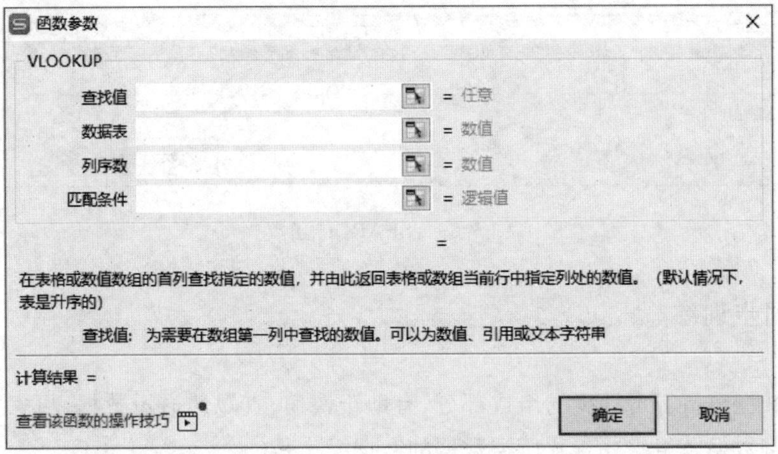

图 6.38　VLOOKUP 函数

VLOOKUP 函数的格式为 VLOOKUP（查找值，数据表，列序数，匹配条件）：

查找值：要在数组中搜索的数据，它可以是数值、引用地址或文字字符串；

数据表：要搜索的数据表格、数组或数据库；

列序数：一个数字，代表要返回的值位于数据表中的第几列；

匹配条件：逻辑值，如为 false 或 0，则返回精确匹配；如找不到，则返回错误值 ♯N/A；如为 TRUE 或 1，则查找近似匹配值；如果省略，则默认为近似匹配。

（10）SEARCH 函数。SEARCH 函数用来返回指定的字符串在原始字符串中首次出现的位置，如图 6.39 所示。

SEARCH 函数的格式为 SEARCH（要查找的字符串，被查找字符串，开始位置）：

要查找的字符串：要查找的文本字符串；

被查找字符串：要在哪一个字符串查找；

开始位置：从被查找字符串的第几个字符开始查找。

可使用通配符号"?"和" ＊ "。其中问号"?"可代表任何一个字符，而星号" ＊ "可代表任何字符串。

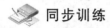

图 6.39　SEARCH 函数

同步训练

1.作为数据分析不可缺少的组成部分,有助于快速、直观地显示数据,更好地理解数据及组织并查找所需数据的数据操作是(　　)。
   A.数据排序　　　　B.筛选　　　　C.分类汇总　　　D.以上都是

同步训练

2.用于将用户要求的数据显示在工作簿中,将不需要的数据隐藏起来的数据操作是(　　)。
   A.数据排序　　　　B.筛选　　　　C.分类汇总　　　D.以上都是

3.用于对符合指定条件的单元格区域内的数值进行求和的函数是(　　)。
   A.SUM 函数　　　B.SUMIF 函数　　C.COUNT 函数　　D.COUNTIF 函数

4.用于对区域中满足指定条件的单元格进行计数的函数是(　　)。
   A.SUM 函数　　　B.SUMIF 函数　　C.COUNT 函数　　D.COUNTIF 函数

5.用于返回指定的字符串在原始字符串中首次出现的位置的函数是(　　)。
   A.VLOOKUP 函数　　　　　　　　B.SEARCH 函数
   C.COUNT 函数　　　　　　　　　D.REPLACE 函数

6.4　图表可视化

案例素材

6.4.1　数据透视表

1.案例引入

【案例 6.2】　打开文档"数据透视表应用.xlsx",完成下列操作:创建数据透视表,显示

A,B,C 三个地区每月出售的不同水果的销量总计。

视频：数据
透视表应用

2.操作步骤

选中任一单元格，在"插入"选项卡中单击"数据透视表"，弹出"创建数据透视表"对话框，选中"请选择单元格区域"单选项，系统自动选择当前数据区域（如果需要修改数据区域的范围，则可以在"请选择单元格区域"重新选择），如图 6.40 所示。

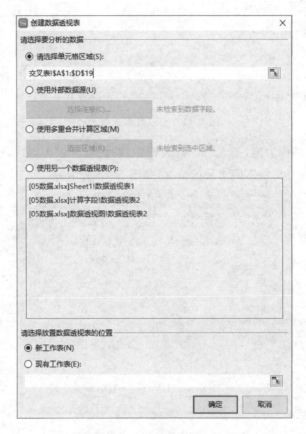

图 6.40　创建数据透视表

在"请选择放置数据透视表的位置"栏中选择"新工作表"单选项，然后单击"确定"按钮。打开一个新建的工作表，这是一个空白的数据透视表，在没有添加字段之前，只有一些提示信息，如图 6.41 所示。

"数据透视表区域"窗格的"筛选器"，将作为分类显示（筛选）依据的字段；"数据透视表区域"窗格的"行"，将作为横向分类依据的字段；"数据透视表区域"窗格的"列"，将作为纵向分类依据的字段；"数据透视表区域"窗格的"值"，将作为统计汇总依据的字段，汇总的方式有计数、求和、平均值、最大值、最小值、方差等统计指标。

按照表格显示内容，将"字段列表"列表框中的内容分别添加到"筛选器""行""列"和"值"列表框中：把"月份"和"地区"作为行，拖入"行"列表框中；把"水果"作为列，拖入"列"列

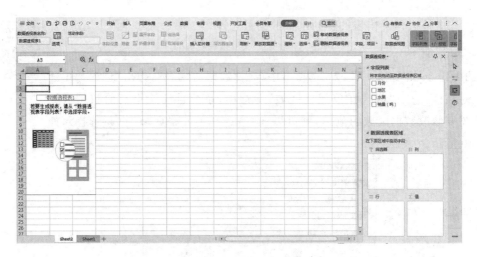

图 6.41　空白数据透视表

表框中;把"销量(吨)"作为值,拖入"值"列表框中,并设置为求和,数据透视表设置完成,该表展示了三个地区每月出售不同水果的情况,如图 6.42 所示。

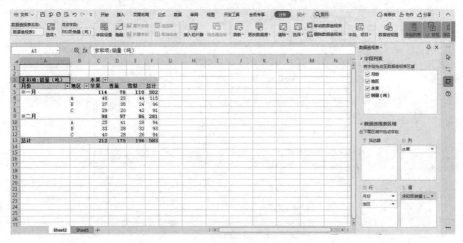

图 6.42　三个地区每月水果销售统计

3.数据透视表

数据透视表是对数据排序和数据分类汇总的综合运用,是对具有多个字段的一组数据进行立体的分析汇总,用于对多种来源的数据进行汇总和分析,从而可以快速合并和比较大量的数据。数据规模越大,分类汇总的意义显得越突出。

数据透视表是一个经过重新组织的表格,它从外表来看与一般工作表没有什么两样,但是却不能在其单元格里面直接输入或修改数据。数据透视表主要具有以下功能:以多种方式查询大量数据;对数据进行分类汇总和聚合,创建自定义计算或公式;按照级别展开或折叠数据,查看感兴趣的数据区域;将行移动到列或者将列移动到行,查看源数据的不同汇总;对最关注的数据子集进行筛选、排序和分组等操作。

6.4.2　数据透视图

1.案例引入

【**案例 6.3**】　打开文档"数据透视图应用.xlsx",完成下列操作:创建数据
透视图,显示 A,B,C 三个地区每月出售的不同水果的销量总计。

案例素材

2.操作步骤

参考【案例 6.2】完成数据透视表。

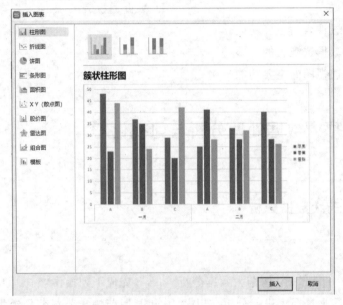

图 6.43　"插入图表"对话框

选中数据透视表,在"分析"选项卡中单击"数据透视图"按钮,打开"插入图表"对话框,
选择合适的图表类型,如图 6.43 所示,然后单击"插入"按钮,最后生成的数据透视图,如图
6.44 所示。

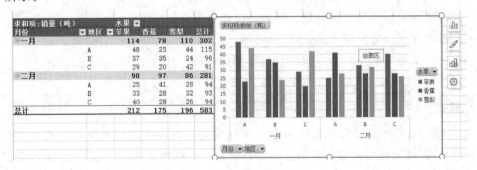

图 6.44　水果销售数据透视图

3.数据透视图

表格虽然有完整的数据,但是展示效果往往不如图。针对数据透视表,WPS表格也有数据透视图与之结合,从而得到报表的另一种输出方式。

 同步训练

1.对数据排序和数据分类汇总进行综合运用的是( )。

    A.数据排序   B.数据筛选

    C.分类汇总   D.数据透视表

2.简述数据透视表的主要功能。

3.简述创建数据透视表的步骤。

4.简述数据透视图的主要功能。

同步训练

6.5 医疗大数据处理分析与可视化

案例素材

6.5.1 医药大数据分析

1.案例引入

【案例6.4】 打开文档"医药大数据分析.xlsx",完成下列操作:

根据学过的数据透视表进行分析。以2010年某医药销售公司药品销售明细数据为例,如图6.45所示。

从此表中我们需要了解以下几个关于公司运营的问题:

(1) 2010年总销量是多少?总销售额是多少?

(2) 2010年A、B、C三地区的销量及销售额各是多少?

(3) 2010年哪种产品销量最好?哪种产品销量最差?

(4) 2010年各业务员中谁的业绩(销售额)最好?谁的业绩(销售额)最差?

(5) 2010年公司哪个月的业绩(销售额)最好?哪个月的业绩(销售额)最差?

(6) 2010年B地区业务员王五的复方南板蓝根片的销量是多少?

视频:医药
大数据分析

2.操作步骤

(1) 计算2010年总销量和总销售额。在创建好空白数据透视表框架的基础上,将"销量"与"销售额"两个字段拖至值汇总区域,把"销量"与"销售额"字段的汇总方式在它们各自的"值字段设置"功能中都设置为求和,如图6.46所示。

(2) 计算2010年A,B,C三地区的销量及销售额。在第一个问题的数据透视表中增加

	A	B	C	D	E	F	G
1	日期	地区	业务员	品名	销量/个	单价/元	销售额/元
2	2010-1-6	A	张三	盐酸曲美他片	95	25	2375
3	2010-1-23	B	王五	泮托拉唑钠肠溶胶囊	50	35	1750
4	2010-2-9	B	周六	泮托拉唑钠肠溶胶囊	36	35	1260
5	2010-2-26	B	周六	硝苯地平控释片	360	15	5400
6	2010-3-15	C	田七	盐酸曲美他嗪片	600	25	15000
7	2010-4-1	A	李四	复方南板蓝根片	930	0.5	465
8	2010-4-18	B	周六	盐酸曲美他嗪片	740	25	18500
9	2010-5-5	B	周六	泮托拉唑钠肠溶胶囊	960	35	33600
10	2010-5-22	C	田七	泮托拉唑钠肠溶胶囊	530	35	18550
11	2010-6-8	A	李四	硝苯地平控释片	410	15	6150
12	2010-6-25	B	王五	盐酸曲美他嗪片	940	25	23500
13	2010-7-12	A	张三	复方南板蓝根片	280	0.5	140
14	2010-7-29	A	张三	盐酸曲美他嗪片	81	25	2025
15	2010-8-15	A	张三	泮托拉唑钠肠溶胶囊	35	35	1225
16	2010-9-1	B	周六	泮托拉唑钠肠溶胶囊	65	35	2275
17	2010-9-18	A	李四	硝苯地平控释片	93	15	1395
18	2010-10-5	B	周六	盐酸曲美他嗪片	28	25	700
19	2010-10-22	A	李四	复方南板蓝根片	640	0.5	320
20	2010-11-8	A	李四	盐酸曲美他嗪片	870	25	21750
21	2010-11-25	B	周六	泮托拉唑钠肠溶胶囊	620	35	21700
22	2010-12-12	B	周六	泮托拉唑钠肠溶胶囊	550	35	19250
23	2010-12-29	A	李四	硝苯地平控释片	74	15	1110
24	2010-1-15	B	王五	盐酸曲美他嗪片	46	25	1150
25	2010-2-1	B	王五	复方南板蓝根片	870	0.5	435
26	2010-2-18	A	张三	盐酸曲美他嗪片	32	25	800
27	2010-3-7	C	赵大	泮托拉唑钠肠溶胶囊	70	35	2450
28	2010-3-24	B	王五	泮托拉唑钠肠溶胶囊	50	35	1750
29	2010-4-10	B	王五	泮托拉唑钠肠溶胶囊	66	35	2310
30	2010-4-27	A	李四	硝苯地平控释片	96	15	1440
31	2010-5-14	B	周六	硝苯地平控释片	53	15	795
32	2010-5-31	B	周六	盐酸曲美他嗪片	80	25	2000
33	2010-6-17	B	周六	盐酸曲美他嗪片	27	25	675
34	2010-7-4	A	李四	复方南板蓝根片	620	0.5	310
35	2010-7-21	B	周六	复方南板蓝根片	550	0.5	275
36	2010-8-7	B	周六	盐酸曲美他嗪片	42	25	1050
37	2010-8-24	C	田七	盐酸曲美他嗪片	76	25	1900
38	2010-9-10	B	王五	泮托拉唑钠肠溶胶囊	69	35	2415
39	2010-9-27	C	赵大	泮托拉唑钠肠溶胶囊	76	35	2660
40	2010-10-14	C	赵大	泮托拉唑钠肠溶胶囊	57	35	1995
41	2010-10-31	B	王五	泮托拉唑钠肠溶胶囊	47	35	1645
42	2010-11-17	B	王五	硝苯地平控释片	110	15	1650
43	2010-12-4	B	王五	硝苯地平控释片	94	15	1410
44	2010-12-21	B	周六	硝苯地平控释片	28	15	420
45							

图 6.45　某医药销售公司药品销售明细数据

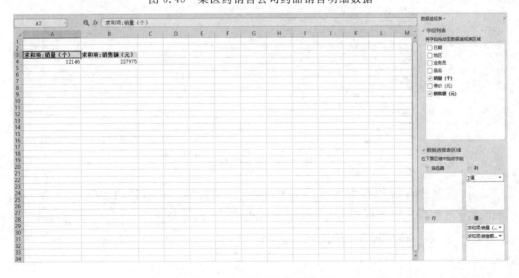

图 6.46　总销量和总销售额

一个"地区"维度,也就是将"地区"字段拖至行标签区域,如图 6.47 所示。

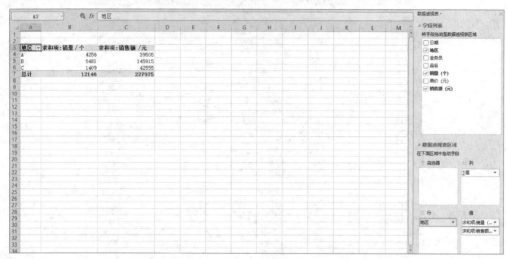

图 6.47　三个地区总销量及销售额

（3）计算后得出 2010 年哪种产品销量最好,哪种产品销量最差。在创建好空白数据透视表框架的基础上,将"销量"字段拖至值汇总区域,把"销量"字段的汇总方式在"值字段设置"功能中设置为求和,将"品名"字段拖至行标签区域,如图 6.48 所示。

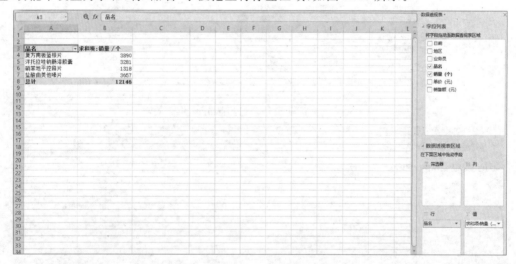

图 6.48　各产品销量

（4）计算后得出 2010 年各业务员中谁的业绩（销售额）最好,谁的业绩（销售额）最差。在创建好空白数据透视表框架的基础上,将"销售额"字段拖至值汇总区域,把"销售额"字段的汇总方式在"值字段设置"功能中设置为求和,将"业务员"字段拖至行标签区域,如图 6.49 所示。

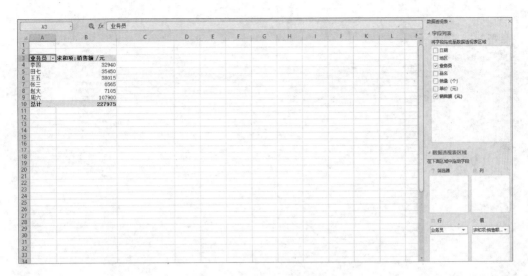

图 6.49 各业务员的销售额

　　(5) 计算后得出 2010 年公司哪个月的业绩(销售额)最好,哪个月的业绩(销售额)最差。在创建好空白数据透视表框架的基础上,将"销售额"字段拖至值汇总区域,把"销售额"字段的汇总方式在"值字段设置"功能中设置为求和,将"日期"字段拖至行标签区域,如图 6.50 所示。

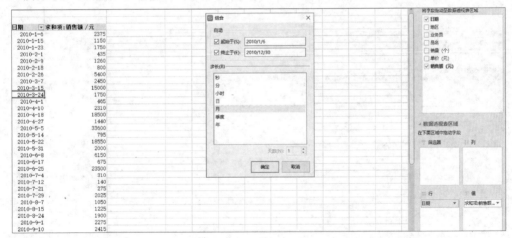

图 6.50 公司各月的销售额

　　右击"行标签"项目的任一单元格,弹出快捷菜单,选择"组合"。在弹出的"组合"对话框中的"步长"项中,选择"月"并点击"确定"按钮,如图 6.51 所示。

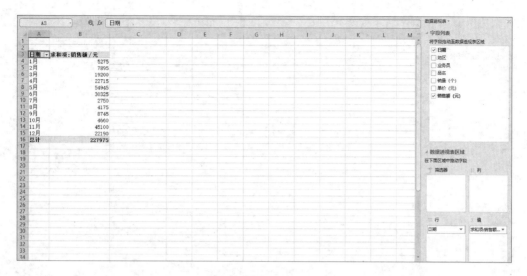

图 6.51 设置组合步长

(6) 计算 2010 年 B 地区业务员王五的复方南板蓝根片销量。用数据透视表做出所有业务员及所有产品的销售情况，找出所要的信息。在创建的空白数据透视表框架中，将"销量"字段拖至值汇总区域，把"销量"字段的汇总方式在"值字段设置"功能中设置为求和，将"地区"字段和"业务员"字段拖至行标签区域，将"品名"字段拖至列标签区域，如图 6.52所示。

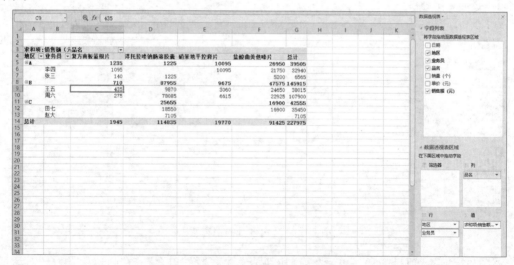

图 6.52 B 地区王五的复方南板蓝根片销量

6.5.2　医药大数据应用

案例素材

1. 案例引入

【案例 6.5】　打开文档“医药大数据应用.xlsx”,完成下列任务:

(1)利用数据透视表计算每位患者的合计费用和日平均费用,如图 6.53 所示。

(2)利用切片器查看每位患者的合计费用和日平均费用。

视频:医药大数据应用

2. 操作步骤

(1) 利用数据透视表计算每位患者的合计费用和日平均费用。在创建的空白数据透视表框架中,将“检查费”“药费”“手术费”“诊疗费”等字段拖至值汇总区域,把“检查费”“药费”“手术费”“诊疗费”字段的汇总方式在“值字段设置”功能中设置为求和,将“姓名”字段拖至行标签区域,如图 6.54 所示。

某医院某月住院患者相关数据统计表

身份证号码	姓名	性别	出生年月	科别	疾病名称	住院天数	检查费	药费	手术费	诊疗费
61010319690	张济民	男	1969-2-15	内科	病毒性肝炎	23	361.3	4039	0	599.2
33232819720	王　鹏	男	1972-4-20	内科	侵润性肺结核	17	256	2325.6	0	617
56215219531	李英堂	男	1953-11-24	外科	脑外伤	26	773.5	3997	1847.2	1528
62110619860	刘时雨	女	1986-7-9	内科	急性心肌梗塞	14	379	4304	0	8429
11036319941	白珍玲	女	1994-10-14	内科	细菌性肺炎	12	199	1764	0	598.5
43210019880	刘佳佳	男	1988-4-26	外科	胆囊息肉	12	192	1143.7	1362	809
61010319701	孙莲	女	1970-11-13	外科	急性阑尾炎	9	113.7	1038	1373	306
50330719541	张柱信	男	1954-12-3	内科	脑出血	17	332	4231	0	929
61010419790	王展发	男	1979-5-6	内科	脑梗塞	15	328	3765	0	905
86253619860	李一方	男	1986-4-3	内科	急性白血病	23	514.2	6089	0	1481
78312119751	郭理新	男	1975-10-13	外科	腹股沟疝	8	132	718.3	746.9	363
53320619820	张永年	男	1982-2-15	外科	胃恶性肿瘤	20	406	5658	1312	1444
46240119620	王梅英	女	1962-9-12	妇产科	子宫肌瘤	12	213	1141	1460	634.6
61130219901	任红花	女	1990-11-7	妇产科	刮宫产	9	373.7	928.6	722.5	1055
35013220110	高校民	男	2011-5-17	儿科	支气管肺炎	7	120	599	0	131.8
61356220100	郭彩玲	女	2010-7-10	儿科	感染性腹泻	6	66.5	380.3	0	137

图 6.53　住院患者相关数据统计表

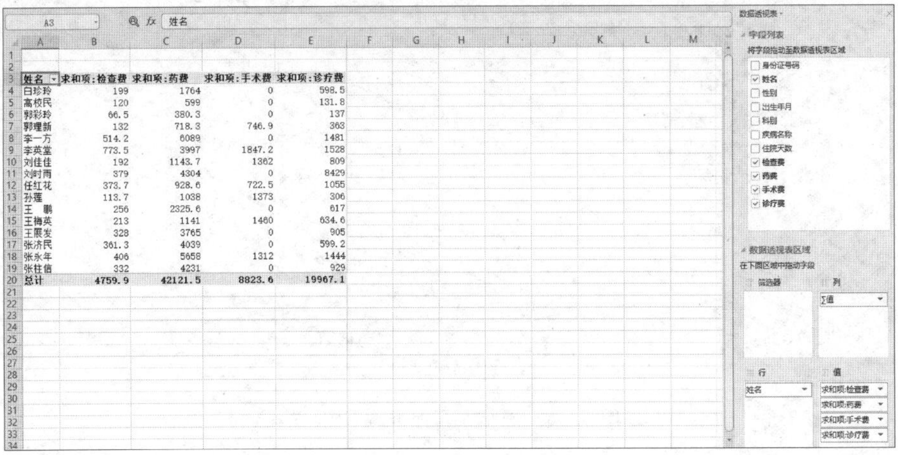

姓名	求和项:检查费	求和项:药费	求和项:手术费	求和项:诊疗费
白珍玲	199	1764	0	598.5
高校民	120	599	0	131.8
郭彩玲	66.5	380.3	0	137
郭理新	132	718.3	746.9	363
李一方	514.2	6089	0	1481
李英堂	773.5	3997	1847.2	1528
刘佳佳	192	1143.7	1362	809
刘时雨	379	4304	0	8429
任红花	373.7	928.6	722.5	1055
孙莲	113.7	1038	1373	306
王　鹏	256	2325.6	0	617
王梅英	213	1141	1460	634.6
王展发	328	3765	0	905
张济民	361.3	4039	0	599.2
张永年	406	5658	1312	1444
张柱信	332	4231	0	929
总计	4759.9	42121.5	8823.6	19967.1

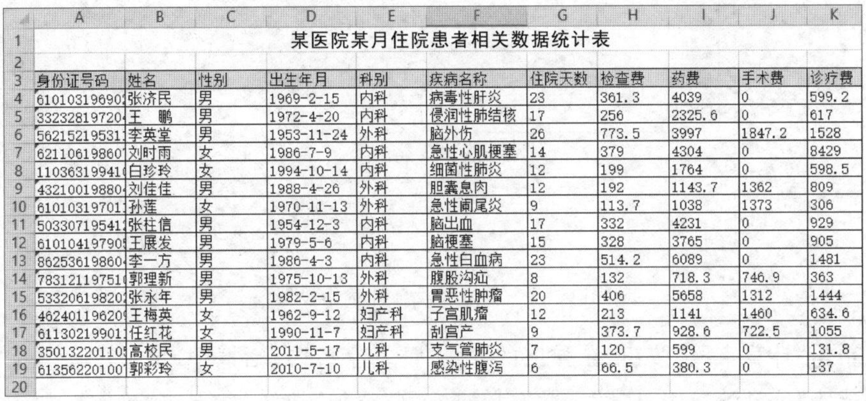

图 6.54　每位患者的合计费用

然后引入计算字段,计算字段是虚拟的字段,不会出现在源数据当中,但它可以当作普通字段来使用。添加计算字段相当于在数据透视表中添加了一个新的数据列。

在"分析"选项卡下的"字段、项目"组中,单击"计算字段"按钮,在弹出的"插入计算字段"对话框中,填写字段名称"合计费用",公式为"＝检查费＋药费＋手术费＋诊疗费",单击右侧"添加"按钮,并点击"确定",然后把值显示方式设置为保留两位小数的数字,如图 6.55 所示。

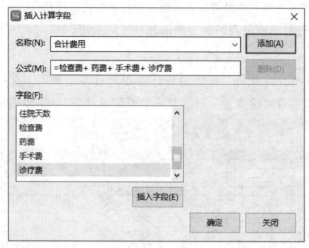

图 6.55 虚拟字段合计费用设置

再次单击"计算字段"按钮,在弹出的"插入计算字段"对话框中,填写字段名称"日平均费用",公式为"＝合计费用/住院天数",单击右侧"添加"按钮,并点击"确定",如图 6.56 所示,然后把值显示方式设置为保留两位小数的数字。

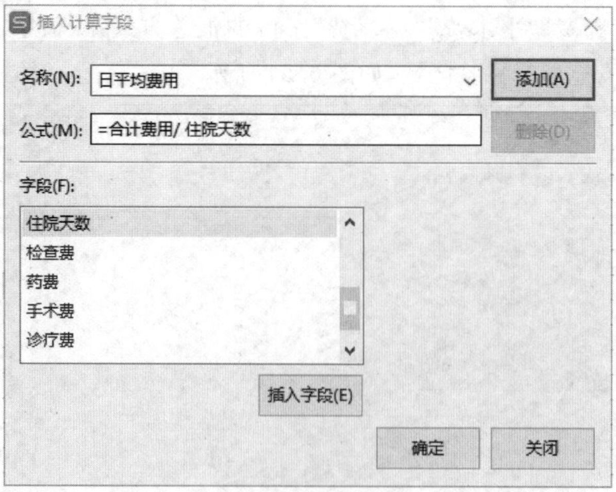

图 6.56 虚拟字段平均费用设置

通过上式设置,数据透视表就能计算每位患者的合计费用和日平均费用,如图 6.57

所示。

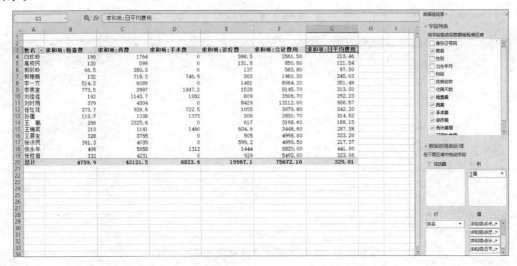

图 6.57　展示每位患者的合计费用和日平均费用

（2）利用切片器查看每位患者的合计费用和日平均费用。切片器是数据图形化的筛选器，可以对字段项进行筛选。每一个切片器对应数据透视表中的一个字段，相比普通筛选器，它能提供更加方便、灵活的功能。单击任意数据透视表区域，在"分析"选项卡单击"插入切片器"按钮，在弹出的"插入切片器"对话框中，选择"姓名"选项，如图 6.58 所示。

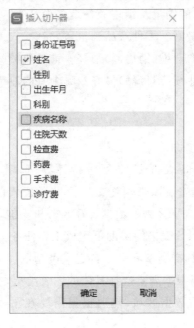

图 6.58　"插入切片器"对话框

单击"确定"按钮，数据透视表中的切片器就能个性化展示每位患者的合计费用和日平均费用，按"Ctrl"键还可以选择多位患者，如图 6.59 所示。

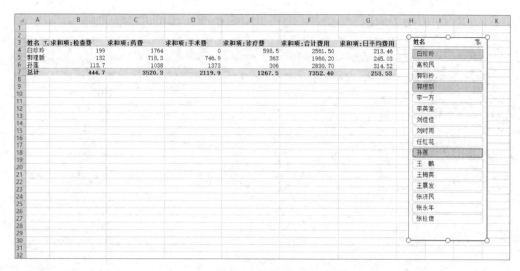

图 6.59　个性化展示合计费用和平均费用

 同步训练

练习本节【案例 6.4】,熟练应用表格操作:

1. 2010 年总销量是多少? 总销售额是多少?

2. 2010 年 A,B,C 三地区的销量及销售额各是多少?

3. 2010 年哪种产品销量最好? 哪种产品销量最差?

4. 2010 年各业务员中谁的业绩(销售额)最好? 谁的业绩(销售额)最差?

5. 2010 年公司哪个月的业绩(销售额)最好? 哪个月的业绩(销售额)最差?

同步训练

小　结

本章介绍了如何利用 WPS 表格 2019 版进行计算、管理、分析和图形化显示等操作。WPS 表格 2019 版是个人电脑普及以来用途最广泛的办公软件组件之一,为用户提供了一个数据计算与分析的平台,集成了优秀的数据计算与分析功能,让用户完全可以按照自己的思路来创建电子表格,并在 WPS 表格的协助下完成工作任务。

WPS 表格提供了十余种标准类型和多个自定义类型的图表,如柱形图、条形图、折线图及饼图等。用户在设计时可以根据需要选择具体的图表类型,在创建图表前,首先需要在数据表中选定创建图表所使用的数据区域,然后根据需要在图表上添加标题、为标题设置格式、调整图表外观样式等。

在工作表中除了能创建和编辑图表外,还可以绘制各种漂亮的图形,或者插入图形文件和艺术字,使工作表看起来更加美观。绘制图形后,用户还可以根据设计需要对其进行编辑操作。数据排序时,首先需要指定排序的依据,排序关键字有主要关键字和次要关键字之分。首先按照主要关键字排序,当两个数据对应的主要关键字相同时,再依据次要关键字排序。通过数据筛选可以定义筛选条件,从大量数据中筛选出符合要求的数据。当工作表中的数据量很大时,通过分类汇总的方法可以将相同项目的记录集合在一起,分门别类地进行汇总,以便查阅数据和总结数据。

数据透视是一种可以快速汇总大量数据的交互式方法,数据透视表是对具有多个字段的一组数据进行多维度的汇总分析,可以对多种数据源的数据进行汇总和分析,能够快速合并和比较大量的数据。数据透视图的展示效果更加直观,是处理大批量数据的强有力工具。

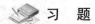 习　题

简答题

1. 总结 WPS 表格中常用函数的用途和使用方法。

2. 数据排序有何意义?在工作表中有哪些数据排序方法?

3. 数据筛选主要有哪些步骤?

4. 数据透视表有何用途?怎样创建数据透视表?

5. 动手模拟本章的实例,总结创建电子表格的基本经验和技巧。

课后作业

第 7 章　医学多媒体基础及应用

利用计算机技术对医学数据进行处理,实质上是对各种类型的多媒体数据进行处理,因此有必要了解多媒体的基本概念与关键技术,认识医学应用中多媒体数据的种类,进而熟悉多媒体技术在医学领域的应用,以及对医学多媒体数据进行处理的过程,从而对医学多媒体技术的发展趋势有更为深入的理解。

视频:医学多媒体

本章将详细介绍多媒体的基本概念与关键技术,通过多个示例展示多媒体技术在医学数据处理过程中的应用,对多媒体技术的发展进行客观全面的介绍。

学习目标:

➤ 掌握多媒体的概念
➤ 理解不同类型媒体数据的表示
➤ 了解多媒体技术在医学领域的应用现状
➤ 掌握常见的多媒体工具在医学应用中的使用方法

7.1　多媒体概述

视频:多媒体素材展示

多媒体技术是当今信息技术领域发展最快、最活跃的内容之一,与各行各业的联系日益紧密,尤其是在医学领域中更是体现了其独特的价值。

多媒体一词出现于 20 世纪 80 年代,由"多"和"媒体"两词复合而成。媒体原有两重含义:一是指存储信息的实体,如磁盘、光盘、磁带、半导体存储器、网络云存储等,中文译作媒质;二是指传递信息的载体,如数字、文字、声音、图形图像、视频等,中文译作媒介。与多媒体对应的一词是单媒体。从字面上看,多媒体就是由单媒体有机集成,融合两种以上媒体的人机间进行交互式信息交流和传播的媒体。

多媒体具有以下五个特征:

1. 信息载体的多样性

信息载体的多样性是相对于计算机而言的。人类主要通过视觉、听觉、嗅觉、味觉与触觉感知外界的信息,其中,视觉、听觉、嗅觉获得的信息量可占信息总量的 95% 左右。现在,随着计算机技术的发展,计算机能够模拟人类实现多种类型信息的输入,通过传感器,也能够实现包括视觉、听觉、嗅觉、味觉和触觉的信息输入,但其整体处理水平距离人类处理复杂信息的水平,尚有一段不小的差距。这些通过单独通道获取的信息经过处理后会形成有机多媒体信息,这就是计算机多媒体处理技术。将多样性的媒体数据有机地结合起来,进行集成,从而构建起由文字、图片、视频、音乐组合而成的多维度、生动、立体的多媒体信息。

2. 多媒体的交互性

多媒体的交互性是指用户可以与计算机的多种信息媒体进行交互操作,实现有效的信息输入/输出操作,进而为用户提供更加有效的控制和使用信息的手段。借助于这种交互性,人们可以通过检索、提问、行为识别等多种手段更主动地获取信息。

除了传统的以鼠标、键盘为代表的输入设备,新一代人机交互技术还可以利用类型丰富的传感器设备,如各种摄像头、麦克风、触摸屏等,采集人体的运动、声音、手势等信息,根据人的行为指令做出交互反应,提高交互过程的沉浸感、交互感和真实感。

3. 多媒体的集成性

多媒体的集成性是指以计算机为中心综合处理多种信息媒体,它包括信息媒体的集成和处理这些媒体的设备的集成。多媒体信息表达的集成性表示可以通过多通道统一采集、加工处理、存储传输图、文、声音、图形图像、视频等多种信息,充分利用各种媒体设备间的协同关系,形成统一的整体,提高信息采集处理的质量。

4. 多媒体信息的数字化

利用计算机对多媒体信息进行处理,即将现实世界中通过各种通道获取的模拟信号转化为数字信号,需要对这些信号进行一系列的处理,以最大化保持源信号的质量,并能提供高效、准确的处理,以满足人类对这些信息表达和呈现的要求。

5. 多媒体信息的实时性

多媒体信息的实时性是指声音、动态图像(视频)随时间变化,各种信息有机结合、同步出现。随着网络技术的发展,人们对媒体信息传输的速率和质量有了更高的要求。在资源有限的网络环境下,如何使包括图像、音频、视频等在内的多媒体信息实现稳定、可靠的传输,是多媒体技术发展中的一个关键性问题。目前采用的主流技术是流媒体技术,其体系构成包括:用于创建、捕捉和编辑多媒体数据的编码工具;用于存放和控制流媒体数据的服务器;在不同网络条件下进行数据传输的网络协议以及供客户端浏览流媒体文件的播放器。

7.1.1　多媒体关键技术

多媒体技术(Multimedia Technology)是融合了计算机、通信、网络、图形图像、声学等多种技术的综合性技术。其关键技术包括:多媒体信息采集技术、多媒体信息处理技术、多媒体数据存储与传输技术、分布式多媒体技术、虚拟现实技术等。

多媒体信息采集技术主要包含：图像信息采集、声音录制、遥感信号采集、视频信号采集等；涉及的硬件主要有视频卡、传感器、摄像仪、扫描仪、CT、MR、超声波、内窥镜等多种设备；涉及的领域主要包括军事演习、工业自动化、信息传输、视频智能分析等；跨越的学科包括光学、物理学、电学、电子信息、信息处理、计算机多媒体、软件工程、机器视觉、人工智能等多个领域。

多媒体信息处理技术主要包含：多媒体信息的数字化、标准化技术，音频编辑技术，语音识别技术，视频编辑技术，图像编辑技术，多媒体信息标准化技术以及多媒体信息传输技术等。其中包含的数据压缩与解压缩、媒体同步、多媒体网络、超媒体、专用硬件芯片技术和相关软件技术等，又尤以数据压缩与解压缩技术最为重要。视频和音频信号的数据量大，同时要求具有较高的数据传输速率，以保证数据的质量，在现有计算机处理技术与网络条件下，需要进行实时的数据压缩与解压缩，以适应网络的带宽及计算机的运算速度。对各类多媒体信息进行有效的编码、对数据进行压缩和解压缩的研究，已有近70多年的历史。尤其近50年来，产生了各种不同用途的压缩编码算法，广泛应用于目前的各种计算机应用环境和场合，为人们提供了丰富的多媒体信息体验，也丰富了现代人的生活与娱乐。当然，对于这些技术的研究仍然在持续进行，目标是充分利用现有网络，为人们提供更丰富、真实的高质量多媒体信息数据。

7.1.2 多媒体技术的应用

视频：多媒体技术的应用

多媒体技术广泛应用于社会生产、生活、学习、工作的方方面面。

1. 军事（军事仿真、军演模拟）

军事仿真和模拟，就是在军事方面进行建模，然后利用仿真的技术进行战局、战略、战术模拟的方法。这方面的典型应用有作战指挥自动化系统。该系统在情报侦察、网络信息通信、信息处理、电子地图、电子沙盘、战场态势显示、作战方案选优、战果评估等方面均大量采用了多媒体技术。其他如多媒体作战对抗模拟系统、多媒体作战指挥远程会议系统、虚拟战场环境模拟系统等也都大量采用了多媒体技术。

2. 教育（形象教学、模拟展示、多媒体课件）

多媒体教材通过图、文、声、像的有机结合，能多角度、多侧面地展示教学内容。教学内容还可以通过电子教案、形象教学、模拟交互过程、网络多媒体教学、仿真工艺过程等方式来展示。多媒体参与的教学形式包括了计算机辅助教学（CAI）、计算机辅助学习（CAL）、计算机化教学（CBI）、计算机化学习（CBL）、计算机管理教学（CMI）等。

3. 商业广告（特技合成、大型演示）

多媒体技术主要应用于影视商业广告、公共招贴广告、大型显示屏广告、平面印刷广告、网络营销等。

4. 影视娱乐业

多媒体技术经常应用在影视作品中,如影视特技、MTV 特技制作、三维成像模拟特技、仿真游戏、音效处理等。

5. 医疗(远程诊断、远程手术)

多媒体技术主要应用于网络远程诊断、网络远程手术及远程会诊等。

6. 旅游业(景点介绍)

多媒体技术主要应用于风光重现、风土人情介绍、服务项目介绍、旅游景点虚拟现实展示等。

7. 人工智能模拟(生物、人类智能模拟)

多媒体技术主要应用于生物形态模拟、生物智能模拟、人类行为智能模拟等。

8. 多媒体通信

多媒体技术应用在电话网、广电网、计算机网上。它的表现形式主要有视频会议技术,尤其是 2020 年以来,大型在线视频会议的市场需求急剧扩大,多媒体技术在此体现了巨大的优势。

因为多媒体数据量巨大,同时涉及大容量存储器的研发和生产以及云储存技术的研发等,所以需要网络、通信、控制等技术的协同发展以促进多媒体技术应用的进一步发展和扩充。不断地融合各种新的信息技术,使计算机通信网络与多媒体技术融合而形成多媒体—计算机通信网络,既是计算机网络系统发展的必然趋势,也是多媒体技术发展的必然趋势。

7.1.3　多媒体软件

视频:多媒
体软件

多媒体软件按功能分为系统软件和应用软件。

系统软件是多媒体软件的核心,它不仅具有综合使用各种媒体、灵活调度多媒体数据进行媒体传输和处理的能力,而且能控制各种媒体硬件设备协调地工作。多媒体系统软件主要包括多媒体操作系统、媒体素材制作软件及多媒体函数库、多媒体创作工具与开发环境、多媒体外部设备驱动软件和驱动器接口程序等。

应用软件是在多媒体硬件平台上设计开发的面向应用的软件系统。多媒体应用软件种类繁多,包括公共型应用支持软件,如多媒体数据库系统等,也有不需二次开发的应用软件。多媒体作品通常由应用领域的专家和多媒体开发人员协作、配合完成。开发人员利用开发平台、创作工具,制作组织各种多媒体素材,生成最终的多媒体应用程序,并在应用中测试、完善,形成最终的多媒体产品。

同步训练

同步训练

1. 媒体有两种含义,即表示信息的载体和(　　)。

A. 表达信息的实体　　　　　　　　B. 存储信息的实体

C. 传输信息的实体　　　　　　　　D. 显示信息的实体

2. (　　)是指用户接触信息的感觉形式,如视觉、听觉和触觉等。

A. 感觉媒体　　　B. 表示媒体　　　C. 显示媒体　　　D. 传输媒体

3. (　　)是用于处理文本、音频、图形、图像、动画和视频等计算机编码的媒体。

A. 感觉媒体　　　B. 表示媒体　　　C. 显示媒体　　　D. 存储媒体

4. 多媒体技术是将(　　)融合在一起的新技术。

A. 计算机技术、音频技术、视频技术　　B. 计算机技术、电子技术、通信技术

C. 计算机技术、视听技术、通信技术　　D. 音频技术、视频技术、网络技术

5. 多媒体技术的主要特性有(　　)。

A. 多样性、集成性、交互性　　　　B. 多样性、交互性、实时性、连续性

C. 多样性、集成性、实时性、连续性　　D. 多样性、集成性、交互性、实时性

6. 计算机主机与显示器之间的接口是(　　)。

A. 网卡　　　　　B. 音频卡　　　　C. 显示卡　　　　D. 视频压缩卡

7. Adobe Premiere 应属于(　　)。

A. 视频处理软件　　B. 图像处理软件　　C. 动画制作软件　　D. 视频编辑软件

8. 超文本数据模型是一个复杂的非线性网络结构,其要素包括(　　)。

A. 结点、链　　　　　　　　　　B. 链、网络

C. 结点、链、HTML　　　　　　　D. 结点、链、网络

9. 一分钟、双声道、16 位量化位数,22.05kHz 采样频率的声音数据量是(　　)。

A. 2.523MB　　　B. 2.646MB　　　C. 5.047MB　　　D. 5.168MB

10. 数字音频文件数据量最小的是(　　)文件格式。

A. mid　　　　　B. mp3　　　　　C. wav　　　　　D. wma

7.2　声音的表示

我们生活在一个有声的世界,人类的语言、音乐和自然界中的声音共同构成了丰富多彩的声音世界。听觉是人类仅次于视觉的第二大信息获取通道,也是人类认识自然和外部世界最重要的形式之一。如何更好地认识声音,理解人类的听觉机制,进而在计算机的世界中能够更好地模拟各种声音,为人类在虚拟世界中打造一个同样立体丰富的世界,是计算机技术人员需要研究的一个重要课题。本章将从声音的物理基础开始,介绍与计算机声音信息

处理相关的内容,包括声音数字化技术、数字化声音文件的格式,以及以语音识别、语音合成为代表的各种声音应用技术。

7.2.1　声音基础

视频:声音
基础

声音的本质是由空气振动造成周围空气压力变化而形成的连续声波。这种声波通过介质传播后引起耳膜的振动,这种振动能够为人的听觉器官(耳朵)所感知。听觉通道是人类仅次于视觉的第二大认识自然的感知通道,声音也是人类第二大认识外部世界的形式。因此除了对视觉通道获取的信息进行处理外,人类对于听觉通道获取的信息,也就是声音信息的处理和表示也是一块非常重要的内容。

从物理学知识可以得知,当物体振动的同时,会伴随声音的产生;当物体不再振动时,声音也随之停止。利用麦克风设备能够记录声音的声波信号,这是一种连续的模拟信号。对这种模拟信号进行分析,可利用傅里叶变换(Fourier Transform),将声波信号曲线分解为一系列不同频率、不同强度的正弦波的线性叠加。描述声音信号,有三个重要指标,分别是振幅、周期和频率。其中,振幅指声波的高低幅度,用于表示声音的强弱。若振幅高,声音的音量就强;反之,声音的音量就弱。周期指的是两个相邻波之间的时间间隔。频率指声波每秒的振动次数,用赫兹(Hz)表示,频率越高,音调越高;频率越低,音调越低。

根据人耳的构造特点,人能够感知的声音频率范围是有限的。根据人的听觉阈值和声音的频率,可将声音分为超声波、次声波和音频三类,如图 7.1 所示。

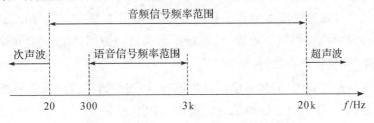

图 7.1　声音频率分布范围

超声波,是指频率高于 20kHz 的声音信号。超声波被广泛应用于工业、军事、医疗等领域。在医疗上,可以用超声波进行洗牙和碎胆结石等应用。

次声波,是指频率低于 20Hz 的声音信号。在如火山爆发、龙卷风、台风等众多自然灾害发生前都会产生次声波。因此,人们可以利用次声波作为前兆来预测自然灾害事件。

音频,是指频率介于 20Hz～20kHz 的声音信号,就是人耳能够听到的声音信号,也就是计算机声音信息处理的对象。因为人类生理结构的特点,人耳对不同频段的声音的感受是不一样的。声音频率范围在 20～60Hz 的,能够给人以很响的感觉,类似雷声的效果;声音频率范围在 60～250Hz 的,是声音的低频结构,可以包含音乐节奏部分的基础音,如基音、节奏音的主音等;声音频率范围在 250Hz～4kHz 的,是人耳最为敏感的部分,一般在音乐中不调节这部分频段,如果过分提升这一频段,会造成听觉疲劳;声音频率范围在 4～5kHz 的,是影响临场感即距离感的频段,提升这一频段可使人感觉与声源的距离更近;声音频率范围在6~16kHz的,该频段控制着音色的明亮度、宏亮度和清晰度,适合还原人声。

另外,从人听觉的角度,声音具有音调、音色和响度三个要素。

音调,在物理学中,指的是声音高低,与声音的频率有关。产生声音的音源的振动频率越高,相应声音的音调就越高,反之则越低。一般将音调高的声音称为高音,将音调低的声音称为低音。

音色,是人耳对声音音质的感觉,也和声音的频率有关。音色是复音主观属性的反映,一定频率的纯音不存在音色的问题。音色在听觉上可以区别具有同样响度和音调的两个声音的不同特征。声音的音色主要由其谐音的多寡、各谐音的频率分布和相对强度等特性决定。也正是因为不同的乐器、不同的人的声音都有独特的音色,人类才能从电话、广播等声音中辨别出谁是谁。

响度,指的是声音的响亮程度,即是通常所说声音的强弱或大小。响度取决于声波的振幅。声音的响度是人耳对声音强弱进行评价的主观标准之一。对人耳而言,其辨别声音的能力只有在音强适中时才最为灵敏。由于人的听觉响应与声音信号的强度间呈现非线性关系,一般用声音幅度取对数后再乘以 20 的值描述响度,单位为分贝(dB),即为音量。

7.2.2 声音数字化

视频:声音数字化

声音数字化,是指将自然界产生的由许多不同振幅和频率的正弦波构成的连续的模拟声波信号转换成离散的数字化信号,保存在计算机中,然后用于各种不同场合的存储、检索、编辑等处理,比如在不同类型的应用 App 上分别实现各种变声效果、环境噪声合成等。

由于模拟信号是连续的,而数字信号是离散的,将连续的模拟声波信号进行数字化,需要从时间和幅值两方面分别进行离散化。离散化的过程有两个主要步骤,分别是采样和量化。

1. 采样

首先来看采样。因为计算机只能处理有限长度的离散序列,所以对连续的模拟信号需要先通过采样才能将其进行离散化,即将原本时间上连续的模拟信号转换成离散时间域上的离散信号,具体来说,就是通过相同的时间间隔在声音信号波形曲线上取一个样本,记录其对应的信号幅度,将该信号幅度作为对应时间间隔上声音信号的幅度值,这样就将连续的信号转换成了离散信号。如图 7.2 所示,(a)图为记录得到的时长为 t 的波形,每隔 $t/30$ 时间采集一个样本,记录其幅值,用该值作为此时间段内波形的幅度,如(b)图中对应位置上的横线所示。用这些记录的幅度值作为采样值,就构成了声音信号在这个时间段内的离散信号。

采样过程中,一个重要的指标就是采样频率,也称采样率,指的是在单位时间内从连续

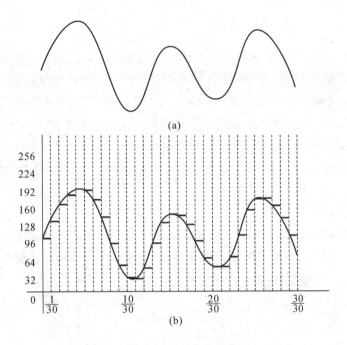

图 7.2　声波信号离散化示意

信号中提取并组成离散信号的次数，单位用赫兹（Hz）表示。采样的时间间隔也称为采样周期，为采样频率的倒数。同样在图 7.2 中，采样的时间间隔为 $t/30$，即为采样周期，则对应的采样频率为 $30/t\,\mathrm{Hz}$。

　　在采样过程中，采样频率越高，意味着在单位时间内能够采集到的样本数目越多，能够保存的声音信息越多，音质就越好。相应地需要处理的声音数据量也越大。如果降低采样频率，记录的声音数据量就会减少，与原声音信号相比，丢失的信息就越多，会造成声音的失真增加，音质也会相应变差。因此，若希望经过采样后的声音信号能够包含原始声波信号中足够多的信息，能够通过变换和滤波处理不失真地恢复原始模拟信号，则采样频率至少需要为原始信号中最大频率的两倍，这就是采样定理。例如，如果原始信号中的最大声音频率为 $100\,\mathrm{Hz}$，那么进行数字化采样时，采样频率应至少为 $200\,\mathrm{Hz}$，才能保证声音信号的完整性。在数字音频领域，常用的采样频率如表 7.1 所示。

表 7.1　常用数字音频采样率

采样频率	适用领域和范围
8000Hz	电话所用的采样率
44100Hz	音频 CD 所用的采样率，也用于 MPEG-1 格式的声音，包括 VCD、SVCD、MP3 等
48000Hz	包括数字电视、电影、DVD、专业音频等领域所用的数字声音采样率
88200Hz	为音频 CD 所用采样率的两倍，常用于专业 CD 录制时的采样率
96000Hz 或 192000Hz	DVD-Audio、蓝光碟音轨、高清 DVD 音轨等使用的音轨采样率

2. 量化

将采样得到的离散声音信号的幅度值转换成用相应的数值表示的过程,就是量化。量化过程中,可以先将整个幅度划分为若干个小幅度(量化阶距)的集合,将落入某个阶距内的值归为一类,并赋予相同的量化值。如果幅度的划分间隔相同,则称该量化为线性量化,否则为非线性量化。量化过程中,所采用的量化值的二进制位数决定了每个采样点能够表示的数据范围和精度。量化的位数越高,量化的精度就越高,声音的音质也就越好,但相应需要的存储空间也越大。如采用 16 位量化,最多可以表示 $2^{16}=25536$ 个量化值。

【**案例 7.1**】 分析图 7.3 中的量化结果。

解答:

图中,量化的阶距为 32,因此是线性量化。对于每一个量化值,从声波幅度可以看出,都在 $0 \sim 256$,因此,可以考虑用最多 16 位二进制表示,将每个声波幅度值转变成对应的 16 位二进制表示。图 7.3 中的折线部分就是量化的结果。

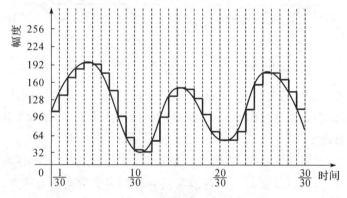

图 7.3 量化结果

对声波信号的数字化需要特定的设备,称为模数转换器(Analog to Digital Converter,ADC),能够将模拟信号转换为数字信号。如果需要回放数字声音,则需要用数模转换器(Digital to Analog Converter,DAC),将数字声音信号重新转换成模拟信号后,再经由放大处理后由扬声器输出。

除了采样过程中的采样频率、量化过程中的量化精度外,对数字化后的声音质量会产生影响的还有声道数。声道数,即指所使用的声音通道的个数,即一次采样所记录的声音波形的个数。单声道,一次只记录一个声音波形;双声道,又称立体声,一次可记录两个声音波形。除单声道和立体声外,经常使用的声道数还有 4 声道、4.1 声道和 5.1 声道。对于所需的数据存储空间,双声道所需要的存储空间也是单声道所需存储空间的两倍,多声道的话会更多。

根据采样频率、量化位数、声道数就可以计算出经数字化后存储声音文件所需的数据空间,计算公式如下:

存储容量＝采样频率×量化位数×声道数/8(Byte)。

其中,采样频率的单位是赫兹(Hz),量化位数的单位是位(bit),声音数据量的单位为字节每秒(B/s)。

【案例 7.2】　计算 CD 中存储的时长为 45 分钟的声音数据所需要的存储空间。

解答:

要计算存储声音文件所需要的数据空间,需要知道计算公式中的几个必须值,首先是采样频率。前面已经介绍了,CD 中声音的采样频率为 44.1kHz。其次,CD 中保存的声音一般用 16 位量化,声道数为双声道立体声,因此每秒的数据量为

$$44.1\text{kHz}\times16\text{bit}\times2\times1\text{s}\div8=44.1\times10^3\times16\times2\div8=176400\text{Byte}。$$

将字节进一步表示成 KB 或 MB,可得到 $176400\text{B}\div1024\approx172.27\text{KB}$,即每秒的声音数据需要 172.27KB 的空间,如果要存储时长为 45 分钟的声音数据,需要的空间是 $172.27\text{KB}\times60\times45\div1024\approx454.22\text{MB}$,即在 CD 中存储时长为 45 分钟的声音数据,所需的数据存储空间为 454.22MB。如果将声音量化数度提高到 32 位,则存储同样时长的声音文件所需的空间也为之前的 2 倍,即要 908.44MB。如果声音的通道数进一步增加,比如采用 5.1 声道,则同样时长的数据存储空间为原数据存储空间的 5.1 倍,此时所需容量已大于 CD 的容量,需要用 DVD 格式进行存储。

从上述例子中可以看出,存储声音文件所需的数据量是比较大的,虽然现在的大容量存储技术和高速网络技术的发展已经能够满足大数据量音频文件的存储和传输,但在某些条件下,还是希望能够尽可能节省存储和传输空间,这就需要对声音进行进一步的处理。一般情况下,可以有两种处理方式:一是在保证基本音质的前提下,采用稍低一点的采样频率和量化精度。比如在对音质要求不高的场合,对人声可以采用 11.025kHz,即普通 44.1kHz 采样率的四分之一,并采用 8 位的量化精度,以及单声道就已经能够满足基本应用的需要。

测一测:计算声音文件所占的空间

对于音乐,采用 22.05kHz 的采样频率,8 位量化精度的双声道立体声也能满足一般播放需要。二是在保证音质基本不变的前提下,采用数据压缩的方式减少数据存储所占用的空间。对于音频压缩有许多种不同的压缩算法,每种方法均有不同的压缩比率和解压缩还原率,可以根据实际需要选用。

7.2.3　音频文件格式

存储音频文件有多种不同的格式可以选用,不同的格式有不同的编码方式和压缩率,需要不同的编码/解码器的支持。部分音频文件格式可以支持多种编码,但大多数音频文件仅支持一种音频编码。决定音频文件格式的关键参数还是前面所说的采样率、量化位数和声道数。

整体而言,音频文件格式主要可分为两大类:压缩格式和无压缩格式,其中,压缩格式又可分为有损压缩和无损压缩两类。无损压缩的音频格式压缩比大约为 2:1,解压时不会产生数据质量上的损失,并且能够保证解压后的数据与未经压缩过的数据完全相同,从而保证

声音的原始质量。有损压缩则是建立在声学心理学理论基础上的模型，可以去掉人类很难听到或者根本听不到的声音，从而降低压缩数据所占的存储空间，提高压缩比。在日常生活应用中，有损压缩格式的应用会更多，而无损压缩一般更多地应用于专业领域。

测一测：你对音频文件格式知多少？

视频：音频文件格式

1. 无压缩格式

（1）WAV

无压缩格式中最为常见的就是 WAV 格式，全称为 Waveform Audio File Format，扩展名为 .wav。这是微软与 IBM 公司共同开发的用于在个人计算机上存储音频文件的编码格式，是一种经典的 Windows 系统下的音频格式，Windows 平台下几乎所有音频类应用软件都支持该格式。

（2）AIFF

与 Windows 系统中的 WAV 格式类似，在苹果 Mac 系统中也有对应的无压缩音频格式 AIFF，全称为 Audio Interchange File Format，扩展名为 .aiff 或 .aif。WAV 和 AIFF 被公认为专业音频、视频编辑中最为主要的音频文件格式。由于该格式未经压缩，能够保存声音最原始的信息，所以在音质上与 CD 相当，不会失真。但这类文件所需要的存储空间相对也较大，不利于文件传输和交换。

（3）CDDA

CDDA 是小型音乐光碟的缩写，全称为 Compact Disc Digital Audio，是在 CD 中收录音乐的标准格式，一般说的音乐 CD 就是指 CDDA 格式。CDDA 的标准由飞利浦和索尼共同制定，发布于 1980 年 6 月。标准中规定了音乐的最长播放时间和最短播放时间限制，分别为 78 分钟和 4 秒钟，音轨数最多为 99。标准中还定义了 CD 光盘的规格属性，以及用于音乐编码的标准。音乐编码采用双声道，16 位量化精度，采样率为 44.1kHz，根据这些数据可以计算出 CD 每秒的数据量为 176.4KB，若按最大时长 78 分钟来算，则 CD 的最大容量为 787.3MB。

2. 无损压缩格式

（1）FLAC

FLAC 指的是无损音频压缩编码，全称为 Free Lossless Audio Codec，能够对音频文件实现无损压缩，在压缩后不会有任何音质上的损失，扩展名为 .flac。FLAC 是一种格式和源代码完全开放的音频压缩格式，经过 FLAC 算法压缩的音频文件大小仅为原文件的 50% 到 70%，且还原后的内容与原音频文件保持一致。FLAC 格式的编码算法经过严格的测试，能够兼容几乎所有的主流操作系统平台，包括 Windows、Linux、macOS、Android、iOS 等，有大量的第三方软件能够支持这种格式的文件的播放。目前负责 FLAC 格式发展的是 Xiph.Org 基金会，最新的 FLAC 版本是 1.3.3，发布于 2019 年 8 月 4 日。

（2）Monkey's Audio

Monkey's Audio 是一种常见的无损音频压缩格式，其扩展名为 .ape。用于压缩/解压缩 Monkey's Audio 文件的软件也具有同样的名称,源于其主界面上的猴子图样。Monkey's Audio 软件可以与音乐播放器配合使用,以支持 Monkey's Audio 格式文件的播放。与其他无损音频压缩格式相比,Monkey's Audio 格式的压缩比在 55% 以下,高于其他无损音频压缩格式,但其编/解码速度较慢。在搜寻回放位置时,如果文件压缩比过高,那么在配置较低的计算机上会有明显的延迟。另外,由于没有提供错误处理功能,若文件发生损坏,损坏位置后的数据有可能丢失。Monkey's Audio 也是一种开放的格式,对应的 Monkey's Audio 软件是开放源代码的免费软件,但与 FLAC 相比,支持 Monkey's Audio 格式的软件相对较少。目前主流操作系统平台 Windows、Linux 和 macOS 均能支持该格式。现在 Monkey's Audio 的最新稳定版本为 4.73,发布于 2019 年 5 月 15 日。

（3）ALAC

ALAC 是由苹果公司定义的无损音频压缩编码格式,全称为 Apple Lossless Audio Code,其扩展名为.m4a。ALAC 格式的压缩比在 40%～60%,编/解码计算速度快。苹果公司已在 2011 年公开发布了 ALAC 编码器的源代码,各种主流的播放器如 VLC Media Player、MPlayer 等都能支持该格式。自 2015 年起,Windows 10 系统中自带的 Windows Media Player 也能支持该格式。在各种移动设备平台上,ALAC 格式也能得到支持。

（4）WMA Lossless

WMA 是由微软公司开发的一系列音频编码格式,全称为 Windows Media Audio,扩展名为.wma。事实上,WMA 包含了四种不同的编/解码器:①原始 WMA,是更为大家所熟知的有损压缩格式,这将在后面部分进行介绍;②WMA Pro,能支持更多声道和更高质量的音频;③WMA Lossless,无损音频编码;④WMA Voice,使用低码率压缩,用于处理和存储语音数据。WMA Lossless 格式的音频文件压缩比在 1.7:1 至 3:1。除了 Windows 系统提供对 WMA Lossless 的支持,各种主流音频播放软件和硬件设备都能支持该种格式。

3.有损压缩格式

（1）MP3

MP3 是当前使用最为普遍的一种数字音频编码格式,是一种有损压缩格式。MP3 的全名为动态影像专家压缩标准音频层面 3（Moving Picture Experts Group Audio Layer Ⅲ）。MP3 格式是 MPEG-1 或 MPEG-2 运动图像压缩标准中的声音部分,设计的目的是大幅降低音频数据量,以达到较大压缩比。在 MP3 格式的设计中使用了许多技术,也借鉴了心理声学的原理,舍弃了脉冲编码调制（PCM）音频数据中人类听觉不重要的部分,并能够按照不同的比特率即可变码率进行压缩,以达到压缩数据比与音质之间的平衡。对大多数用户的听觉感受来说,MP3 格式的音质与原始音频或无损压缩格式相比没有明显的下降。

在 MP3 格式的实现中采用可变码率进行编码,采用的码率范围从 128KB/s 到 320KB/s,以最大限度实现音质与文件大小之间的动态平衡。目前 MP3 格式已成为 ISO/IEC 的国际标准,其普及对音乐产业造成了巨大的冲击和影响。因为 MP3 格式压缩比高,音质保存较好,能够以较小的失真换取较高的压缩比,所以它成为互联网上最为流行的音乐格式。几乎所有主流的应用软件、各种硬件音乐播放设备，包括移动终端、便携式数字音频播放器、车载音乐播放器等都能提供对此格式的支持。

（2）AAC

AAC格式，中文名为高级音频编码，全称为 Advanced Audio Coding，出现于 1997 年，是一种基于 MPEG-2 的有损数字音频压缩的专利音频编码标准。该标准由 Fraunhofer IIS、杜比实验室、AT&T、索尼、诺基亚等公司共同参与开发。2000 年，基于 MPEG-4 的 AAC 格式与基于 MPEG-2 的 AAC 添加了新的技术，现在的 AAC 标准是基于 MPEG-4 之上的，目标是替代现有的 MP3 格式标准。苹果是 AAC 格式早期的支持者之一，并最早提供了 AAC 格式的音频文件供用户下载。AAC 格式的扩展名有三种：①. aac，这是使用 MPEG-2 标准的窗口，属于传统的 AAC 编码；②. mp4，这是使用 MPEG-4 标准的简化版 3GPP 进行封装的 AAC 编码；③. m4a，这是为了区别纯音频 MP4 文件和包含视频的 MP4 文件、由苹果公司使用的扩展名。

与 MP3 格式相比，在相同的比特率下，AAC 格式能够提供更好的音质。这是因为 AAC 格式的诞生比 MP3 迟得多，所以能够采用更为先进的技术，使用全新的算法进行编码，从而更加高效。AAC 相比于 MP3 所采用的技术改进包括以下几点：更多的采样频率，采样频率由 MP3 采用的 16kHz 至 48kHz 扩展至 8kHz 至 96kHz；更高的声道数上限，MP3 在 MPEG-2 模式下，最高为 5.1 声道，AAC 则可以达到 48 个的上限；AAC 可支持任意比特率和可变帧长度；AAC 采用了更高效的压缩算法，能够用更小的文件获得更高的音质；AAC 编码和解码器的设计更加优化，提升了解码效率，使得解码播放时能够占用更少的系统资源。整体而言，多声道和高采样率使得 AAC 更适合 DVD 的音频处理，低码率下保持高音质使得 AAC 更适合移动环境下的音频传输。作为 AAC 格式坚定的支持者和推动者，苹果系统能够提供对 AAC 格式良好的支持，其他移动终端、操作系统等也都能支持 AAC，另外如各种游戏机、便携式音乐播放器等也都能支持该种格式，还有如在线视频网站的视频中，对音频的封装也都采用 AAC。随着 AAC 受到的关注越来越多，其优势逐渐被用户和行业所认可，支持 AAC 的硬件设备和软件系统等，无论是数量还是种类，在近年来都得到了高速增长。

3. Vorbis

Vorbis 是一种有损音频压缩格式，其扩展名为. ogg。该项目由 Xiph. org 基金会领导，完全免费并开放源代码。项目中包含了有损音频压缩编码格式，同时还提供了相应的编/解码器软件。该项目发布于 2000 年 5 月，目前的最新版本发布于 2012 年。这种格式适用于从 8kHz 到 192kHz 的各种不同频率的声音表示，也支持从单声道到 5.1 环绕立体声，以及最多 255 个离散音轨的采样。采用这种格式编码生成的音频文件的比特率是可变的，项目的目标也是希望能够在较低比特率条件下获得比 MP3 更有效、数据压缩效率更高的音频文件。

因为 Vorbis 格式完全开放源代码，不受专利约束，所以许多知名的游戏产品如"魔兽世界",直接将游戏中的音频以 Vorbis 格式存储。而包括美国全国公共广播电台、新西兰电台等在内的一些国家广播电台也都采用 Vorbis 格式作为其音频流的格式。也因为 Vorbis 是开源的音频格式,缺少大型公司的支持,在世界范围内总体来看,它获得的支持也有限,所以限制了其应用领域和范围的进一步扩展。目前,Xiph.org 基金会正在开发一种同为开放源代码的新的有损音频压缩格式 Opus,能够同时满足音频和语音数据的处理需要,目标是取代 Vorbis。截至 2019 年 4 月,Opus 的最新版本为 1.3.1,仍然处于开发状态中。

4. MIDI

前面介绍的三种格式都主要用于保存外部世界的声音,通过模数转换器将外部世界的连续模拟声音信号转换成数字信号加以保存。除了从外部世界获得音频信号外,计算机还可通过合成的方式生成音频,目前这种世界范围内广泛使用的音频称为 MIDI 格式,全称为 Musical Instrument Digital Interface,为乐器数字接口,是各种电子乐器与计算机通信、交换音乐数据的国际标准。MIDI 文件中并不包含实际的音频信号,只包含用于调节音调、音强、音量、颤音、相位等在内的控制信号。

MIDI 格式文件的扩展名为 .mid。由于文件中只包含控制信息,一个时长为 3 分钟的 MIDI 音频文件仅需占用 10KB 的空间,所以同样时长的音频若采用无损压缩格式,可能需要 30MB 的空间。对于 MIDI 格式,其应用也有局限性。目前,MIDI 格式仅能用于合成乐声,而无法合成人声。同时,MIDI 格式的音频输出效果取决于所采用的设备,同样的 MIDI 文件在不同的设备上播放会有不同的效果。目前,MIDI 被广泛应用于各种需要合成音乐的场合,如移动电话的铃声、各种计算机游戏的背景音乐等。

7.2.4　语音合成和语音识别

以语音形式与计算机或者智能手机进行交互已经成为一种趋势。在微信、QQ 等即时通信软件中既可以直接发送语音消息,也可以直接进行语音通话,在地图应用中可以以语音形式搜索规划路线。智能音箱作为家庭娱乐的控制中心,主要也是采用语音形式实现对家居环境中各种智能设备的交互控制。语 音技术在普通人的生活中逐渐发挥着更为重要的作用,语音交互技术效率的提升、应用场景的扩展在逐步增强人们对于语音技术的信赖的同时,又能反过来
视频:语音合成和语音识别
进一步促进各种应用的发展、语音处理相关技术的进步。

用语音的一大优势就是可以解放双手,为人和机器之间的交互提供一种新的通道,为人与机器之间创造更加自然的交流界面和方式。实现语音交互,技术上主要包含两方面内容:一是语音合成,二是语音识别。

1. 语音合成

语音合成指的是在计算机中用人工的方式生成人类的语音。用于合成语音的计算机系统可称为语音合成器,包含了合成语音所需的硬件设备和软件系统。

语言文字转换成语音的系统称为文字转语音系统(Text-to-Speech，TTS)，TTS系统包含前端和后端两部分。前端的任务是对文本进行处理，找出文本中包含的短语、从句、句子等元素，标记各元素的音节、韵律等，将语言文本进行符号化后，用各种符号表示相应的语言文本。

前端对文本进行处理后得到的符号化信息将传递给后端继续进行处理。后端通常也被称为合成器，其作用是将符号表示的文本内容转化为声音，并将单独的语言元素合成完整的语句声音用于输出。衡量一个语音合成器的好坏，通常采用的标准是与人声相比的相似度，以及人对于合成后语意的理解程度。对于视障人士或存在阅读障碍的人，TTS引擎能够帮助他们阅读和理解计算机中的内容，并便于他们开展工作。目前的主流操作系统，包括Windows、macOS、Linux等都已集成了TTS引擎，能够很好地提供所需的辅助功能。同时，各种适用于移动环境的操作系统如Android、iOS等也能够提供类似的功能。在操作系统功能支持的基础上，开发各种应用，能够帮助视障人士或存在阅读障碍的人更好地融入信息社会，享受技术发展进步带来的便利，为他们的生活提供更好的条件。

2. 语音识别

语音识别，与语音合成正好相反，其目标是将人类的语音自动转换成相应的文字(Speech-to-Text，STT)。与语音合成相比，语音识别涉及的学科内容更多，技术更为复杂，要求也更高。要实现高效的语音识别，需要涉及多学科交叉的知识，其中包括了声学、语音学、语言学等，在技术方面则需要涉及数字信号处理理论、信息处理理论、计算机科学、人工智能等。语音识别技术的应用非常广泛，再结合自然语言处理技术、机器学习等，能够构建更为复杂的应用。自

扩展阅读：视障人士如何使用计算机

动语音输入就是其中的一种典型应用案例。与使用键盘输入相比，用语音完成输入，更符合现代人们的日常习惯，更为高效，也更为自然。通过语音也能实现对各种系统的控制，比如工业控制、语音拨号、智能家居、声控智能玩具等。还有，目前的各种共用事业服务机构，如电信运营商、以电力为代表的城市基础服务等都已在热线电话服务中上线了智能助手，通过语音的形式实现各种自助查询、业务自助办理等，同时还能实现与用户简单的智能对话。另外，家庭智能音箱、各种智能助手等也都是语音识别技术的典型应用案例。

要实现高效的语音识别，首先需要采集个人的声音信息，通过对声音信号进行处理将声音转变为计算机能够处理的数据帧及各数据帧所处的状态。再进一步根据这些状态合成音素，然后将音素组合成单词，最后将组合后的单词以文本形式返回给用户，或根据这些文本执行相应的命令等。语音识别系统中技术的关键点，同时也是难点，就在于帧状态的识别，需要结合声学特征、声学模型、语言模型等，并运用计算机科学的基础理论，以及人工智能、机器学习等。

语音识别领域中，最为著名的当属各种操作系统中内置的人工智能助理，如苹果iOS中内置的人工智能助理Siri、微软的智能机器人Cortana、亚马逊的Alex等，其他知名的公司，包括Google、Facebook等也都提供了相应的服务。用户可通过自然语言对话实现与系统的交互，完成信息搜索、查询天气、设置日历和闹钟等服务。而实际上，能够实现高效的语音交

互,语音识别和语音合成只是其中的一部分,有大量的工作需要在后台完成,以完成对用户请求的响应,并返回匹配度最佳的结果。这又涉及了计算机网络、计算机体系、数据库、知识库等其他技术。以 Siri 为代表的各种语音助手的成功应用和推广,本质上是将各种已经相对较为成熟的技术融合成一个产品后最终呈现给用户,这其中每一个环节都相当重要。除了前述各个国际著名的计算机网络公司推出的各种成功产品外,国内各大厂商也都有自己的类似应用产品,不少也都做出了自己的特色,如在语音输入方面占据国内市场大多数份额的科大讯飞公司就是一个典型代表。

 同步训练

同步训练

1. 人能够听到的是(　　　　)。

　　A. 洗牙用的超声波　　　　　　　　B. 火山爆发前发出的次声波

　　C. 雷达声波　　　　　　　　　　　D. 乐器演奏的标准 C

2. 以 96000Hz 的采样率,16 位量化保存时长为 5 分钟的音频,声道数为立体声双声道,计算该音频所占用存储空间的容量,计算结果分别用 KB 和 MB 表示。

3. 有以下音频格式的扩展名:.flac,.ape,.wma,.m4a,.wav,.aif,.alac,.mp3,.aac,.mp4,.m4a,.ogg。

　　其中,无损压缩格式的有(　　　　　　),有损压缩格式的有(　　　　　　),都有可能的是(　　　　　　)。

4. 下列不属于语音识别和语音合成应用的是(　　　　)。

　　A. 通过智能音箱查询天气　　　　　B. QQ 中发送语音消息

　　C. 让 Siri 为你预订酒店　　　　　　D. 将微信中发送的语音消息转换成文字

　　E. 视频网站自动为视频生成字幕　　F. 支付宝刷脸支付

　　G. 国际会议上智能翻译引擎自动即时翻译演讲者的讲述内容

5. 一般来说,要求声音的质量越高,则(　　　　)。

　　A. 采样频率越低和量化位数越低　　B. 采样频率越低和量化位数越高

　　C. 采样频率越高和量化位数越低　　D. 采样频率越高和量化位数越高

6. 声波重复出现的时间间隔是(　　　　)。

　　A. 振幅　　　　　B. 周期　　　　　C. 频率　　　　　D. 频带

7. 将模拟声音信号转变为数字音频信号的声音数字化过程是(　　　　)。

　　A. 采样→编码→量化　　　　　　　B. 量化→编码→采样

　　C. 编码→采样→量化　　　　　　　D. 采样→量化→编码

8. 一分钟、双声道、16 位量化位数、采样频率为 22.05kHz 的声音数据量是(　　　　)。

　　A. 2.523MB　　　　B. 2.646MB　　　　C. 5.047MB　　　　D. 5.168MB

7.3　医学应用音频处理实例

7.3.1　人体音频信号处理

生物体也是一个发音系统,如心脏运动发出的心音、呼吸运动发出的呼吸音等。这些声音都是肌体相应的运动部分的状态反映,携带了生源肌体的生理和病理特征。生物体音频信号处理的目的就是提取肌体的生理、病理特征的信息。

视频:人体
音频信号

1.心音信号的形成

心音是在心动周期中,由于心肌收缩和舒张、瓣膜启闭、血流冲击心室壁和大动脉等引起的机械振动,通过周围组织传到胸壁,将耳朵紧贴胸壁或将听诊器放在胸壁一定部位所听到的声音,我们称为心音。通过对心音的测量分析,可获得许多有用的病理信息,如果与心电图(ECG)同步记录,可以对第一、第二、第三、第四心音的定位更准确。心音是能反映心脏是否正常的音频,心脏杂音发生的时期对临床诊断具有重要价值。例如,心脏收缩期中较轻的杂音一般是生理性的,而舒张期的杂音多为病理性的。传统的方法是采用心音听诊器听诊心音,诊断依据主要是医师的经验。在心脏听诊时必须能够准确地区分第一、第二心音并辨认出杂音发生在哪个时相,这一直是医科听诊的难点,并且心音信号难以保存,不利于形成心音病例。心脏杂音是一组历时较长、频率不同、振幅不同的混合振动。无论在生理或病理情况下,心血管系统均可产生杂音,有些杂音并无重要性,而有些杂音则是心血管疾病的唯一特征。因此,准确判断心音及心脏杂音的生理或病理特征,在心血管系统疾病的临床初诊中具有重要的意义。健康人的心脏可以听到两个性质不同的声音交替出现,称之为第一心音和第二心音。某些健康儿童和青少年在第二心音后有时可听到一个较弱的第三心音。第四心音一般听不到,如能听到则多为病理性的。心音属低频音,正常心音及心杂音频率常在 $20\sim660\,\mathrm{Hz}$,只有极个别高频心杂音达 $1500\,\mathrm{Hz}$,呼吸音频率也常在 $100\sim1000\,\mathrm{Hz}$,人的听觉系统仅对频率为 $1000\sim5000\,\mathrm{Hz}$ 的振动最为敏感。利用电子信息技术可以对心音信号进行有效处理,滤去不相干的杂音及环境噪音,并放大有用的声音,为医生临床诊断提供稳定、清晰的心率数字显示及良好的心音音质。心音的听音范围是 $5\sim600\,\mathrm{Hz}$,在提取微弱的心音信号的同时要求尽量不接收外来的杂波信号,因此在心音传感器的选择上,需要灵敏度比较高、抗干扰能力比较强的传感器。目前,常用的心音信号听诊器有驻极体式、动圈式、电容式等几种传感器。好的心音听诊器应该具备高频、中频、低频、全频滤波效果,突显心音听诊的特征,并且音量与频率连续可调。

2.心音信号的采集

通常,第一和第二心音很容易被听到,某些情况下第三和第四心音也可以被听到。第一心音发生在心脏收缩期的开始,音调低沉,持续时间较长(约0.15秒)。其产生的原因包括心室肌的收缩,房室壁突然关闭以及随后射血入主动脉等引起的振动。第一心音的最佳听诊部位在锁骨中线第五肋骨间隙或胸骨右缘。第二心音发生在心脏舒张期的开始,频率较高,持续时间较短(约0.08秒),产生的原因是半月瓣关闭,瓣膜互相撞击以及大动脉中血液减速和室内压迅速下降引起的振动。第二心音的最佳听诊部位在第二肋间隙右侧的主动脉区或左侧的肺动脉瓣区。第三心音发生在第二心音后0.1～0.2秒,频率低,它的产生与血液快速流入心室和瓣膜发生振动有关,通常仅在儿童时期才能被听到。第四心音由心房收缩引起,也称心房音。

视频:肺音听诊

早期心音信号的采集装置采用分离元件和普通模拟电路实现电路设计,现在多用专用IC和单片机。计算机化心音信号采集系统,主要包括:换能器、信号放大器、模数转换器、计算机软硬件等。图7.4为心音信号采集装置。心音传感器的信号经放大、滤波后,一路经功率放大进行监听;另一路经脉冲整形送单片机处理,经单片机定时、计数和数据处理后进行心率数字显示。

心音分析仪一般由心音传感器、心音信号预处理盒、放大器、计算机、打印机、音箱和心音信号处理软件组成。基于多媒体技术的心音听诊的第一步是对心音信号进行采集、放大和数字化,这一步骤需要通过数据采集卡来实现。图7.5为较常用的采集卡PCI-

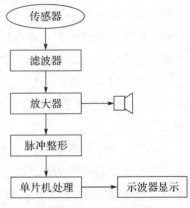

图7.4　心音信号采集装置

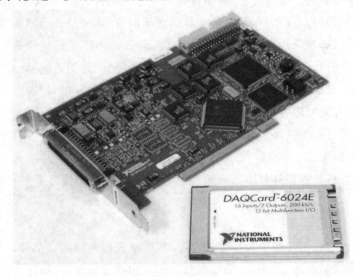

图7.5　PCI-6023E 信号采集卡和 DAQCARD-6024E 采集卡

6023E,可与 LabVIEW 兼容,具有 70 多个信号调理选项。PCI-6023E 信号采集卡是美国国家仪器公司开发的一种计算机专用的数据采集卡,16 路模拟信号输入,采样频率可达 200KB/s,具有 12 位的分辨率。根据心音的特点,其主要成分的频率在 500Hz 以下,心脏杂音的频率也在 1500Hz 以下,而心电信号的最高频率在 100Hz 以下。根据乃奎斯特采样定理,采样频率不得低于测量信号所包含的最高频率的两倍,因此根据实际要求,每个通道的采样频率可以设为 5000Hz,总采样率设定为 5000×5＝25KB/s。通常与心电信号同时采集时,需要设定三路采集信号,要严格按照有参考的单端输入的接法与心音信号放大器的输出连接,尽可能减少通道的信号相互影响。

3. 肺音信号的形成

呼吸系统起始于鼻腔和口腔,经气道延伸至肺,完成组织与大气之间的氧和二氧化碳的交换。肺音是由肺内器官产生的振动传导到胸壁产生的声音信号,肺音源由三种噪声序列组成。正常呼吸音声源是肺内气流与肺组织之间相互作用产生的非高斯白噪声。间歇性随机脉冲是产生罗音的肺音源,表现形式是一系列爆裂音。周期性脉冲被认为是因气流和气管壁的周期性振动而产生的,是产生哮鸣音的肺音源,表现形式是哮鸣音。三种音源中的一种或两种、三种的组合,并在不同环节叠加心音、肌肉与皮肤噪声等信号,通过肺胸系统形成肺音。

最早的肺音听诊是人们离开一段距离来听取的,当时通过这种方式,能听到某些患者的肺部发出像哨笛一样的声音。后来人们直接利用耳朵贴近胸壁倾听,这是听诊的一大进步,通过这种听诊方式,增加了人们对多种与疾病有关的肺音类型的了解。然而真正的听诊科学则开始于 1816 年——年轻的法国医生拉内克·雷内发明了听诊器。雷内借助于听诊器描述了肺音的主要类型,从而形成了现代肺音分类的基础。肺胸系统由肺、气管、支气管、胸廓等器官构成,正常肺音分为气管音、肺泡音和支气管肺泡音,异常肺音主要有哮鸣音、喘鸣音、罗音等。肺音信号含有极为丰富的生理和病理学信息,从很早开始肺音听诊就是胸部检查的关键步骤之一,肺音听诊也一直是呼吸系统疾病诊断和疗效观察的基本方法。肺音的鉴别一般采用人工听诊的方法,但人工听诊易受检查者听觉、分辨力、临床经验的限制,且无法记录、无法保存,难以供他人参考。近年来,随着肺音图仪的问世,使得人们能够对肺音的频率、振幅、强度、呼吸时限等进行客观的定量分析。1977 年,在美国成立了国际肺音学会,推动了肺音研究的进一步发展。数字化肺音听诊系统可以解决传统听诊中存在的问题。

(1)肺音信号的形成

用信号处理分析肺音信号具有重要价值。针对肺音信号的处理主要有振幅分析法、时域分析法、频域分析法和数字滤波等。

(2)肺音信号的采集

在安静的环境中使用接触式加速度传感器,从胸壁表面测得肺音信号,用 16 位 A/D 采集板采集数据,采样频率为 10kHz。采集的肺音信号包括支气管音、肺泡音、支气管肺泡音、喘鸣音、哮鸣音、罗音等。

肺音采集系统一般由接触式加速传感器（EMT25C）或探头（TA-501TA）型传感器、传声器和滤波放大处理器 AS-60IH/AS-650H 型（日本 NIHON KOHDEN 公司）、高速模数转换器、晶体管直流稳压电源、XD2A 信号发生器、示波器、打印机、信号采集软件等组成。连接各仪器设备，非因信号由传声器转换成电信号，放大并滤除 100Hz 以内心音等的干扰，经分辨率为 12 位，具有 16 通道的高速模数转换器数字化，以 510Hz 的采样频率进行采样，由示波器显示肺音波形，对肺音波形信号进行傅里叶频域转换，分析肺音的频率特征。

呼吸音信号采集系统分硬件和软件两个部分，硬件部分主要由探头或接触式加速传感器、放大器、直流电源以及通用信号接口和微机组成。软件部分主要包含呼吸音数据采集、存储，波形显示，频谱分析等模块。

VRI(Vibration Response Imaging)xp 肺部呼吸成像诊断系统是一种利用振动反应成像技术显示肺部信息的设备，如图 7.6 所示，它是 21 世纪初由以色列科学家伊加·库什尼尔(Igal Kushnir)发明的，振动反应成像是通过收集由人体内部自身振动产生的能量信号进行成像的技术，可以提供肺部气流运动功能动态图像、肺部呼吸曲线、最大振动能量图、双肺振动能量分布曲线、肺部区域振动定量数值、肺部异常呼吸音显示等信号。通过两到三分钟的检测，可以以图像的形式为医生显示出患者肺部炎症、狭窄、阻塞、气流分布不均的疾病状况，临床主要应用于肺部疾病的筛查。

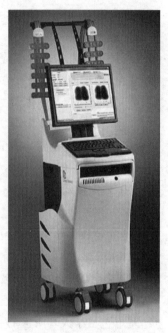

图 7.6　VRIxp 肺部呼吸
成像诊断系统

7.3.2　音频处理技术在测听中的应用

人的听力是指通过自身的听觉器官，接收语音信息的一种能力。年纪大、神经衰弱一般被认为是听力减退的主要原因，其实听力减退还可能与心脑血管疾病有关。耳与心脑血管系统之间存在着密切的生理联系，耳与心脑血管系统的神经分布部位在大脑和脊髓等处相同或相近。人体在心脑血管致病因素的影响下，往往使耳蜗早于心肌出现病理改变，并损害耳蜗的功能，引起耳鸣、听力下降。另外，神经细胞对缺氧的耐受力极差，如听神经完全缺氧超过一分钟，就会出现不可逆转的病理损害。而营养听神经的血管极小，当出现动脉血管硬化或血液黏度增高等病变时，很容易造成血管腔狭窄或血流减慢，甚至造成血管闭塞，从而导致听神经的损害，使其功能下降或丧失，这样就会出现非耳源性耳鸣症状，甚至出现耳聋，因此在猝死预防中，对听觉的问诊也是一个重要的考量指标。中年以后，若出现听力衰减等症状，应同时考虑心脑血管方面的问题。所以，听力检测对于人体疾病的预测和防治具有重要意义。

临床听力学检查方法众多，大致可分为行为测听、言语测听、电生理测听（包括声导抗、耳声发射和听觉诱发电位测试）三类，每种方法都各有优缺点。人类的语音是日常生活中接触最多的声音,其频谱广,瞬变快,声强参差不齐,听阈无法直接测定。目前在听力学检查中,可以用语言清晰度测验来测定,也就是通常所说的言语测听。

由各种声源或直接口声的发音,通过语言听力计输送给受检耳各种语言信息,用4～5种不同的响度分别测定其听到的测词内容,并在以声强为横坐标和以清晰度百分率为纵坐标的语言清晰度区域图上把测出的各点连成语言清晰度曲线。该曲线可代表人耳在各种声强所听到和听清语言的情况。所以,言语测听是符合听觉实际情况的阈上测听法。言语测听的仪器设备并不复杂,以纯音听力计附有通话设备就能开展测听,用磁带录音较方便准确,也可用口声播讲。

言语测听在临床上常用于以下方面:了解可懂度阈与纯音实用听阈的匹配情况;以语言识别率判别有无感音神经性病变;鉴别重振现象;选配助听器;观察和比较治疗或训练前后的听力进展情况等。

音叉试验是在耳科中应用广泛且简便的听力检查方法。它对耳聋性质的诊断比较方便、快速,是目前听力检查方法中最古老的一种方法。音叉是呈"Y"形的钢质或铝合金发声器,因其质量和叉臂的长短、精细不同而在振动时发出不同频率的纯音。将音叉敲响后放在被检耳旁、乳突部或前额部,分别测定气传导和骨传导听力,比较两耳间、气导和骨导间、正常耳和病耳间能听清音叉声音的时间,从而估计病耳听力损失的程度,并可初步鉴别耳聋的性质。

临床多用 C 调倍频程的 5 支一组音叉(C128Hz,C256Hz,C512Hz,C1024Hz,C2048Hz)。振动音叉后,将音叉两臂均放在外耳道延长线上,其中一臂的近末端放在距外耳道口 1 厘米处作气导检查。作骨导检查时,振动后以其柄端紧抵于乳突鼓窦处。常用的试验是气导和骨导比较试验、骨导偏向试验和骨导比较试验(正常耳与非正常耳比较)。还有一种盖来试验对耳硬化症、听骨链先天性畸形及鼓室硬化等的诊断有一定帮助。

纯音听力检查是临床最常用的听力检查方法之一。纯音听力计应用电声学原理设计而成,能产生不同频率、不同强度的纯音,频率范围在 125～16000Hz,声级范围在 0～120 分贝,基本包括了人耳听区的主要听觉范围。纯音听阈测试就是用纯音听力计发出不同频率及强度的纯音来测试受检耳的听阈值。其单位用听力级(HL)分贝表示。它通过气导耳机和骨导耳机分别测试人耳的气导听力和骨导听力,了解受检耳对不同纯音的听敏度。纯音听力检查方法不仅操作简单,还能比较全面地反映受试者的听力状况。借助纯音听力检查,我们可以准确地了解受试者的听力损失程度,分析出病变部位,有时候甚至能分析出造成耳聋的原因。此外,纯音听力检查不会给受试者造成创伤而且成本低廉。这些优势解释了为什么纯音听力检查能够在临床上得到广泛的应用。

纯音听力检查方法的不足之处在于:第一,需要受试者密切配合。对于那些无法配合(比如失聪幼儿)或配合困难(如伴有精神疾病)的患者,纯音听力检查几乎无能为力。第二,纯音听力检查使用的刺激信号为纯音,这是我们平时听不到、自然界中也根本不存在的声音。因此,其结果往往不能反映受试者在日常生活中真实的言语听觉状况。第三,纯音听力检查方法要求受试者判断声音的有无和大小,而无须区别声音的不同,因此对于了解受试者听觉分辨能力的意义不大。

纯音听阈测试通常称为电测听,是通过纯音听力计发出不同频率、不同强度的纯音,由被测试者做出听到与否的主观判断来了解其双耳的纯音听阈的一种主观检查方法。

以上各种听力检测方式中,通过口声发音的频率检测可以通过 Adobe Audition 软件获得。图 7.7 是单轨模式的界面,可以通过 Adobe Audition 获得固有频率的文字发音。

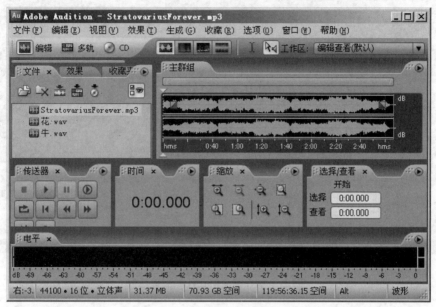

图 7.7　Adobe Audition 单轨模式界面

通过文件菜单——打开命令,打开事先录制的单音字,图 7.8 为波形显示视图方式,右边纵向坐标可缩放,显示为分贝,通过视图菜单分别可以选择:采样值、标准化值、百分比、分

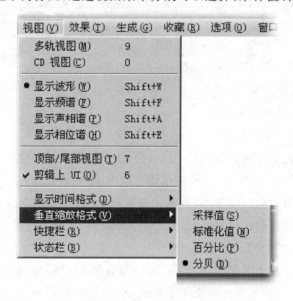

图 7.8　垂直缩放格式的选择

贝,若选择采样值,则可显示声音样本的频率。"鹿"字发音在默认方式下的声音频率显示,如图 7.9 所示,由于频率幅度极小,在原始状态下无法获悉确切的频率值,所以通过缩放选项卡可以放大频率的显示,以便筛选出不同频率的文字发音。

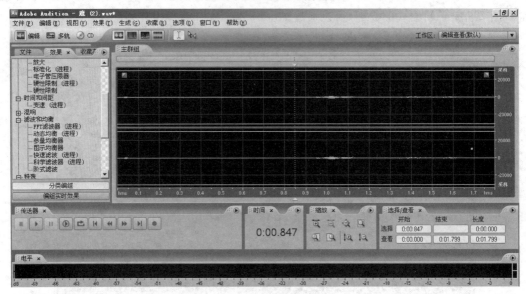

图 7.9　垂直缩放格式选择为采样值

Adobe Audition 音频处理工具已被很多医学院校的听力专业在教学中作为专业的声音频率处理和分析软件选用。

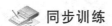 **同步训练**

一、填空题

1. 声音的三要素是:(　　　　)、(　　　　)和(　　　　)。

2. 人耳能听到的频率宽度是(　　　　　　)。

3. 高保真音的频率范围是(　　　　　　)。

同步训练

二、实训题

1. 用 Windows 自带的录影机录制一段自己说的话,即 wave 语言信号,并画出语音信号的时域波形和频谱图;用 MATLAB 软件给语音加上噪声,绘出加噪声后的语言信号的时域波形和频谱图;设计低通椭圆滤波器,并画出滤波器的频率响应;用自己设计的滤波器对语音信号进行滤波,画出滤波后信号的时域波形和频谱图,并对滤波前后的信号进行对比,分析滤波前后的变化,撰写实验报告。

2. 自制简易的心音信号采集系统,采集一段人体心音信号,采用 Adobe Audition 或 Gold-Wave 软件对心音信号进行滤波降噪处理,并去除呼吸音,观察不同人体的心音信号波形并撰写实验报告。

3.用麦克风录制一段单声道声音,用 NGWave Audio Editor 声音编辑器将其转换为双声道音频信号;录制一段清音乐,用 GoldWave 叠加背景音乐;采集一段声音文件,把人的声音与背景乐分离。

7.4　图像的表示

视觉通道是人类接受外部信息最为直接也是最为重要的通道,从视觉通道中接收的信息能够占到人所接受外部信息的 80% 以上。而在视觉通道接收到的信息中,图像信息又占据了极大的比重。因此,利用计算机实现对图像信息的表示和处理也就具有极其重要的意义和作用。而图像处理领域一直以来都是计算机技术发展的热门领域。在计算机中对图像信息进行表示和处理,其目的在于模拟人类对于图像的认知,能够真实再现人类的视觉认知过程。图像信息表示的基础是颜色,建立在人类的颜色认知基础上,然后才能进一步在计算机中模拟人类所认识到的图像并实现各种处理效果。

7.4.1　人类视觉和颜色

1.人类视觉感知

在计算机中对图像信息进行表示和处理,其目的是模拟人类对于图像的认知,实质上是人类对于颜色认知过程的再现,其基础是人的视觉感知。视觉作为人类和动物最为重要的感觉,能够获取 80% 以上的外部信息,对人和动物的生存具有重要的意义。

视频:人类
视觉感知

眼睛,作为视觉系统的感觉器官,在接受了外部环境中一定波长范围内的电磁波刺激后,在视网膜上成像,同时大脑神经中枢相关部分对经过刺激后产生的神经信号进行编码加工和分析后,人就能够“看到”成像的内容,并获取物体的轮廓、大小、形状、颜色等信息。

人的视网膜上存在两种不同类型的感光细胞:视锥细胞和视杆细胞。视锥细胞因其树突呈锥形而得名,主要负责颜色识别,在相对较亮的光照条件下能够发挥更好的作用。人的每只眼球的视网膜区域有大约 600~700 万个视锥细胞,且大部分集中在视网膜的黄斑处。视锥细胞主要有三种类型,对不同波长的光波刺激敏感,分别是黄绿色、绿色和蓝紫色。将视锥细胞感受到的颜色复合后,人就能够“看”到外部的多彩世界。世界上应用最为广泛的三色视觉理论便是建立在此基础上的。与视锥细胞相比,视杆细胞主要分布在视网膜中心周围,对光更为敏感,是人在夜晚的暗视觉的基础,提供对夜间视力的支持。人类视网膜大约有 1.25 亿个视杆细胞。

2. 颜色和颜色系统

计算机能够呈现完全等同或接近于人类所感知到的真实世界,其基础是有效的颜色模型。计算机中最为常见的颜色模型是 RGB 模型,它是建立在人的三色视觉理论的基础上。RGB 模型以红色、绿色和蓝色作为三种原色,将这三种原色按照不同比例混合,能够得到其他的颜色,且每种颜色都能被唯一地表示为这三种原色的加和值,如图 7.10 所示。根据设备系统能力的不同,RGB 模型的实现方法有所不同,能够定义的颜色数量也有所不同。到目前为止,最

视频:颜色和颜色系统

为常用的是 24 位 RGB 模型,即分别用一个字节(八个二进制位)表示每种原色的值。因为一个字节的值在 0~255,可表示 256 个色级,所以在 24 位 RGB 模型中,总共可以表示的颜色数量为 $256 \times 256 \times 256 = 16,777,216$ 种。RGB 模型被广泛应用于各种标准图像文件的颜色表示中,对于人眼来说,有很多颜色是无法分辨的。

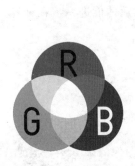

图 7.10 RGB 模型图

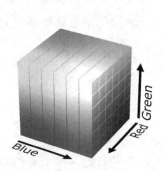

图 7.11 RGB 立方体

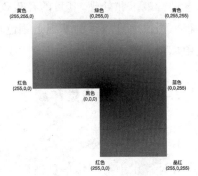

图 7.12 RGB 立方体展开图(三个面)

为了更清晰地认识 RGB 模型,可以将 RGB 模型中红色、绿色和蓝色分量分别映射到一个单位立方体上,该立方体被称为 RGB 立方体,如图 7.11 所示。在该单位立方体中,立方体的一角位于原点,三种原色(红色、绿色和蓝色)分别作为三条坐标轴。将每种颜色的 256 个色级值(0~255)分别经过规范化后对应 0~1 的浮点数值。原点位置的值(0,0,0)对应黑色,立方体对角线位置(1,1,1)对应白色。在立方体的轴、表面或立方体内部任一点都有一对应的坐标值,也就是其所对应的 RGB 颜色值(R,G,B)。比较特殊的是位于对角线上的颜色,这些颜色都有相同的 RGB 值,因此对角线上的颜色是从原点的白色逐渐过渡到对角线顶点的白色,这一系列颜色称为灰色系,不同的颜色值对应不同的灰度值。在 RGB 立方体这种表示方法中,可以直观地看到两种颜色在空间中的相对位置关系,两种颜色间的距离也决定了两种颜色之间的相近程度。

将 RGB 立方体中的三个面展开到平面上,可以显示部分常见的颜色及其之间的关系,如图 7.12 所示。图中除了红、绿、蓝三色外,还显示了青色(0,255,255),品红(255,0,255)和黄色(255,255,0)的位置。另外,从图中看,黑色(0,0,0)位于展开图的中心点位置。通过变换,可以将 0~255 的值映射到 0~1。即有(0,0,0)对应黑色,(1,1,1)对应白色,红、绿、蓝三色可分别表示为(1,0,0),(0,1,0)和(0,0,1)。

RGB模型本质上是一种加色混合模型,将三种原色混合相加能够生成大量的颜色。但RGB模型也存在缺点,每种颜色中红色、绿色和蓝色三种分量的取值与生成的颜色之间的取值并不直观,在计算机设计领域会更多地采用HSL或HSV模型。

与RGB模型相比,HSL或HSV模型更接近人类感知颜色的方式。HSL指的是色相(Hue)、饱和度(Saturation)和亮度(Lightness),HSV指的是色相、饱和度和明度(Value)。其中,色相指的是色彩的基本属性,即颜色的基本名称,如红色、黄色等;饱和度指色彩纯度,其值越高表示色彩越纯,其值越低则表示颜色逐渐变灰。HSL和HSV模型都可以通过将RGB颜色模型中的点映射到圆柱体坐标系中加以表示,与三维坐标系中表示的RGB模型相比,这两种模型更为直观。图7.13和图7.14分别是HSL和HSV圆柱体。HSL和HSV两者都将颜色描述为圆柱体坐标系内部的点,圆柱的中心轴底部取值为黑色,顶部取值为白色,中间部分为不同灰度值的灰色。围绕中心轴的角度对应色相,到中心轴的距离对应颜色的饱和度,沿着中心轴方向的高度则对应亮度或明度。

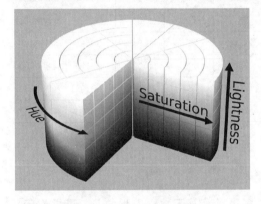

图 7.13　HSL 圆柱体

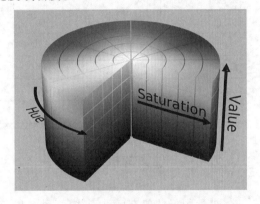

图 7.14　HSV 圆柱体

各类图像应用中,常使用HSV模型的应用软件包括Mac OSX系统中的颜色选择器,Adobe公司的系列应用程序,如Photoshop、Illustrator等;常使用HSL模型的则包括Inkscape、Macromedia Studio、Windows系统中的颜色选择器、Windows系统的经典应用画图,以及著名的图像操作工具ImageMagick,用于描述网页设计的CSS3规范也使用HSL模型;还有一些应用如开源免费的图像处理工具GIMP则同时使用了两者。

为更好地理解RGB模型和HSL模型及HSV模型,表7.2中列出了16种基本颜色对应的RGB值及HSL值和HSV值。

表 7.2　16 种基本颜色的 RGB 值、HSL 值和 HSV 值

颜色	RGB			HSL			HSV			代码
	R	G	B	H	S	L	H	S	V	
黑色	0	0	0	0°	0%	0%	0°	0%	0%	#000000
白色	255	255	255	0°	0%	100%	0°	0%	100%	#FFFFFF

续表

颜色	RGB			HSL			HSV			代码
	R	G	B	H	S	L	H	S	V	
红色	255	0	0	0°	100%	50%	0°	100%	50%	#FF0000
绿色	0	255	0	120°	100%	50%	120°	100%	100%	#00FF00
蓝色	0	0	255	240°	100%	50%	240°	100%	100%	#0000FF
黄色	255	255	0	60°	100%	50%	60°	100%	100%	#FFFF00
青色	0	255	255	180°	100%	50%	180°	100%	100%	#00FFFF
品红色	255	0	255	300°	100%	50%	300°	100%	100%	#FF00FF
银色	191	191	191	0°	0%	75%	0°	0%	75%	#BFBFBF
灰色	128	128	128	0°	0%	50%	0°	0%	50%	#808080
栗色	128	0	0	0°	100%	25%	0°	100%	50%	#800000
橄榄色	128	128	0	60°	100%	25%	60°	100%	50%	#808000
深绿色	0	128	0	120°	100%	25%	120°	100%	50%	#008000
紫色	128	0	128	300°	100%	25%	300°	100%	50%	#800080
蓝绿色	0	128	128	180°	100%	25%	180°	100%	50%	#008080
深蓝色	0	0	128	240°	100%	25%	240°	100%	50%	#000080

7.4.2 位图的概念和应用

表示图像一般有两种形式：一种是以点、直线、多边形等基于数学方程的几何图元表示的矢量形式，这种通常也被称为图形，会在后面专门介绍；另一种是以像素表示的位图，在图像处理中，使用位图更为常见。

视频：位图的概念和应用

位图，又称为栅格图或点阵图，由呈矩阵形式的像素阵列构成。阵列中的每个单元称为一个像素，每个像素都有特定的位置和对应的颜色值。颜色值一般用 RGB 模型表示。图 7.15 提供了一幅位图示例，将该位图局部放大后可以看到图 7.16 中的效果，图中一个一个的矩形块就是对应的每一个像素点，每个像素点都有唯一的颜色值与其对应。

根据每个像素点表示颜色时所采用的不同的二进制位数，位图可分为 1 位、4 位、8 位、16 位、24 位及 32 位图像。位数越高，像素颜色的数据量就越大，能够表现的颜色信息就越丰富，就越能够呈现逼真的色彩效果。1 位的位图，其每个像素只能表示两种颜色，即黑色和白色，因此也称为二值图像；8 位的位图能够表示 256 个可能的颜色值，如果是灰度图像，则可表示 256 个不同的灰度。在 RGB 模型下，一般每个像素点的颜色用 24 个二进制位表示，对应的 R,G,B 三个通道每个分别用一个字节（八个二进制位）表示，每个通道都有 256 个可能的取值，则对于三个通道总共能表示 1600 万以上种可能的颜色值。这种用 24 位

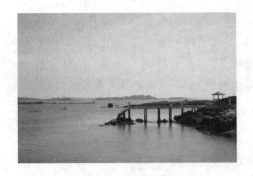

图 7.15　位图示例

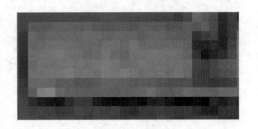

图 7.16　位图局部放大

RGB 模型表示的位图也称为真彩色位图,即 24 位位图。32 位位图与 24 位位图相比,增加了一个通道,以八个二进制位表示像素的透明度信息,该通道也被称为 Alpha 通道,共有 256 个取值。Alpha 通道的值通常可以实现雾的效果。

一般各种应用中常见的图像基本上都是位图,如相机拍摄的照片、网络上传输的各类图片、计算机或智能手机所用的桌面图案、通过各类绘图软件生成的图像等。通过扫描仪将纸质的图片内容数字化后存储的结果也是位图。但在各种不同的应用中,通常会遇到不同格式的位图文件,不同的格式代表了不同的应用范围和领域。常见的位图格式有 BMP、RAW、TIFF、JPEG、GIF、PNG 等。下面将逐一对这些位图格式进行介绍。

1. BMP

BMP 的名称取自位图 bitmap 的缩写,是微软 Windows 系统下定义的位图格式。Windows 系统自带的绘图程序默认保存的绘图文件就是 BMP 格式,其扩展名是.bmp。BMP 格式中保存的图像信息是未经压缩的,能够再次被应用于其他图像处理程序。但也正因为其数据未经压缩,同样的图像所占据的空间会更大。考虑到网络传输的限制,一般的浏览器都不支持该格式,也不将其用于网络应用中。

2. RAW

RAW(Raw Image Format)格式指的是原始图像文件格式,一般是指从数码相机、扫描仪或电影胶片扫描仪的图像传感器直接获得的未经处理的像素数据。RAW 格式尽可能多地保存了传感器拍摄时的所有原始信息,包括场景的光照强度、所有的颜色信息等。RAW 格式中最多可以用 24 位数据保存每个像素红、绿、蓝等各通道的值,因此与一般的位图文件相比,RAW 格式的文件会更大。对 RAW 格式,不同类型的数码相机或扫描仪会定义不同的扩展名表示图像文件,如柯达采用.kdc,佳能采用.cr2,尼康采用.nef,松下采用.rw2,索尼采用.sr2 等,多达 30 余种。一般的应用程序不会直接使用 RAW 格式的图像文件,而是将其转换成其他可见的原始图像文件格式如 JPEG 或 TIFF 等后再使用。

3. TIFF

TIFF(Tagged Image File Format)是一种标志图像文件格式,这是一种灵活的位图格式,与平台无关,主要用于存储照片和艺术图像。数码相机和扫描仪一般都会以 TIFF 格式存储位图。TIFF 文件中使用无损格式存储图像,能够经过编辑后再重新存储并没有压缩损失,同时还能转换成其他常见的图像格式。TIFF 得到了几乎所有业界主流公司和软件产品的支持,如 Adobe 公司的 Photoshop、GIMP 的 GIMP 软件等。同时,Adobe 公司掌握着 TIFF 格式的规范。目前,TIFF 格式主要用于桌面出版及其他需要高分辨率图像的场合,与 BMP 一样并不适用于网络浏览器和其他网络应用。

4. JPEG

JPEG 的全称是联合图像专家小组,是一种针对照片、影像的被广泛使用的有损压缩标准方法。JPEG 格式是目前网络上应用最为普遍的照片和图像的存储传输格式。因为采用了有损压缩编码,图像质量会有一定的损失。但经过压缩后图像占用的空间会变小,使其更适合于网络空间的传输。用户在创建 JPEG 格式文件时能够控制压缩率及最后的文件大小,也能够在压缩率和文件大小之间取得较好的平衡。JPEG 同样存在一种无损压缩编码方式,但与有损压缩编码方法相比,并没得到广泛推广和应用。JPEG 格式的扩展名一般为.jpg,其他常用的扩展名还包括.jpeg、.jpe、.jiff、.jif 等。

5. GIF

GIF 的全称为图形互换格式,是一种用 8 位色,即 256 种颜色重现真彩色的位图图像格式,除了静态图像,还能支持简单的动画效果。GIF 格式实际上是一种压缩文件格式,采用无损压缩方式,能够在减少文件占用空间的同时,保持图像原有的质量,以有效地减少图像文件在网络上传输所需的时间。GIF 格式曾经是互联网上应用最为广泛的图像格式之一,但目前已被 JPEG 和 PNG 两种格式大量替代。GIF 格式的扩展名一般为.gif。

6. PNG

PNG 的全称为便携式网络图形,也是一种采用无损压缩的位图格式。其最初开发的目的是改善并替代 GIF 格式,以适应网络传输的需要。PNG 格式文件最多支持 48 位真彩色,还支持索引、灰度、Alpha 通道等图像特征。与 GIF 格式相比,PNG 能够支持更高的颜色位数,但无法通过标准方式支持动态图像。在 PNG 格式的基础上曾经发展出支持动画效果的 APNG 和 MNG 两种格式,但普及度都不高。与 JPEG 格式相比,PNG 格式由于采用了无损压缩方式,所以能够尽可能多地保留原有图像的特征,同时还支持 Alpha 通道的透明效果。另外,与 JPEG 格式存在专利不同,PNG 是一种面向公有领域的图像压缩方法,对使用该种格式没有任何限制。目前,各种主流网络浏览器均能对 PNG 格式提供较好的支持,这种格式对于小的梯度图像已成为一种较好的选择。PNG 格式的扩展名一般为.png。

7.4.3 图像处理

视频:图像处理

顾名思义,图像处理就是对图像进行各种变化,比如缩放操作、更改图像分辨率、对图像进行压缩等。图像处理的应用十分广泛,最为熟悉和常用的就是手机 APP 中拍照时使用的各种滤镜、美颜、瘦脸等效果。对图像进行处理,首先需要认识一下图像的分辨率,这也是对图像进行处理时最为基础的概念之一。

图像的分辨率,指的是当图像在屏幕上按照 1∶1 放大时,矩形图像区域内包含的像素点数量,一般写成行数与列数的乘积形式。

【案例7.3】　已知一枚手机摄像头具有 2000 万像素,用该摄像头的最大分辨率拍摄照片时,能够达到的分辨率为 5120×3840,如果图像采用 24 位 RGB 模型表示,计算每一幅照片所占空间大小。

解答:

已知摄像头的最大分辨率为 5120×3840,表明该照片的成像区域内横向有 5120 行,纵向有 3840 列,总像素数目为 5120×3840＝19,660,800,如果每个像素采用 24 位 RGB 模型表示,则该图像的数据大小为

$$(5120×3840)\text{pixels}×24 \text{ bits/pixel}＝19,660,800×24\text{bits}$$
$$＝58,982,400\text{Bytes}$$

从该计算过程中也可以看出,虽然手机摄像头具有 2000 万像素,但实际在最大分辨率的情况下,像素数量约为 1966 万,因此,2000 万像素只是一个近似值,而非精确值。

对于相同的图像内容,分辨率更高的图像既能够提供更多的图像细节,也能够提供更清晰的高质量图像。

1. 图像缩放

图像的缩放,包含两个过程,一个是缩小,另一个是放大。位图中,分辨率是固定的,每个像素都可被看作一个独立的元素。将分辨率较小的图像放大,虽然图像所占用的屏幕区域变大了,但是因为图像的分辨率并没相应变大,即像素的数目并未发生变化,而只是每个像素占用的屏幕区域相应变大,因此,图像会出现模糊的效果,即简单地将位图放大,并不能产生更高质量的位图,如图 7.17 所示。

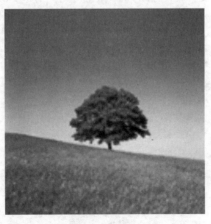

图 7.17　位图放大效果

图中将左侧原本分辨率为 140×140 的图像放大 3 倍到右侧的 520×520 大小,可以明

显看到放大后的图像中出现了模糊效果。与之相对的,如果是缩小,则因为缩小后图像占用屏幕区域小于实际分辨率所需的空间,所以不会出现这种放大时会出现的模糊的效果。

2.更改图像分辨率

图像进行缩放时,若要保持图像的成像质量不变,则需要更改图像的分辨率。更改分辨率,意味着在同样大小的区域内,在像素点大小不变的条件下,图像的像素数量会发生变化。

首先考虑降低图像分辨率。如原图像分辨率为5120×3840,改变分辨率后降为2560×1920。像素总数降低为原来的四分之一,这会导致原有图像中那些被减少的像素中保存的信息丢失,部分原有图像中的细节内容也会因此消失。

然后考虑提高图像的分辨率。因为原有图像中的像素数量已固定,提高分辨率意味着增加像素,但因为原有图像中的像素已无法提供更多的额外信息,增加的像素需要根据已有像素计算得到其对应的颜色值。目前的图像处理软件大多采用对像素进行插值计算的方式。对部分图像,提高分辨率后的图像与原有图像十分相似。但也有部分图像,在提高分辨率后,因为插值计算方法选用不当,反而会出现明显的像素化效果,影响图像的视觉效果。

3.图像压缩

从前面的描述可以看出,位图文件需要占用较大的空间,尤其是最大可以用24位表示图像每个通道的像素信息的RAW格式,其所占用的空间更大。为减少图像文件所占用的空间,可以采用压缩技术,以更利于文件的存储和传输。对图像进行压缩,一般通过对图像中的像素信息进行重新编码实现,这样能够得到比原文件更小的文件,同时原图像中的信息也能得到充分的保留。

图像压缩技术可分为无损压缩和有损压缩。对于无损压缩,压缩后的文件占用的空间减小了,但图像中的所有信息都保留着,图像质量不会受到影响。TIFF、PNG和GIF等都是无损压缩图像格式。有损压缩图像格式中应用最为广泛的就是JPEG。在选择将图像文件压缩成JPEG格式文件时,可以选择压缩层次和质量,通过丢弃部分不重要的信息,保留文件中重要的信息,减少图像所占用的空间。图7.18提供了JPEG格式图像压缩的示例,左侧为JPEG格式原图,右侧为以35%的压缩比进行压缩后的图像,对照两图,可以明显地看到部分细节未经压缩和经压缩后在图像质量上的差异。但是图像内重要的信息都得到了

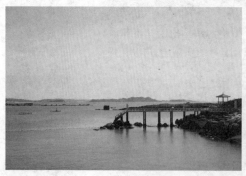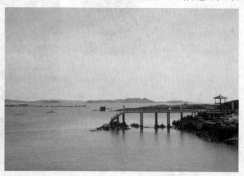

图7.18　JPEG格式图像压缩示例

保留。要注意的是,压缩只是改变图像像素信息的编码方式,图像的分辨率没有发生改变。

同步训练

1.列出表 7.2 中每种颜色的 RGB 值,以及对应的 HSV 值。

2.有以下图像扩展名:.bmp,.sr2,.tiff,.jpg,.gif,.png。

其中(　　　　)是无压缩图像格式,(　　　　)是有损压缩图像格式,

(　　　)是无损压缩图像格式。

同步训练

3.有 1200 万像素的手机前置摄像头一枚,为拍出美丽的自拍照,最大分辨率可达 4032×3024,请计算:

(1)成像照片的宽高比。

(2)若图像采用 24 位 RGB 模型表示,在未压缩的情况下,位图所占空间为多少?

(3)若要改变图片的分辨率,使得改变分辨率后的照片大小为原分辨率情况下的四分之一,则改变后的分辨率为多少?

7.5　医学图像处理应用实例

随着多媒体技术的不断发展,医学图像在临床和教学等方面被广泛地使用,图像增强和复原技术在提高疾病诊断的准确性和提升刑事侦查能力中显得尤为重要。Photoshop 图像选区、图像校正和复原功能在医学图像素材处理中具有重要作用。现实中扫描仪、数码相机、CT 扫描仪等图像采集设备的普及,使得通过图像编辑工具获得相应的素材越来越容易了。但是,由于印刷质量、拍摄水平、制作工艺、扫描仪分辨率等不达标,图像不能很好地满足要求,因此,对图片素材的处理和再加工是多媒体作品制作的一个重要环节,Photoshop 使非美术专业的人员也可以修改完成一幅幅完美的图片。

视频:医学图像处理应用

7.5.1　病理图像素材采集的基本技巧

任何需要手术的疾病,手术前需要明确其病因、病变部位(大小、深度、性质)以及与周围正常组织的关系等。病理的重要性就在于,能对疾病在发病机制和细胞水平上做出诊断,按照临床诊断和观察的要求采集病理图像,并将特征病理图像收集和保存起来用作医学示教,对临床诊断、医生临床经验的获取具有重要的意义。而多媒体技术的不断进步让病理图像的采集变得越来越容易。下面介绍病理图像素材采集的基本技巧。

根据肉眼层层观察病理切片,再由显微镜按照逐步分层的方法,从大体到局部,从低倍到高倍,从组织结构到细胞形态,层层采集图像素材。

在采集病理切片素材的同时,要多采集或准备几张正常的对照切片,因为不同的人,或者用不同的设备进行脱水、制片都会有些差别。最好能多收集同种疾病模型中的病理变化情况,便于阅片时参考。

由于病理诊断是一种形态学的诊断,常常是一种疾病可以表现很多个形态,而很多种疾病又可以有同一种形态,因此它的组合虽然有一定的规律,但也有其复杂性。免疫组化,是应用免疫学基本原理——抗原抗体反应,通过化学反应来确定组织细胞内抗原,对其进行定位、定性及定量的研究。随着免疫组织化学技术的发展和各种特异性抗体的出现,许多疑难肿瘤得到了明确诊断。在做免疫组化时,同样需要设好阴性、阳性对照片的素材采集。必要时,请用苏木素/伊红复染试剂染色。

目前,手术台中的视频采集设备并不完善,今后将在手术刀或医生手术帽中加载或完善图像、视频采集设备,同步传输手术过程,以便获得患者病理第一手数字化影像资料,作为远程诊断、会诊的依据和避免医患纠纷的证据,这是一个在手术中值得改良和探索的方向。

7.5.2　医学图像增强与修复案例

Photoshop 可对带有摄像头的显微镜、数码相机、扫描仪获得的图像,以及 CT、MRI 和 X 射线图片进行后处理,效果非常理想。当采集的图像不需要在线使用时,我们可以采用 Photoshop 软件来调整和修复采集的医学图像。在处理原始素材之前,首先要利用好图层,通过 Photoshop 打开采集的素材,在修改之前,创建透明图层,并复制原始图像到新建的图层,点击隐藏图层可将原始图像的图层隐藏起来,并在复制图像的图层中加以复原和修改,以防止无法恢复的误操作,在还原和修复图像时可以打开导航控制面板,及时、精确地调整修改的区域及显示比例。

Photoshop 软件在编辑医学图像多媒体示教素材中使用非常普遍,通过选区、仿制图章工具很容易将 CT、MRI 片子上显示的医院名称、患者姓名、性别、年龄等资料去除,避免患者隐私被泄露。通过 Photoshop 软件很容易为医学影像资料添加注解。

在对被污点和杂纹污染的图像进行修改时,如果只是一味地在像素级别上用放大镜、橡皮擦或者图章工具进行修改,那么这不仅是一项非常繁重的工作,而且因放大观看只注重了局部效果而忽略了整体效果,这样会加重图片的修改痕迹,难以达到理想的效果。下面是污点和杂纹的修改技巧。

先把图像放大,放大程度愈大,愈能发觉灰尘或者瑕疵的存在。

方法一:在对图片分辨率要求不高的情况下,可选用 filter(滤镜)下的 blur(模糊)滤镜,以削弱相邻像素之间的对比度,达到淡化杂纹的效果,使用时应注意 blur(半径)值不可太大。失真与半径的大小有直接关系。

方法二:应用滤镜—杂色—蒙尘/划痕,可以在不影响原图整体轮廓的情况下,对整个图像或选取范围内细小、轻微的杂点进行柔化,达到消除斑点或折痕的效果。图 7.19 为用 Photoshop 仿制图章工具去掉隐私信息后的 64 排螺旋 CT 胸骨扫描重建图。

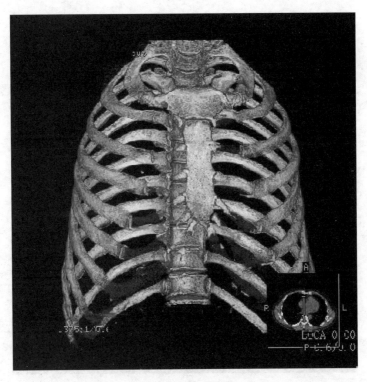

图 7.19　64 排螺旋 CT 重建胸骨

　　图 7.20 是螺旋 CT 图像通过应用滤镜—杂色—蒙尘/划痕的默认处理后获得的效果。可以看出处理后图片中文字部分已经很模糊,图像失真也比较严重。

　　应用滤镜—杂色—蒙尘/划痕可以搜索图片中的缺陷并将其融入周围像素中,该滤镜对去除大而明显的杂点及折痕效果十分显著。如图 7.21 所示,调整其控制面板中的 radius (半径)值大小(从 1~100 像素)可定义以多大半径的缺陷来融合图像,调整 threshold(阈值)大小(0~255)可调整去杂点的效果强弱。设置半径时,数值愈低愈好;设置阈值时,数值愈高愈好,阈值愈高图像越不会失真,但去杂质效果越差。图 7.22 是半径为 1、阈值为 99 的滤镜—杂色—蒙尘/划痕滤镜的最终效果。对照原始图像,可以看出文字信息基本上已经被模糊,而胸骨重建图像更清晰,特别是胸骨边缘中其他组织已被完全去除,骨组织边缘也更清晰。

　　方法三:应用滤镜—杂色下(median 中间值)的滤镜,可将杂点和周围像素的中间值颜色作为该点的颜色来消除干扰。

　　小面积的图片经放大后,边缘锯齿现象较为突出,线条不再平滑、连续,有的线条放大后,边缘有羽化效果,影响了图片的清晰度。下面谈谈线条光滑度、清晰度的修改技巧。

　　首先是描边。对直线和折线较多的图形,可使用 line(直线)工具进行描边,注意画线的粗细要与原图相符,并使衔接部位自然流畅。对弧线较多的图形,可使用钢笔工具绘制路径,节点位置可灵活调整。双击节点,调整节点的方向线来改变曲线的形状和平滑程度。调

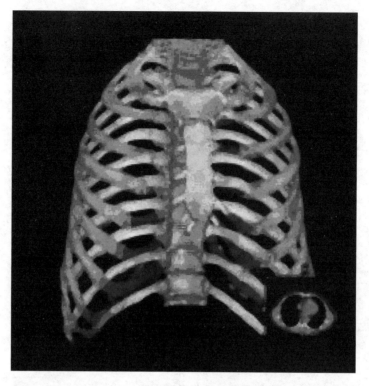

图 7.20　滤镜处理后的重建 CT

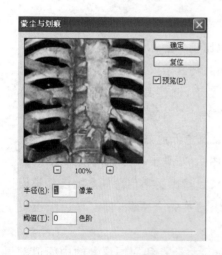

图 7.21　蒙尘与划痕滤镜对话框

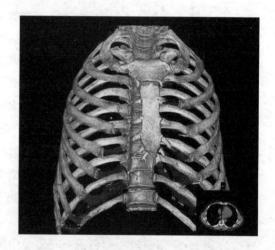

图 7.22　用 Photoshop 处理后的效果

整合适后,将路径转化为选取范围,在"编辑"菜单下选取"描边"进行描边,注意描边宽度的设定。

其次是色彩修正。需要色彩修正可能是长年使用的医学挂图,底色泛黄,显古旧;从某些印刷刊物上选取的图片色彩失真;因某些特殊需要而要求对原图的部分色彩进行修改等诸多原因。在 Adobe Photoshop 中有一个特殊的层 Adjustment Layer(调整图层),它将色调和色彩的设定制作成调整层单独存放到文件中,应用 Brightness/Contrast(亮度/对比度)命令、Hue/Saturation(色调/饱和度)命令、Color Balance(色彩平衡)命令等均可以非常方便、快捷地调整图片的亮度、对比度、饱和度和色相等,这些命令各有所长。Hue/Saturation(色调/饱和度)命令不仅可调整色相和饱和度,还可以通过给像素指定新的色相和饱和度,从而给灰度图像染上色彩。注意:Hue/Saturation 对话框右下角有一个 Colorize 复选框,选中它可使黑白、灰度或彩色图像变成单一色彩的图像。Color Balance(色彩平衡)命令用于调整整图的色彩平衡非常方便、快捷,其对话框底部有一个 Preserve Luminosity(保持亮度)复选框,选择它可使原图整体亮度不改变。

Curves(色调曲线)命令可对色彩实行较精确的控制,通过改变 Curves 曲线表格中的线条形状即可得到千变万化的色彩效果。

Levels(色阶)命令,可对全图或图像中的某一选取范围、某一层及某一个色彩通道进行明暗度的调整,拖动 Levels 对话框中的三个小三角滑标,改变 Input Levels 及 Output Levels 值大小,直到获得满意的效果,也可使用其中的 Auto 按钮自动调整,使亮度分布均匀。

Variations(变化)命令可以非常直观、精确而且方便地调整色彩平衡、对比度和饱和度。Variations 对话框中显示了待处理图像在各种情况下的缩略图,我们可以边调节边对比效果。在某些时候,因教学的需要而要求将一幅彩色或灰度图像变成具有高度反差的黑白图像,我们可以使用 threshold(阈值)命令,它根据图像像素亮度值将全图中的色彩一分为二,一部分用黑色表示,一部分用白色表示,调整阈值的大小(0～255),可获得不同效果的黑白图像。

Adobe Photoshop 是公认的具有最强大的图像处理功能的应用软件,灵活使用各种工具,可制作出任何想要的图像效果。但是,对医学教育来说,科学性是第一位的,我们应用 Adobe Photoshop 对一些图像进行修改是为了更好地满足教学需要,更真实、形象地反映医学现象,切记不可随心所欲,过分追求艺术美感而失去科学性。

同步训练

同步训练

1.(　　)是 Photoshop 图像最基本的组成单元。

    A.像素 　　　　　　B.通道 　　　　　　C.路径 　　　　　　D.色彩空间

2.在 Photoshop 的画笔样式中,可以设置画笔的(　　)。

    A.不透明度、画笔颜色、主直径等效果

    B.笔尖形状、主直径、杂色和湿边等效果

    C.不透明度、画笔颜色、杂色和湿边等效果

    D.笔尖形状、画笔颜色、杂色和湿边等效果

3.某一图像的宽度和高度都是 20 英寸,其分辨率为 72dpi,则该图像的显示尺寸为

    (　　)像素。

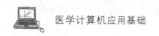

A. 800×600　　　　　B. 1024×768　　　C. 1260×1260　　　D. 1440×1440

4. 在 Photoshop 中,魔棒工具(　　　)。

A. 能产生神奇的图像效果　　　　　B. 是一种滤镜

C. 能产生图像之间区域的复制　　　D. 可按照颜色选取图像的某个区域

5. (　　　)才能以 100% 的比例显示图像。

A. 双击抓手工具　　　　　　　　　B. 双击缩放工具

C. 按住 Alt 键并单击图像　　　　　D. 选择"视图"→"满画布显示"菜单命令

6. 可以存储通道信息的图像格式是(　　　)。

A. bmp　　　　　　B. gif　　　　　　C. jpg　　　　　　D. psd

7. (　　　)是可以编辑路径的工具。

A. 钢笔工具　　　　B. 铅笔工具　　　C. 直接选择工具　　D. 磁性钢笔工具

8. 当图像是(　　　)时,所有的滤镜都不能使用。

A. CMYK 模式　　　B. 灰度模式　　　C. 多通道模式　　　D. 索引颜色模式

7.6　视频的表示

视频,泛指将一系列静态影像以电信号形式进行捕捉、记录、处理、存储、发送与重现。将这一系列静态影像以一定速率播放,在人眼看来,视觉延迟的存在,会导致表态影像产生连续运动的错觉,这也是所有视频制作和播放所依据的生理基础。早期的视频是以模拟形式记录、保存并传播的。与模拟形式相比,数字化视频形式质量更高,记录、保存和传播更为便利。索尼公司是世界上最早定义数字视频格式的,并最早将数字视频存储在磁带上。苹果公司随后也定义了自己的数字视频格式,微软公司紧随苹果公司也定义了自己的数字视频格式。现在,无论是电视、电影,还是近年来十分流行的各种短视频,都以数字视频为标准格式。同时,从 20 世纪后期开始,同时使用多个摄像机拍摄立体视频的技术逐渐成熟,现在能够看到越来越多的三维视频,且该技术在近年来得到了大规模的推广和应用,典型的就是立体电影。

7.6.1　数字视频

每一幅静态画面称为视频的一帧。每一帧都以与位图类似的二进制格式存储画面的颜色、亮度等信息。目前,市场上大多数的消费级摄像机、普通网络摄像头或者智能手机的摄像头等都能用于录制数字视频。而随着 4G 甚至 5G 网络、移动应用的进一步普及,网络速度已不再成为限制网络应用发展的一大主因,视频类应用尤其是短视频类应用,以抖音、快手等应用为代表,在近两年

视频:数字
视频

是移动互联网应用中发展最为迅速的一类,以字节跳动为代表的公司正凭借短视频应用快速崛起,成为中国互联网企业中的新贵,并成为能够与中国互联网公司三巨头相抗衡的新的力量。

在短视频应用中,普通人可以用手机摄像头随时随地以视频格式记录生活、传播见闻,这也带动了国内视频直播行业的发展。另外,数字视频技术的发展也推动了整个电视、电影、游戏娱乐等行业的发展。

从技术角度来看,数字视频的质量与包括帧率、分辨率、宽高比、颜色深度、比特率等在内的概念紧密相关。

1. 帧率

帧率,即每秒显示的帧数量,单位为帧每秒,简写为 fps。视频的帧率高意味着能够更真实、更平滑地再现实时的运动效果。超高帧率能够完美地以慢镜头形式重现物体的高速运动过程。一般电影和电视的标准帧率为 24fps,普通网络视频服务提供的帧率也是 24fps。一般用于广播的电视帧率为 60fps,普通计算机游戏的帧率往往在 30~60fps。如果要提供能够流畅播放的立体视频服务,那么立体视频的帧率至少为 60fps。

2. 分辨率

分辨率,指的是视频中每一帧图像的分辨率。比如,视频的分辨率为 640×480,表明视频中每一帧的静态图像分辨率也是 640×480,其中包含 307,200 个像素点。如果用于显示输出的设备的分辨率与视频的分辨率一致,那么意味着视频中每一帧图像中的每一个像素都正好填充输出设备的一个像素。但如果输出设备的分辨率高于视频分辨率,那么为填充多余的像素,需要对视频帧的像素进行插值计算,这样势必会降低视频的质量。

图 7.23 列出了常见的视频分辨率。不同长宽大小的矩形代表了不同的分辨率,不同的颜色代表了每帧图像的像素数量级,不同的对角线代表了不同分辨率的长宽比。

普通电视根据制式不同,分辨率会有所不同,NTSC 制式下为 720×480,PAL 制式下为 768×576。高清(HD)支持的最低分辨率为 1024×768。这些分辨率的宽高比都是标准的 4∶3。宽高比将在后面进行解释。那么,通常说的 720p、1080p 和分辨率之间的关系又是怎样的? 一般而言,这些都是高清分辨率,720p 和 1080p 的数字视频指的是水平分辨率至少为 720 像素或 1080 像素,对于显示设备也是同样要求具有同样的水平分辨率。同理,2K 分辨率,即要求水平分辨率一般至少为 2000 像素;4K 分辨率则要求水平分辨率至少为 4000 像素,垂直分辨率至少为 2000 像素。现在市场上甚至已经出现了更高的 8K 甚至 16K 的视频和设备。

按照分辨率的定义,可以认为 1280×720 和 1920×1280 都是高清分辨率,后者可认为是接近 2K 分辨率的高清,但实际上还未达到 2K 分辨率的标准。在高清基础上,全高清要求显示设备的实际分辨率或图像的最终分辨率为 1920×1080。1080p 标准更多地用于视频的录制、传输、广播或扫描。目前,世界各国的全高清广播等都是以此分辨率作为视频发送制作的标准。

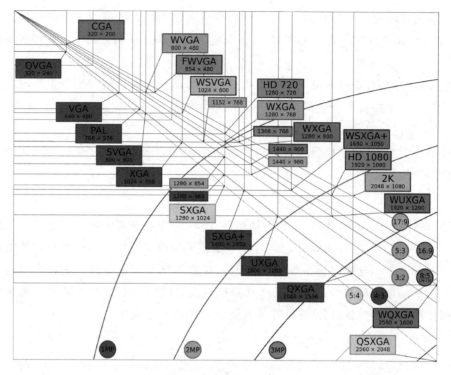

图 7.23　视频分辨率

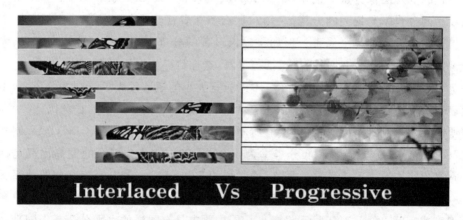

图 7.24　隔行扫描对比逐行扫描

1920×1080 的垂直分辨率可以认为是 1080p，这里的 p 指的是逐行扫描的帧数，即从图像顶端到图像底端绘制的线数目，与 1080p 相对的是 1080i，这里的 i 采用的是隔行扫描的方式。图 7.24 显示了逐行扫描与逐行扫描的对比。左侧为隔行扫描，即在绘制图像时，采用先扫描 1,3,5,…等奇数行的方式，再扫描偶数行的方式；右侧为逐行扫描，即按照 1,2,3,…的顺序逐行绘制。

2K、4K 之类的分辨率，属于超高清分辨率，其总像素数是全高清像素数的 4 倍。数字电影联盟定义 2K 分辨率的标准是 2048×1080，对 4K 分辨率，电影和电视有不同的标准，4K

电视分辨率为 3840×2160,4K 电影分辨率标准为 4096×2160,最高则可达到 4096×3112。而随着软硬件技术和高速网络互联技术的发展,市场上大多数设备均已能支持 4K 分辨率视频的拍摄,大部分的显卡也能支持 4K 显示器。已有大量的手机摄像头能够支持 4K 视频的录制,笔记本电脑也能搭载 4K 显示器。主流的电视机厂商都已推出了大量支持 4K 的电视机、显示器等产品,并且也有越来越多的支持 8K 的产品问世。

3. 宽高比

在介绍分辨率时提及的 720p、1080p 等都定义的是垂直方向的分辨率,水平方向的像素数目则取决于图像的宽高比,即图像或视频的宽度和高度之比。常见的宽高比有 4∶3、3∶2、16∶9、18.5∶10、21∶9 五种。

其中,4∶3 是模拟电视机时代用得最多的宽高比,也是使用最久的比例,不仅用于电视机,也用于早期的计算机显示器上,经典的分辨率的宽高比就是 4∶3,现在苹果公司的 iPad 系列产品采用的宽高比也是 4∶3。

3∶2 的宽高比曾用于苹果公司的计算机产品 PowerBook G4 的 15.2 英寸屏幕上,其分辨率为 1440×960,苹果公司的 iPhone 系列产品也曾采用此比例。目前,微软的 Surface Pro 系列触屏便携式平板电脑的显示屏也采用此比例。

16∶9 是标准宽屏幕,也是现在计算机、电视、手机等屏幕最常用的比例,常见的 1280×720 和 1920×1080 也都是此比例。同时,16∶10 的比例也常用于计算机宽屏幕显示器,在这种比例下,显示器上能够同时显示两个完整的页面,在程序设计等专业领域应用较多。

18.5∶10 即为标准的 35 毫米胶片的比例,21∶9 也是 35 毫米胶片的比例,也是各国电影工业中最常使用的比例。

4. 颜色深度

与图像相同,视频的颜色深度指的是在每帧图像中用于存储一个像素颜色值所需要的位数,一般采用 24 位色。

【案例 7.4】 采用 24 位色表示一帧视频,分辨率为 1920×1080,帧率为 24fps,计算存储 1 分钟的视频所需要的空间大小。

解答:

已知分辨率为 1920×1080,则每帧视频所需要的存储位数为 $24×1920×1080=24×2,073,600=49,766,400$ bits。

如果视频的帧率为 24 帧每秒,则存储每秒视频所需要的位数为 1,194,393,600bits,进而计算存储一分钟的视频总共需要的位数为 71,663,616,000bits,再将该数据转换成字节表示,有 $71,663,616,000$ bits $=8,748,000$ KB $≈8,543$ MB $≈8.34$ GB。因此可以看到高清视频需要占据的存储空间是相当大的,要拍摄、录制、存储高清视频,必须配备大容量的存储设备。

5. 比特率

数字视频中,比特率是一个重要的指标,表示在处理视频的过程中,每秒能够处理的比特数目。比特率可以表示成位(字节)/秒,或千位(字节)/秒的形式。在观看网络直播或点播视频时,比特率是一个重要的指标,视频能够流畅播放而不出现停顿,往往要求其比特率不能低于某个值。如有一个帧分辨率为 1920×1080 的视频,以 24 位色表示一帧视频,以 24 帧每秒的速度播放时,每秒需要处理的比特数目为 1,194,393,600,表示成比特率单位为 0.14GB/s,在百兆带宽的情况下,这个比特率明显高于网络传输的速度。因此,为使视频更适合于网络传输,保证观看时的流畅效果和用户体验,对视频进行适当的压缩处理,降低比特率便成了一种必然的选择。

7.6.2　视频压缩

为降低视频传输的比特率,可供选择的方案有两种:一是选择降低视频帧的分辨率;二是对视频进行压缩处理。降低视频分辨率时,因为帧数并未减少,单纯降低视频帧的分辨率并不能提供较大的压缩率,所以还是需要考虑对视频本身进行压缩。

视频:视频
压缩

对视频进行压缩,基本思路与图像压缩类似,一是对帧图像进行压缩,二是对帧间内容进行压缩。

1. 帧图像压缩

对帧图像进行压缩,可采用前面提到的对静态图像所采用的有损或无损压缩方法。假设视频的帧分辨率为 1920×1080,对帧图像进行压缩后的大小可相当于原图像大小的 1/10,比特率可以从 49,766,400bps 降低到约 50,000bps,相当于 1.2MB/s,能够满足目前大多数网络环境传输的要求。

2. 帧间内容压缩

对帧间内容进行压缩,依据的是在视频中连续帧之间存在的相关性,如可能存在完全相同的像素点,或是同一位置像素点的颜色变化存在一定的规律等。帧间压缩只需要存储相邻帧之间发生变化的像素信息即可,能够有效地减少存储信息量。而随着机器学习、人工智能等技术的加入,对帧间内容的压缩能够取得越来越好的效果和更高的压缩率。部分压缩率高的算法甚至能够达到 1/35 的高压缩率。

对视频进行压缩和解压缩,需要编/解码器的参与,即在视频存储和传输时,用编码器对视频进行压缩,减少其所占用的空间;而在播放视频时,需要用解码器还原视频信息。每种编/解码器用不同的算法对视频进行压缩,压缩效率不一样,且不同类型的编/解码器不能混合使用。如熟知的 MPEG,包括 MPEG-1、MPEG-2、MPEG-4、DivX、H.264 等都是常用的视频压缩标准,都有自己的编/解码器。表 7.3 列举了常用的视频压缩标准的发布时间。

从表中可以看出,20 世纪 90 年代至今,视频压缩标准发展迭代的速度明显加快,但参与制定标准的厂商集中在几家大公司,存在专利问题,包括现在使用的各种视频传输介质、存储介质等的标准也都是由这些公司一起制定。随着时间的推移,这些视频编码标准的应用领域也逐步扩展。为避免专利问题，从 2018 年开始，以国际开放联盟等机构为主，为避免以 H.265 标准为代表的专利影响，正在积极推动 AV1 格式的视频编码标准，这是一种免费开放的视频编/解码格式，主要应用领域为网页上的视频，即 HTML 5 视频。

表 7.3　视频压缩标准发布时间

年份	标准名称	发布者	开发者	用途实现
1984 年	H.120	ITU-T	ITU-T	
1988 年	H.261	ITU-T	日立、NTT、东芝等	视频会议,视频电话
1993 年	MPEG-1 Part 2	ISO, IEC	运动图像专家组、富士、IBM、松下等	VCD
1995 年	H.262/MPEG-2 Part 2	ISO, IEC, ITU-T	索尼、汤姆生、三菱等	DVD 视频、蓝光碟、SVCD、DVB、ATSC
1996 年	H.263	ITU-T	三菱、日立、松下等	视频会议、视频电话、手机视频（3GP）
1999 年	MPEG-4 Part 2	ISO, IEC	三菱、日立、松下等	互联网视频（DivX,Xvid 等）
2003 年	H.264/MPEG-4 AVC	ISO、IEC、ITU-T	松下、Godo KaishIPBridge、LG 等	蓝光、HD-DVD、DVB、ATSC、iPod 视频、AppleTV、视频会议
2006 年	VC-1	SMPTE	微软、松下、LG、三星等	蓝光、互联网视频
2013 年	H.265/MPEG-H HEVC	ISO、IEC、ITU-T	三星、通用、JVC、NTT、Kenwood 等	超高清蓝光、DVB、ATSC 3.0,超高清串流、高效图像格式、macOS High Sierra、iOS 11

7.6.3　视频格式

前面章节中所介绍的视频,指的是仅包含连续图像的视频帧。但通常我们所认为的视频,是既包含了连续图像,又包含了连续声音,且图像和声音会分别以特定格式一起存储在"容器格式"中。比如我们熟知的 MP4 视频中,MP4 就是一种容器格式,其中的压缩视频以 H.264 格式进行压缩编码,声音则采用 AAC 声音流。其他流行的容器格式还包括 AVI、MOV、MPEG、WebM、ASF、VOB、OGG 等。

常见的视频格式也在随着视频编码标准的发展而不断演进。表 7.4 列出了目前常用的一些视频格式。

针对当前网络应用发展的现状,目前最为常用的视频格式还是 MPEG 容器格式,如 MP4 格式,采用 H.264 编码器进行编码后的视频文件是最适合在网络应用环境中传输及下载的。在不同的视频格式之间相互转换,需要借助专门的视频格式转换工具,不能简单地直接更改文件的扩展名。同时,不同的视频格式采用的压缩方法不同,视频格式转换后,可能会导致转换后的视频文件质量与原文件相比有明显的下降,这些问题在进行视频格式转换时都需要加以考虑。

表 7.4　常用视频格式

格式	扩展名	应用平台	应用描述
MPEG	.mpg, .mp4, .mpeg	PC, Windows, Linux, Mac	MPEG 有不同的版本,包括 MPEG-2, MPEG-4 等,可用于网络上的流视频传输以及视频下载
WebM	.webm	PC, Windows, Linux, Mac	应用于 HTML5 标准的免费、高质量的开放视频格式
AVI	.avi	PC	用于存储从摄像头获取的视频片断,并能够在 PC 平台上应用于各种视频的格式
MOV	.mov	PC, Windows, Linux, Mac	是由苹果公司定义的用于网络上流视频传输和下载的一种格式
ASF	.asf, .wmv	PC, Windows	是由微软公司定义的用于 Windows 平台媒体格式中视频的容器,能够用于流视频的播放和下载
VOB	.vob	标准 DVD 播放器, PC, Windows, Linux, Mac	适用于标准 DVD 播放器的行业标准,支持在各种不同平台上播放
OGG/THEORA	.ogg	PC, Windows, Mac	一种公开的容器和编码标准,适用于各种不同平台,但因为缺少大公司的支持,发展有限

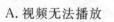 同步训练

1. 假设你的计算机显示器分辨率为 1920×1080,但播放的视频分辨率仅为 640×480,则播放该视频时会发生(　　)。

同步训练

  A. 视频无法播放

  B. 视频会在一个大小为 640×480 的窗口中播放

  C. 自动将视频分辨率转换成 640×480

  D. 自动充满屏幕空间,同时分辨率也会相应调整为 1920×1080

2. 时长为 2 小时,未经压缩的视频,其数据大小大约为(　　)。

  A. 8MB　　　　　　B. 1GB　　　　　　C. 8GB　　　　　　D. 1TB

3. 一般我们会说视频是 H.264 视频,这里的 H.264 指的(　　)。

  A. 一种视频格式　　　　　　　　　B. 视频压缩编码标准

  C. 视频容器格式　　　　　　　　　D. 视频压缩率

4. 一般所说的 480p 视频的分辨率为 850×480,以 24 位 RGB 模式编码,每秒帧率为

24fps,如果要使其能够在网络上流畅传输并播放,请计算网络所要求的最低比特率。

小 结

多媒体数据类型众多,应用范围广泛。将多媒体技术与医学应用相结合,对于求解医学应用中的实际问题有重要的作用和意义。

多媒体数据包含图像、音频、视频、动画等。利用多媒体技术对医学应用中的各类数据进行采集、加工、分析和处理,能够帮助临床医生获得更为直观的认知感受,对于帮助其做出更为准确的诊断具有重要意义。利用多媒体技术展示医学类数据,对于医学教学也能发挥重要作用。

理解声音、图像、视频在计算机中的表达,对于深入理解多媒体技术、这些信息的处理、在日常生活中充分利用多媒体信息以及发挥多媒体数据在医学应用中的作用都有显著的作用和意义。

利用相关音频、图像处理工具,如 Adobe 公司的 Audition 和 Photoshop,对多媒体数据进行处理,也已成为部分与医学相关专业教学中软件和工具的选择。

习 题

一、填空题

1. 在疾病诊断中,有价值的人体音频信号有( ),( )和( )。

2. 滤波器在音频信号处理中的功能是:( )。

课后作业

二、简答题

1.简述多媒体技术中为满足不同类型数据处理需要,常用的输入和输出设备有哪些。

2.简述常用压缩图片格式有哪些。你最常用的格式又是什么。

3.简述数字视频表示的关键指标有哪些。如何根据数字视频应用需要,选择合适的显示设备。

第8章 医学虚拟现实技术基础及应用

虚拟现实（Virtual Reality，VR）技术产生于20世纪60年代，发展至今，已在军事、设计、建筑、教育、游戏、医学等领域取得了丰硕的成果。虚拟现实技术与医学的紧密结合，如数字虚拟人、虚拟手术等，开创了医学应用的新形式。同时，虚拟现实技术与医学教育的深入融合，丰富了医学知识的教学模式，因此，医学院校学生了解和学习相关知识和技术显得尤为重要。

本章主要介绍虚拟现实技术的基本概念、虚拟现实系统及相关技术、虚拟现实技术在医学领域的应用等知识，通过对几种常用虚拟现实开发工具及相关应用案例的介绍，让大家了解虚拟现实技术的应用开发方法。

学习目标：

➢ 掌握虚拟现实技术的概念
➢ 熟悉虚拟现实技术的发展及其应用领域
➢ 了解虚拟现实在医学领域的应用
➢ 能运用虚拟现实开发工具进行简单的应用开发

8.1 虚拟现实的概述

8.1.1 虚拟现实（VR）

课件：医学
虚拟现实技
术基础及应
用

虚拟现实技术自20世纪60年代发展至今，已广泛应用于多学科多领域，是当前极具重要性和发展前景的研究内容，是影响未来人类生活的关键技术之一。

虚拟现实技术充分利用计算机软硬件资源、仿真技术及网络技术，让用户通过一定的人机交互方式，实现与三维虚拟世界的信息交互。

虚拟现实技术的基本特征包括：①沉浸感：让用户在虚拟环境中拥有身临其境的真实感。②交互性：让用户在虚拟环境中能自然地交互，包括言语、肢体动作等方式，如同在真实环境中一样。③多感知性:让用户在虚拟环境中可获得视觉、听觉、触觉等感知,理想的虚拟现实技术应该具有一切人所具有的感知功能。④运动性:虚拟环境中的物体会遵循其在真实环境中的物理运动规律。

8.1.2　增强现实(AR)与混合现实(MR)

增强现实(AR)其实是虚拟现实的一个分支,它主要是指把真实环境和虚拟环境叠加在一起,然后营造出一种现实与虚拟相结合的三维情境。

增强现实技术是一种将真实世界的信息和虚拟世界的信息进行无缝衔接的新技术。通过计算机等技术,将现实世界的一些信息通过模拟后进行叠加,然后呈现到真实世界,这种技术使得虚拟信息和真实环境共同存在,大大增强了感官体验。

混合现实(MR)是在现实场景中导入虚拟物体或虚拟信息,以达到提高用户体验感的目的。

混合现实与增强现实相比,区别在于“透视法则”。混合现实遵守现实的“透视法则”,即让虚拟信息和现实环境融为一体,并且虚拟信息和现实信息之间存在一定的依存关系。

8.1.3　虚拟现实系统及相关技术

拓展资料:
VR设备

1.虚拟现实系统的组成

虚拟现实系统主要包括模拟环境系统、感知系统、自然技能系统、传感设备等方面。

(1)模拟环境系统

虚拟现实的模拟环境系统,是由计算机生成的动态 3D 立体图像构成的虚拟情境,包括水环境系统模拟、建筑环境系统模拟、空间环境系统模拟等多维度内容。

例如,在虚拟实验室中,需要模拟的环境系统包括仪器设备、建筑、光源、桌椅、柜子等,只有将这些虚拟情境通过系统模拟出来,才能给人逼真的视觉效果。图 8.1 为虚拟实验室。

(2)感知系统

在模拟环境系统中,使用者可以看到一个虚拟的物体,但却无法真正触摸感受到它。感知系统可以帮助使用者对虚拟情境产生感觉。除计算机图形技术生成的视觉感知外,还有听觉、触觉、嗅觉等一切人类感知。

例如,要解决触觉这一问题,虚拟现实技术中最常用的方式是模拟触觉,即在手套内安装一些可振动的触点,当人们在做出某些动作的时候,这些触点就会启动,让人感觉像真实的触感一样。如图 8.2 所示为通过动作控制虚拟物体的虚拟现实手套。

(3)自然技能系统

在虚拟现实系统中,还需要一个能够处理人头部动作、眼睛、手势行为的系统,即自然技能系统。该系统的主要原理:通过处理与参与者的动作相适应的一系列数据,将处理后的信

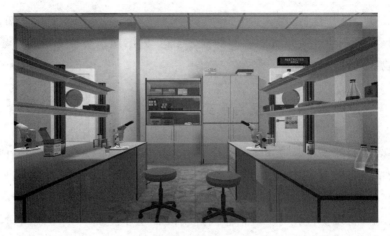

图 8.1　虚拟实验室

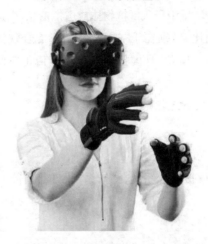

图 8.2　通过动作控制虚拟物体的虚拟现实手套

息运作到整个虚拟现实系统中,让虚拟现实系统对该参与者的输入做出实时反馈,并传达给参与者。

（4）传感设备

在虚拟现实系统中,传感设备是非常重要的一类装置。虚拟现实系统中的传感设备主要包括两部分:一部分是穿戴于操作者身上的设备,如数据手套、数据衣等,最大的作用是人机交互;另一部分是设置在现实环境中的视觉、听觉、触觉等各类传感装置,最大的作用是正确感知。

传感器主要用于传达触觉和力觉方面的感知。当用户戴上数据手套,穿上数据衣后,能够在虚拟现实情境中,产生触觉和力觉方面的感知,感受到虚拟物体。

2. 虚拟现实系统的相关技术

虚拟现实技术主要包括三维建模技术、立体显示技术、人机交互技术等。

（1）三维建模技术

虚拟情境的建立,需要获取现实环境中的三维数据,并根据需要来建立相应的虚拟情境模型。

虚拟现实系统中的虚拟情境,既有模拟现实世界中的场景(系统仿真),又有模拟现实世界中人类不可见的环境(科学可视化),还有模拟人类想象的场景。

目前,三维建模技术体现在三维视觉建模,包括几何建模、物理建模(如材质、粒子系统等)、行为建模(如动力学仿真等)。

(2) 立体显示技术

立体显示技术使虚拟情境呈现立体效果,增加虚拟现实的真实感和沉浸感。

立体显示技术目前主要有分色技术、分光技术、分时技术、光栅技术。其原理是利用人眼的间距,使原始图像产生合适偏移后形成两幅不同的图像,然后通过人眼进入大脑,得到具有景深效果的图像,即立体图像。

(3) 人机交互技术

人机交互技术,使用户可以通过头、手势、表情、眼睛等各种方式与虚拟现实系统进行交互。目前,常用的人机交互技术主要有点头、手势、面部表情的识别和眼动跟踪等。

同步训练

1.虚拟现实技术的基本特征是什么?
2.增强现实(AR)与混合现实(MR)的区别是什么?
3.虚拟现实系统主要由哪些方面组成?
4.虚拟现实系统的相关技术是什么?

同步训练

8.2　虚拟现实在医学领域的应用

虚拟现实技术在医学领域的应用包括:医学练习、医疗培训与教育、康复训练和心理治疗等。

8.2.1　医学练习

拓展资料:
数字化虚拟
人体

运用虚拟现实技术进行医学练习,即虚拟现实手术,可以帮助医生模拟操刀练习,熟悉手术过程,提高手术成功率。

虚拟现实手术是指利用虚拟现实技术在计算机中建立一个模拟环境,医生借助虚拟设备,如虚拟现实眼镜等,沉浸在虚拟场景内,通过视觉、听觉、触觉感知并学习各种手术操作,体验并学习如何应付临床手术中的实际情况,为医生日后进行实际手术打好基础。虚拟现实手术不仅能够帮助医生对病情有更好的诊断,提高医疗效率,还能够帮助医生及时制定手术方案,提高医护间的协作能力。

8.2.2　医疗培训与教育

拓展资料：
虚拟仿真实
验教学

运用虚拟现实技术进行医疗培训和教育，能降低培训成本，增强培训效果，有效解决医疗培训和教育过程中的教学资源紧张问题。目前，国家虚拟仿真实验教学项目共享服务平台（http://www.ilab-x.com/），就是利用虚拟现实技术，建立了一批虚拟现实的教学资源。

8.2.3　康复训练

虚拟现实技术应用到康复医学领域，可以提高康复安全性和患者的舒适性，同时能够增加医患的互动性。

康复训练包括肢体治疗、残障人士功能辅助治疗等。在肢体治疗中，可以将虚拟现实技术与娱乐相结合，为患者提供一种虚拟情境，让患者置身于某个游戏或者某个旅游情境中，增加患者的快乐感，调动患者的治疗情绪。残障人士功能辅助治疗是指通过特制的人机接口，让残障人士在虚拟现实情境中实现生活自理，帮助他们提升生活的乐趣和品质。

8.2.4　心理治疗

虚拟现实技术可应用于治疗有心理创伤的患者，包括心理恐惧症、创伤后应激障碍、焦虑症等。如针对那些因脊髓受伤而留下心理疾病的患者，医疗机构通过传感动作捕捉设备、头戴式虚拟现实设备，加上医生的引导，来帮助患者突破心理障碍。

在针对社交焦虑症患者的治疗中，可通过建立各种虚拟社交场景，帮助患者克服焦虑症。虚拟现实技术在这些方面的应用都取得了显著的效果。

8.2.5　典型案例

1. 护理类虚拟仿真系统

护理类虚拟仿真系统是指运用互联网、三维建模与 VR 技术，通过仿真人体模型及其器官部位，为受训学员打造一个身临其境的虚拟实操培训环境系统。以语音提示为导向，以模拟学习和仿真演练为手段，引导学员进行知识的学习和应急操作的实操演练，并对学员的学习效果和操作流程进行判断、评估和考核。

软件采用引导性学习和训练，通过案例情景导入、场景模拟、问题引导、知识点讲解提示、模拟操作等内容，引导学生模拟训练。软件进一步巩固课本知识，内容与护士执业资格考试密切联系，重点、考点内容通过语音提示、文字提示、图片选择或者页面提示等形式呈现,如图 8.3 至图 8.5 所示。

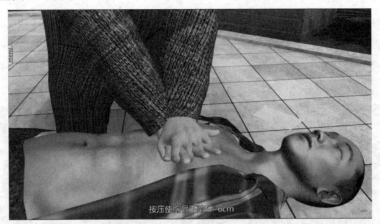

图 8.3　心肺复苏技术虚拟仿真

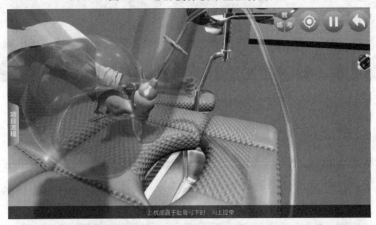

图 8.4　胎头吸引术虚拟仿真

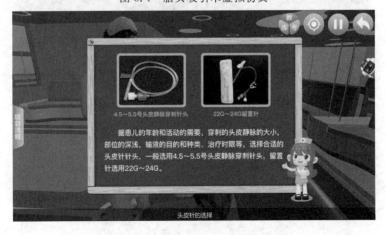

图 8.5　小儿头皮静脉穿刺技术虚拟仿真

2.临床医学类虚拟仿真系统

临床医学类虚拟仿真系统是指在临床医学中运用虚拟现实技术,通过仿真人体或动物模型及其器官部位,打造一个身临其境的虚拟实操培训环境系统。软件对于脏器、组织内部构造、操作原理有透视性提示,便于学生对知识点的理解和掌握。操作过程中通过游戏闯关、虚拟奖励等形式来充分体现趣味性,增加学生学习的兴趣,如图8.6所示。

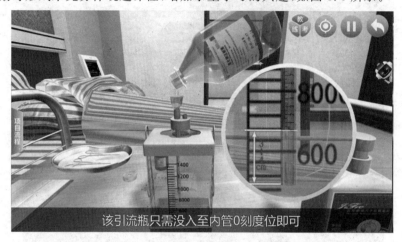

图 8.6 胸腔闭式引流技术虚拟仿真

3.医学技术类虚拟仿真系统

医学技术类虚拟仿真系统,一般是与知名企业合作开发,能够以前所未有的真实感、趣味性、安全性、便利性创造出全新的教学与实训体验,显著提升效果、降低成本,是医学技术类专业建设的重要组成部分和亮点,如图8.7所示。

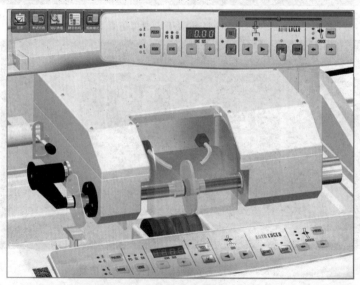

图 8.7 半自动磨边机虚拟仿真软件

4. 药学类虚拟仿真系统

中医药引入虚拟现实技术,打破图片、视频等二维、平面的展示方式,对实际采集中所用到的工具如镰刀、锄头等,或炮制过程中所用到的工具如铁药碾、铜杵臼等进行 3D 建模,并且根据各种地形特点,模拟还原中药采集场景环境,营造一种逼真的画面,让人拥有身临其境的体验。

在场景建设中充分体现软件真实性的特点,不仅仅是外观与真实设备高度逼近,更是指其功能仿真与生产实际高度一致,如图 8.8 和图 8.9 所示。如各类药材在不同海拔有不同的分布,药材数量也有不同;此外,药材在不同季节展现的形态、生产状况也有所差异。

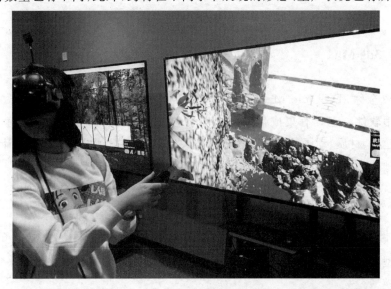

图 8.8　中药采集系统

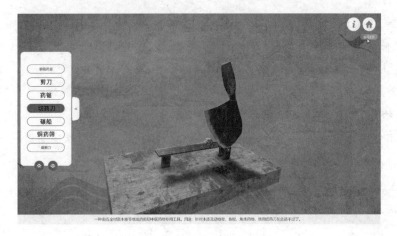

图 8.9　中医药知识学习系统

同步训练

1. 虚拟现实技术在医学领域的应用有哪些？
2. 数字化虚拟人体研究阶段有哪些？

同步训练

8.3　虚拟现实开发工具简介及案例

8.3.1　3ds Max

拓展资料：
3ds Max

3ds Max(全称 3D Studio Max)是由 Autodesk 公司开发的一款面向对象的智能化应用软件。它具有集成化的操作环境和图形化的界面窗口,操作简单、快捷;在建模、材质、动画等方面具有非常强大的功能;在游戏开发、建筑设计、影视制作、产品设计等领域被广泛地应用,是三维设计者进行三维制作的首选工具。

使用 3ds Max 进行虚拟情境创建的流程包括:创建模型、添加材质、创建灯光、渲染输出等。

1.创建模型

创建模型简称"建模",就是使用 3ds Max 提供的模型创建按钮和建模方法创建出三维模型。

2.添加材质

视频：创建模型、修改参数

添加材质,设置模型的各种特性(如颜色、透明度、对光线的反射/折射程度、纹理等),使模型的效果更加逼真。

3.创建灯光

为了使效果更加逼真,还可以创建灯光,以模拟真实世界的光照效果。

4.渲染输出

视频：添加材质

渲染输出就是对场景着色,将场景中的模型、材质、灯光及大气环境效果处理成图片或动画并保存起来的过程。

3ds Max 支持多种格式类型的输出,可兼容其他 3D 应用开发工具用于模型和场景的展示及其他功能开发。

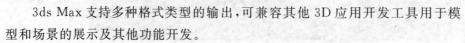

视频：创建灯光

8.3.2　Cult3D

视频：渲染
输出

Cult3D 是由瑞典 Cycore 公司开发的一种网络 3D 展示工具,能够实现在
互联网和 PC 平台上让任何使用者欣赏高质量的 3D 动画。Cult3D 降低了对软
硬件配置的要求,该技术拥有独特的渲染方法,不用装置加速卡,就能清晰地模拟出 3D 特性
的动作,集合声像的作用,创建出可以进行实时交互的三维对象。

Cult3D 不仅可应用于各种操作系统,还能结合许多应用程序。它由 Cult3D Export
Plugin、Cult3D Designer、Cult3D Viewer Plugin 三大部分组成,3ds Max 通过这些插件,可
以将模型输出成 Cult3D Designer 的 c3d 格式与 3ds Max 软件相交互。同时它容易上手,非
专业人员也可以很快地学会并使用,不需要编程语言就可以方便地制作出自己想要的作品。

使用 Cult3D 软件的模型质量非常高,在场景中的交互性也特别强。不管是平面模型还
是三维立体模型,逼真的模型在进行交互操作的时候是很重要的。当然 Cult3D 软件本身的
功能有非常独到的模型渲染作用,通过这些功能可使最后的作品更加真实。Cult3D 软件最
基本的功能是可以添加模型的各种动画效果,像平面移动、放大缩小、360 度旋转、操作指引
等,这些基础功能增强了模型在 Cult3D 中的交互性。

Cult3D 具有非常好的跨平台性能。在 Cult3D 软件中生成的文件可以离线发布,用它
生成的交互模型,使用者可以在任意浏览器中进行读取。

Cult3D 生成的文件非常小。一般性的三维动画文件的容量都是巨大的,并且大型容量
作品的数据传输速度比较缓慢,使用者需等待比较长的时间,但 Cult3D 生成的文件不仅传
输时间被大大缩短,而且文件的画面质感也清晰、真实。

8.3.3　Unity3D

Unity3D 是 Unity Technologies 公司开发的一款游戏引擎开发工具,为了让使用者能
够更方便地开发 3D 游戏、制作可视化建筑物模型、制作即时三维动画等互动内容,该引擎能
够同时兼容多种平台,支持 Web、PC、Android、iOS 端等多平台的程序开发,是一款全面整
合的专业的综合型开发工具。Unity3D 与 Director、Torque Game Builder、Blender game
engine 等开发软件有许多相似之处,譬如都是使用交互式、图形化的开发界面作为主要的开
发形式。Untiy3D 引擎性价比极高,它自带多种多样的角色与场景模型支持,同时支持
JavaScript 和 C♯ 等多种不同的脚本语言,Unity3D 建设开发的交互漫游系统不仅能够直接
在 Web 上运作,而且也能够产生一个.EXE 可执行文件,让使用者拥有更好的体验感的同
时,又方便快捷。

Unity3D 操作简便,开发门槛要求相对比较低,拥有层级式的开发环境、动态的实时效
果预览、详细的可视化属性窗口编辑器工具等,常用来开发游戏原型或快速制作一款游戏。

Unity3D 能够让开发者自主导入资源,并能够根据导入项目的资源改动进行自动更新,

而且 Unity3D 支持许多主流的三维建模软件,像 3dsMax、Maya、Blender、Cinema 4d 和 Cheetah3D 等建模软件导出的模型都能支持兼容,并且还支持少许其他三维格式的模型。

Unity3D 的图形引擎使用的是 Direct3D(Windows),OpenGL(Mac、Windows)和自带的 APIs(Wii),同时还支持渲染到纹理(Render-to-Texture,RTT)。

8.3.4　万维引擎

万维引擎是一款国内自主研发的虚拟现实软件开发平台。它打破了传统的计算机编程开发模式,采用创新的文本编辑开发方式,大幅降低了虚拟现实(VR)开发人员的要求和开发难度,极大地提高了软件开发的效率,实现了程序修改无须编译、直接运行的神奇效果,使任何人都能够轻松、快速、低成本地开发虚拟现实软件。

万维引擎作为目前唯一一个不用"编程"的虚拟现实软件开发平台,已经应用于机械、电子电工、智能制造、工业机器人、化工、土木建筑、电力、航空、物流、汽车等众多领域,开发出了上百款虚拟仿真软件,在教育、工业等领域拥有众多的用户。

万维引擎包括虚拟现实(VR)开发平台、增强现实(AR)开发平台、数字博物馆开发平台、交互式媒体开发平台四大平台。

1. 虚拟现实(VR)开发平台

虚拟现实(VR)开发平台无须编程,即可开发满足各行业认知、体验、操作、维保、虚实互控等实训需求的虚拟仿真软件。其内置示范教学、自主练习与智能考核功能,使开发的虚拟仿真资源能够很好地配合教学活动。平台具有 PLC 控制、电路分析、工业机器人、有限元法(FEM)对接、NC 加工、精确碰撞检测、虚实互控、几何变形等产业相关方面核心插件技术,支持虚拟现实在行业深度应用。

2. 增强现实(AR)开发平台

增强现实(AR)开发平台采用"零起点、开放式"技术,操作简单,一小时即可快速上手,开发效率极高,支持低成本、大规模地开发 AR 资源。基于浏览器版的增强现实(AR)开发平台无须下载安装,支持 Windows、iOS、Android 等多平台,以及 PC、手机、PAD 等跨终端开发应用,以"简单、易得、极速"的特点,有效支撑 3A 式(Anywhere、Anytime、Anyone)开发。

3. 数字博物馆开发平台

数字博物馆以各个展厅承载的全媒体素材为依托,对于教学实训而言,通过游览式、集中引导式学习,能够系统地展示某个主题内容的知识点。同时,它也广泛应用于文化宣传、科普教育、成果展示、党建教育等多种场景。

数字博物馆开发平台能够实现对 360 度全景馆和 3D 建模馆的创建、内容植入与功能设计,并拥有知识闯关编辑,展厅创建与命名,展厅背景音乐设置,解说设置,模型、图片、360 度全景等资源的上传,展画编辑等功能。

4.交互式媒体开发平台

交互式媒体是一种全新的资源形式,该类型资源以交互为主要亮点,在视频、照片、漫画等多种形态内容上设置交互点,从而实现基于微交互的闭环教学。它具备轻量化的特点,能够被快速创建并应用。交互式媒体的应用能够创新现有教学模式,增强学习参与性和主动性,提升教学体验感和互动性。

交互式媒体开发平台是一款基于浏览器的开发工具。在实际教学和日常生活中可以利用素材制作"第一手"课件,实现日常素材向教学成果的转变。平台还具有项目创建、媒体编辑、内容扩展、场景转换、游戏热点、场景沙盘、交互点设置等功能。

8.3.5　IdeaVR

IdeaVR(中文名为创世)也是一款国内公司自主研发的 VR 内容创作软件,应用于教育、企业等不同行业领域。其能够帮助非开发人员进行高效的行业内容开发及应用,并且提供教学考练、异地多人协同、交互逻辑编辑等功能,以解决用户在高风险、高成本、不可逆、不可及、异地多人等场景下的教学培训、模拟训练、营销展示等问题。

8.3.6　开发案例

案例一　基于 Cult3D 的虚拟恒温箱制作与展示

恒温箱主要用于生物化学实验室、工业实验室以及医药方面,培养对环境温度要求比较高的生物和细胞、病毒等。在实验室中,为了得到一个准确的实验数据以及研究结果,需要的环境必须非常准确,因此,恒温箱所发挥的作用是非常重要的;工业产品的生产有时候需要环境的绝对恒定,恒温箱就能满足恒定环境的需求;在医药方面,重要药品和样品的运输和储存要求都是十分严格的,所以用于医疗的恒温箱就占据着极其重要的地位。

针对用途的不同,恒温箱的设计结构方面也有着一定的差别,根据不同的需求设计出具有不同控制系统的恒温箱。恒温箱的控制系统大致可以划分为以下四种:温度升高系统、风路轮回系统、添加湿度/减少湿度系统、温度降低系统。现在市面上的恒温箱基本上都是采用两级梯度进行温控,在结构上是把恒温的工作室与主机创建组成为一体。

本案例将详细介绍虚拟恒温箱的制作与展示过程,初步了解 3ds Max 和 Cult3D 软件的使用方法。

1.3ds Max 建模

Cult3D 软件可以实现对模型的交互操作,但不能进行三维甚至多维模型创建,因此必须要通过其他的软件进行三维建模。本案例采用 3ds Max 软件进行建模,展示的虚拟设备是恒温箱和培养皿。

（1）使用"线"命令画出恒温箱内部的大体形状，如图 8.10 所示。

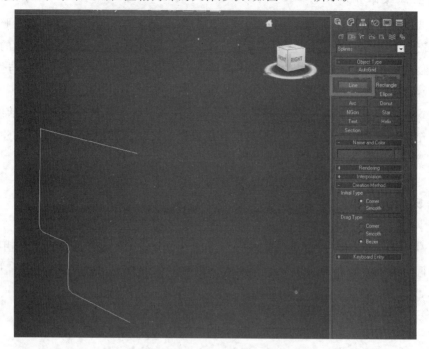

图 8.10 使用"线"命令画出内部形状

（2）将"线"命令换成"编辑多边形"，然后选择面进行挤出，如图 8.11 所示。

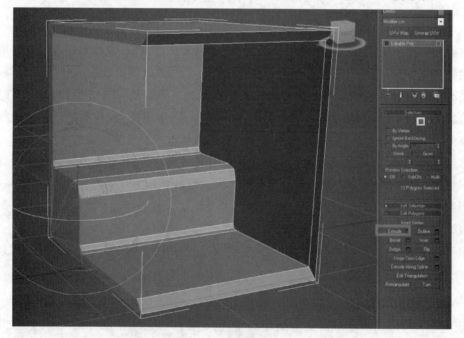

图 8.11 挤出模型

（3）为了使边缘的面平滑一点，使用"倒角剖面"命令进行优化，如图 8.12 所示。

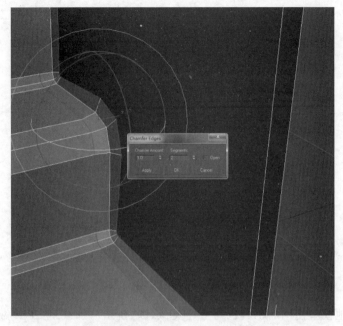

图 8.12　优化（平滑）边缘

（4）挤出恒温箱的厚度，如图 8.13 所示。

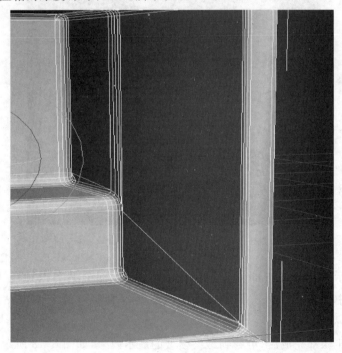

图 8.13　挤出恒温箱的厚度

（5）恒温箱内部的架子，先使用线的形式勾画出架子的弯度和长度等，再勾选渲染得出，如图8.14所示。

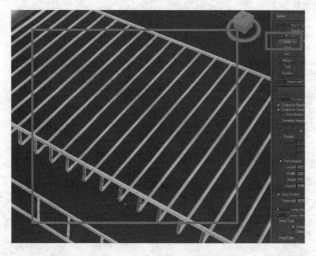

图8.14　勾画出内部架子模型

（6）创建其他模型使用的工具也与上述类似，以"挤出""加线"等工具做出最终的模型，如图8.15所示。

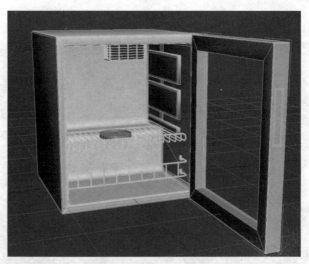

图8.15　基本模型展示

（7）温度显示和开关按钮部分是用贴图完成的，大部分贴图以纯色为主。贴图需在Photoshop软件中制作，在3ds Max中通过调整模型的UV值来调整贴图的效果，如图8.16、图8.17所示。

（8）所有的步骤都完成后，可看到最终模型的展示效果，如图8.18所示。

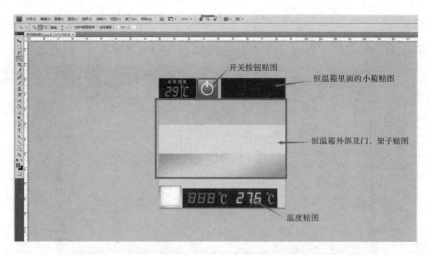

图 8.16 在 Photoshop 中制作贴图

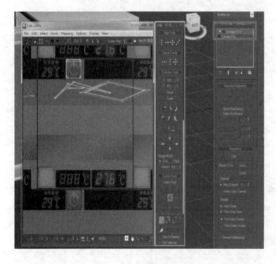

图 8.17 在 3ds Max 中调整模型的 UV 值

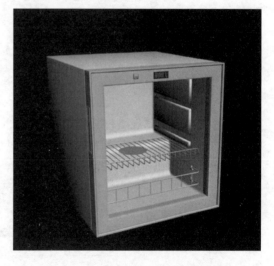

图 8.18 虚拟恒温箱模型的展示效果

2.Cult3D 软件模块简介

Cult3D Designer 软件可以实现虚拟设备的交互功能。Cult3D 软件包含许多应用窗口，如事件规划图、动作图表、场景图表、演示窗口等，这些窗口之间存在关联，如事件规划图是启动事件的触发点；动作图表是加在事件规划图中触发点上的，决定该事件进行什么动作；将场景图表中的对象加在动作上，表示在该对象上实现了什么动作；当你想要的事件规划完毕以后，可以通过演示窗口演示添加了交互操作的对象。使用者在这一阶段即可通过点击鼠标和键盘的状态来控制动作的产生，就像使用者自己在进行该操作。

在培养细菌的实验中，主要添加的动作类型有：窗口背景设置、平面移动、物体转动、放大/缩小、动画播放等。

3. 功能实现

（1）将从 3ds Max 中导出的 .c3d 文件导入 Cult3D 中，如图 8.19 所示。

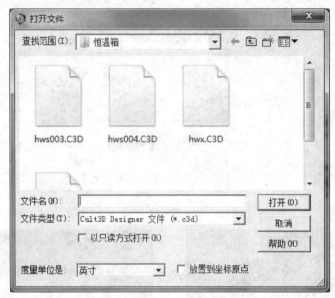

图 8.19　导入 .c3d 文件

（2）背景设置。在事件规划图中点击"世界启动"，拖动到右边的空白处，在动作栏选择渲染进行背景设置，将设置背景拖动到"世界启动"上至出现黑框为止，下面所有拖动若出现黑框即表明添加动作成功，如图 8.20 所示。

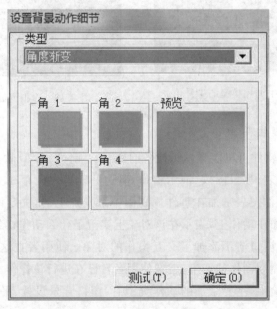

图 8.20　设置背景细节

（3）利用鼠标对控制对象进行操作。在动作栏中交互模块选择"鼠标－控制球"并将其拖动到"世界启动"上，实现可以利用鼠标进行操作，再将场景图表中需要控制的对象拖动到"鼠标－控制球"上。拖动成功后，每个模块之间都有实线相连，如图 8.21 所示。

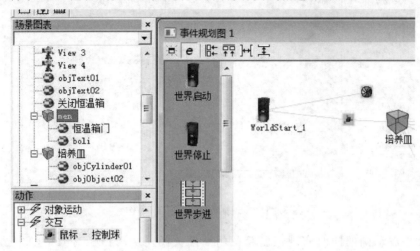

图 8.21　将对象拖动到动作上

（4）实现单击鼠标左键即可将培养皿从恒温箱中拿出来。将"鼠标左击"拖动到事件规划图中，再从动作栏对象运动中选择"平移 XYZ"，在事件规划图中通过鼠标右击该动作可进行参数修改，再将培养皿这个对象添加到平移的动作上，具体如图 8.22 所示。

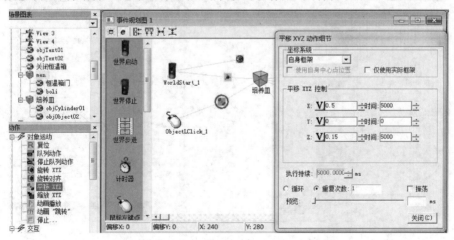

图 8.22　培养皿拿出恒温箱的动作参数设置

（5）在 3ds Max 中做一段将培养皿放入恒温箱的动画，在 Cult3D 中实现鼠标右击播放动画。将鼠标右击拖动到事件规划图中，再从动作栏对象运动中选择"动画播放"，动画播放的参数可通过鼠标右击进行修改，例如修改动画开始和结束的关键帧。再将培养皿这个对象添加到播放动画的动作上，具体如图 8.23 所示。

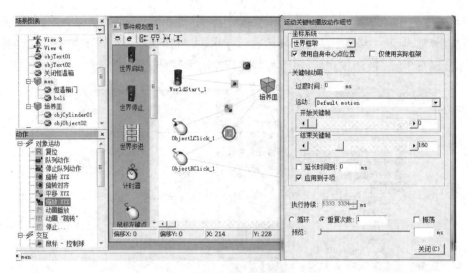

图 8.23　实现播放动画及开门动作

（6）在播放动画的同时实现恒温箱的门渐渐关闭。从动作栏对象运动中选择"旋转 XYZ"拖动到鼠标右击事件上，旋转的参数可右击进行修改，再从场景图表中选择恒温箱门这个对象添加到旋转 XYZ 动作上，具体如图 8.24 所示。

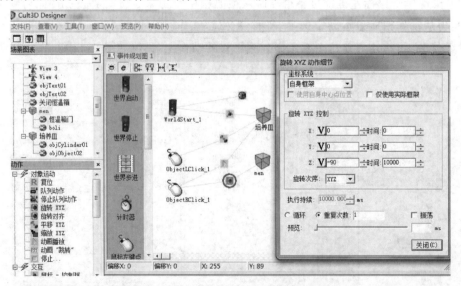

图 8.24　实现关门动作及参数设置

（7）通过键盘按键将恒温箱的门打开。将键盘按键拖动到事件规划图中，从动作栏中的对象运动中选择动作"旋转 XYZ"拖动到键盘按键上，旋转的参数可通过鼠标右击进行修改。再从场景图表中选择恒温箱门这个对象添加到旋转 XYZ 动作上，具体如图 8.25 所示。

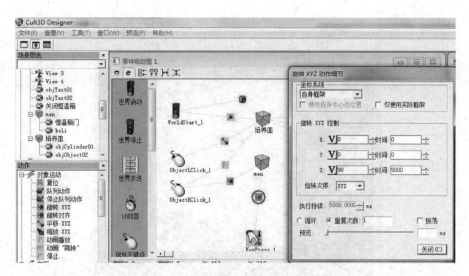

图 8.25　实现开门动作及参数设置

（8）通过鼠标中键实现培养皿的平移、旋转、放大显示。将鼠标中键拖动到事件规划图中，将平移 XYZ、旋转 XYZ、缩放 XYZ 动作添加到鼠标中键上，参数可通过鼠标右击进行修改。再将培养皿这个对象放在每个动作上，具体如图 8.26 所示。

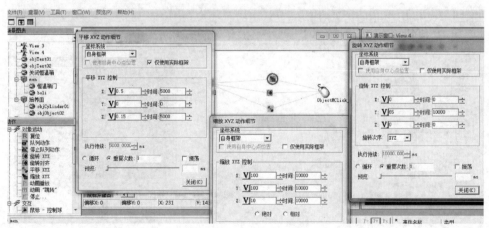

图 8.26　实现培养皿的平移、旋转、放大显示及参数设置

（9）所有交互动作规划完成后，可通过演示窗口点击播放键查看效果，如图 8.27 所示。

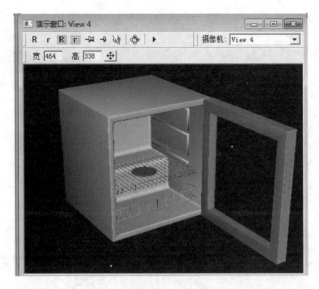

图 8.27　演示窗口查看效果

（10）将编辑好的交互作品导出发布到网页上，作品格式的后缀名为.co，如图 8.28所示。

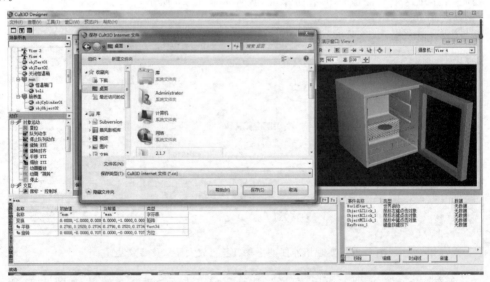

图 8.28　发布.co格式网络文件

（11）安装 Cult3D 的浏览器插件，便可以在浏览器上观看从 Cult3D 中导出的.co 文件，如图 8.29 所示。

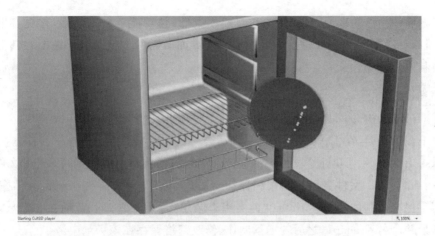

图 8.29　网页展示效果

案例二　基于 Unity3D 的虚拟实验室系统

本案例将详细介绍基于 Unity3D 的虚拟实验室系统开发过程,初步了解 3ds Max 和 Unity3D 软件的使用方法。

1.功能设计

系统以第一人称视角进行漫游,通过鼠标和键盘按键控制实现"前、后、左、右移动,跳跃"等逻辑动作;遇到障碍物不发生穿越;同时控制的角色能够与场景中的物体道具交互。本案例设计制作焰色反应模拟实验,角色通过输入控制实现:拾取实验用铂丝,蘸取不同离子的实验试剂,置于酒精灯上燃烧时产生不同的效果。

(1) 场景及模型设计制作

场景及模型设计制作是虚拟漫游系统制作最重要的部分,其完成的优劣程度直接影响用户的观感体验。将场景规划所制定的方案以及收集到的器材和陈设的数据通过 3ds Max 进行建模。模型的创建一般要经过建模、添加材质、贴图、创建灯光等步骤。由于场景漫游系统占用的内存比较大,对模型进行充分的优化能够大大减少文件大小,从而提高运行速度。

Unity3D 与 3ds Max 的坐标轴存在些许不同,因此模型创建完成后,需要修改模型的坐标轴,选择模型旋转修改使其 y 轴向上,最后保存并选择导出 FBX 格式的文件。Unity3D 支持多种格式的模型文件,而 FBX 格式可以作为多种软件的中间格式,模型、材质、骨骼、动画都可以在 FBX 格式的文件里保存记录,方便实现相互转换。

(2) UI 界面设计制作

UI(全称 User Interface,用户界面)设计是对软件的运行逻辑、操作界面以及人机交互体验的整体设计。在 Unity3D 中,最常见的 UI 制作方法有两种,分别是 UGUI 和 NGUI,UGUI 是 Unity 自带的官方 UI 实现方式,所以使用上很人性化,且随着版本的升级更新,功能也越来越强大。NGUI 是在 UGUI 早期版本的时候所开发的,是在 Unity 中开发 UI 所使用的第三方插件。总的来说，UGUI 的学习成本更低，且功能会越来越强，这更有助于学习与开发，因此一般选择 UGUI 进行 UI 制作。UI 界面所需的按钮及效果贴图在其他图像编辑软件中制作。

2.系统实现

打开 Unity3D 开发软件，创建一个全新的工程项目，命名为 Lab。

进入工程项目后，在 Layers 上选择一种适合自己的窗口模式进行操作。首先在 Project 界面的 Assets 文件下创建几个文件夹并规范命名以方便制作。其次创建 Scene 文件夹用以保存场景、Materials 文件夹用于制作和保存材质球、Texture 文件夹用于保存贴图、Prefab 文件夹用于保存预制体、My Scripts 文件夹用于保存 C♯ 代码脚本。最后在 Scene 文件夹下创建新场景并命名为 chap1，之后的场景制作、修改都将保存在该场景中。

（1）场景制作

首先点击 Create Terrain 菜单建立地形并对其进行编辑修改，如图 8.30 所示。然后点击 Hierarchy 视图下的 Create，可以选择创建一个平行光源（Directional Light），编辑其属性，设置相应效果。平行光源一般作为模拟太阳光的光源。接着点击 Hierarchy 视图下的 Create 创建适合房间的光源，在这里选择点光源（Point Light）或聚光灯（Spotlight）。最后调整到合适的位置，并修改属性，主要修改灯光的颜色、亮度、角度等。

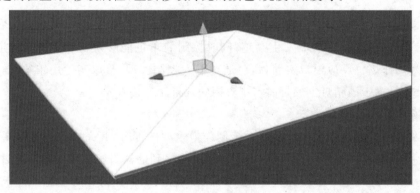

图 8.30　创建地面

将预先准备好的 FBX 格式的模型文件直接拖入新建工程中的 Project 文件夹下的 Assets 文件夹目录里，再将模型拖入场景，就能从 Unity3D 的 Hierarchy 视图下看到拖入的模型，然后就可以在场景中对模型进行设置和位置摆放。若一个模型需要重复使用，将其拖入之前创建的 Prefab 文件夹下转换为预制体。同时，要在每一个模型的属性上添加刚体组件，以获得物理效果。模型拖入后，因为有些模型会丢失材质和贴图，所以需要重新指定模型中丢失的材质和贴图。具体操作为：进入之前在 Project 视图下创建的 Material 文件夹，单击鼠标右键选择 create、再选择 Material 创建材质球，再将丢失的贴图赋予新建的材质球，然后直接将材质球拖动到丢失材质和贴图的模型上即可。摆放妥当后，利用 Unity3D 引擎进行高精度的模型纹理烘焙，并将其作为纹理贴图应用在低精度模型上。具体操作为：点击菜单栏上的 Window 选项,选择下拉菜单栏里的 Lighting 选项,编辑调整后点击"Build"完成光影烘焙。

(2) 碰撞检测

在漫游时应避免出现角色穿过墙壁、桌椅等错误效果。需要对墙壁、房门、桌椅这些场景里的物体添加物理属性,点击菜单栏,选择 Physics 选项下的网格碰撞器(Mesh Collider)或原型碰撞器碰撞组件。网格碰撞器碰撞组件虽然性能高、精度高,但是它会消耗很多 CPU 资源。因此,这里采用消耗资源少的原型碰撞器。原型碰撞器分为几种,有盒碰撞器(Box Collider)、球碰撞器(Sphere Collider)、胶囊碰撞器(Capsule Collider)等,可根据需要(视模型的大致形状而定)来选择使用哪种碰撞器,如图 8.31 所示。

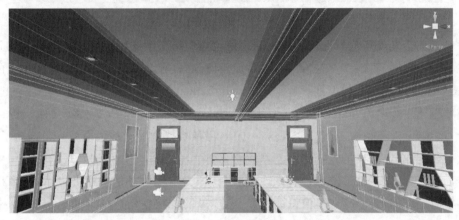

图 8.31　添加碰撞器

(3) 漫游设计与实现

① 普通漫游效果制作

实现角色在场景漫游的关键在于对角色模型以及场景里的摄像机这两个对象进行操作控制。角色模型好比一个人的身体,而摄像机如同一个人的眼睛,负责接收环境里的视觉信息。为了实现漫游功能,首先需创建一个代表漫游主角的物体对象,通常都会选取一个胶囊体作为主角,创建后给它添加一个碰撞器,如图 8.32 所示。

其次,Unity 引擎已自带一个整合好的角色控制资源包(Character Controller Package),其中已包含了碰撞器和运动控制代码,因此在这里为代表角色的胶囊体添加一个角色控制组件。这时的胶囊体只具备一些基础物理属性,但不能进行移动,因为还未添加使物体运动的逻辑处理代码,所以需要为其创建一个专门负责移动功能的、名为 Character Motor 的 C♯ 脚本文件。

再次,由于还没有添加处理用户输入的逻辑代码,所以即使有了控制模型移动的代码,模型也还是不能移动的,用户在通过键盘输入 W,S,A,D(或上、下、左、右)时,系统其实是没有接收到这些输入信号的,为此我们还得建立一个名为 FPS Input Controller 的 C♯ 控制脚本文件。

在完成上述几个步骤之后,角色模型便可以通过键盘按键输入实现自由移动功能了,但

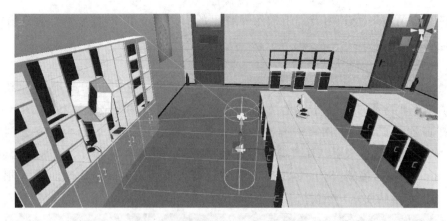

图 8.32　创建作为漫游角色的胶囊体

是这时候我们会发现角色的视角并没有随着角色移动而发生任何改变。这是因为场景中的摄像机并没有移动，我们并没给摄像机添加任何代码，所以这里我们需要把场景里的摄像机 Main Camera0 和角色模型捆绑起来，让 Main Camera0 摄像机能够跟随着角色一起运动，因此还要创建一个名为 Third Person Camera 的 C♯ 脚本文件，接着将 Main Camera0 对象指定给 Camera Transform 组件，实现这一步后，摄像机就能随着角色模型一起运动了。

上一步完成之后，视角能随着角色移动而改变了，但这个时候我们发现角色只能笔直地盯着前面看，无法做到通过转动脑袋来改变视角，因为角色与摄像机捆绑之后，摄像机的角度和位置是固定的，要想改变摄像机的视角角度，就需要根据角色模型的坐标变化，来实时修改摄像机的角度，以达到扭头的效果。在这里借助鼠标输入的 x、y 坐标值来获取用户的输入信号，通过鼠标实现改变摄像机角度的功能，为了可以处理通过鼠标输入的 x、y 坐标值信息，并修改摄像机的角度，还需要添加脚本，创建名为 Mouse Look 的 C♯ 脚本文件，将它添加到 Main Camera0 上。完成这一步后，通过鼠标、键盘输入进行交互的漫游功能就完成了。

②简单 VR 漫游效果制作

本案例采用 Steam VR 插件进行简单 VR 效果的开发，目前用该插件开发的项目只支持 HTC Vive 和 Oculus Rift 这两种 VR 设备，以下为开发的简单流程。

第一步，将 Steam VR 插件和 Unity3D 自带的 Characters 包导入正在开发的项目中。

第二步，将 Characters 文件夹 Prefabs 目录下的"FPSController"预制体拖入场景中，由于 FPSController 里自带主摄像机，所以将场景中原有的 Main Camerao 摄像机删除掉，接着将 Steam VR 文件夹 Prefabs 目录下的"CameraRig"拖到层级中的 FPSController 里使其成为 FPSController 对象的下级子物体。

第三步，点击 FPSController 下的"CameraRig"，"CameraRig"下一层级中包含 Controller(left)、Controller(right) 和 Camera(head) 这三个对象，分别对应 VR 设备的左、右手柄和头部设备，选择 Camera(head)，将其单独分离，使其成为 FPSController 的下级，完成这一步后删除 FPSController 下的 First Person Character 摄像机和"CameraRig"，这样通过

脚本控制角色移动的 VR 漫游效果就完成了。

（4）UI 制作

UI 界面是用户和系统之间最主要的沟通桥梁，任何系统都离不开 UI 功能。在 UI 界面的说明指引下，用户可以不费劲地操作并熟悉系统，了解操作要领，因此，UI 设计对于虚拟实验室系统有着重要意义，本系统选择 Unity3D 自带的 UGUI 开发功能来制作系统 UI 界面。

第一步，创建 UI。点击"Hierarchy"下的"Create"，选择"UI"→"Image"，将其作为主面板，切换至 2D 视角并将其调整居中，以防止 UI 界面在不同的分辨率下错位，如图 8.33 所示。

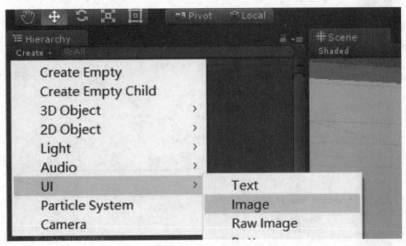

图 8.33　创建 UI

第二步，制作按钮。导入已经在 Photoshop 中制作完成的 button 贴图，保存在 Texture 文件夹下。选中 button 贴图，在"Inspector"下的"Import Setting"选项里对其属性进行修改，在这里将"Texture Type"的属性从"Texture"选择修改为"Sprite(2D and UI)"，这是因为在 2D 游戏和 UGUI 界面的开发中选择使用 Sprite 时要选择该属性，在开发时对应的属性都必须选择相对应的选项，否则会出现各种错误，如图 8.34 所示。

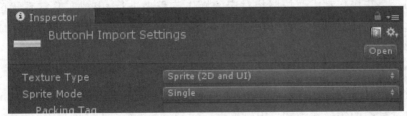

图 8.34　制作按钮

第三步，添加文字。在主面板下创建新的"Image"，在"Hierarchy"面板里重命名为功能名以方便制作，单击修改属性，在"Source Image"里选择按钮"button"贴图并应用，同时添加修改需要的文字,在"Image"下创建 text,进行简单的修改。

第四步,制作按钮功能。在"Image"的属性栏点击"Add Component",选择"button",在"button"的"Transition"下选择"Sprite Swap",这样当鼠标经过的时候会有经过的效果,同时将按钮的状态贴图拖到相对应的选项下。另外可以选择添加经过的音效,添加"Audio Source"和"Event Trigger",这样通过简单的几步修改操作就能实现鼠标经过按钮时自动播放音效的效果。

第五步,添加代码。基本功能有了,这时候还需要一个管理器,在"My Scripts"文件夹下创建名为 Game Manager 的 C♯代码文件,通过代码实现按 Esc 弹出菜单以及继续、退出等简单功能,如图 8.35 所示。

```
10    void Start () {
11        As = this.GetComponent<AudioSource> ();
12    }
13
14    void Update () {
15        if (Input.GetKeyDown (KeyCode.Escape))
16        {
17            //Time.timeScale = 0;
18            As.Pause ();
19            MyPanel.SetActive (true);
20            first.enabled=false;
21        }
22        if (MyPanel.activeInHierarchy) {
23            Cursor.visible=true;
24            Cursor.lockState=CursorLockMode.None;
25        }
26    }
27
28    public void OnContinue()
29    {
30        //Time.timeScale = 1;
31        As.UnPause ();
32        MyPanel.SetActive (false);
33        first.enabled=true;
34    }
35    public void OnExit()
36    {
37        Application.Quit ();
38        Debug.Log("Exit");
39    }
```

图 8.35 部分 UI 功能代码

(5) 交互实验功能制作

实验的每一步操作都需要按照相对应的操作流程来进行,虚拟实验室系统里的操作是一种对真实操作的虚拟模拟再现,因此在本系统进行实验操作时,同样需要按照实际实验的操作流程来执行。本系统的交互实验选择焰色实验。

首先制作实验需要的实验道具并在桌面摆放好,如图 8.36 所示。通过粒子特效制作酒精灯火焰,接着制作铂丝蘸取试剂的动画和在酒精灯上燃烧的动画保存至 Animation 文件夹下。蘸取过试剂的铂丝在酒精灯上燃烧过一次后,对应离子的焰色将不会重复出现,会呈现酒精灯默认焰色。为了养成良好的实验习惯,实验每一步的操作都需要做到规范,在实验操作结束之后,我们需要将所有使用过的仪器摆放整齐,所以需要在试验结束以后能通过操作将该场景中的物体对象复归原位,这样能更好地体现虚拟仿真的意义。

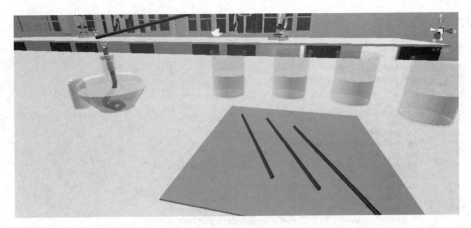

图 8.36　实验桌面

在 3D 项目的开发中常常用到射线功能,射线的定义是一个点向某一个方向发射的没有终点的线,射线的功能非常强大、实用。通过射线碰撞可实现弹出说明的功能。在 Unity3D 中,一个从起点发射的射线在与其他的碰撞器发生碰撞之后,那么射线的起点就会停止发射。在漫游系统制作过程中,我们可以通过射线功能判断射线是否发生了碰撞,并且在测试时通过 Debug. log 代码可以知道射线和哪个物体发生了碰撞,如图 8.37 和图 8.38 所示。射线的发射必须具备两个条件,一个是射线发射的起点,另一个是发射的方向。

```
29      Ray ray = Camera.main.ScreenPointToRay(Input.mousePosition);
30      RaycastHit hitInfo;
31      if (Physics.Raycast (ray, out hitInfo)) {
32          Debug.DrawLine (ray.origin, hitInfo.point);
33          GameObject gameObj = hitInfo.collider.gameObject;
```

图 8.37　功能代码

Ray. origin:射线起点。

Ray. direction:射线的方向。

创建一条射线:Ray (origin：Vector3, direction：Vector3)。

RaycastHit:用于存储射线碰撞到的第一个对象的信息,需提前创建碰撞对象。

hitInfo:指这条射线所碰撞到的物体相关信息。

(6) 调试优化

点击 Unity3D 中上方的播放键可以对已经制作好的内容进行预览,并且可根据预览效果做出相应的调整以及优化,如图 8.39 所示。

```
FlameTest ▶ Update ()
17    public static FlameTest test;//静态变量 便于其他脚本引用此脚本
18    void Start () {
19        test = this;
20        txt_desc.text = "";
21        gobj_WireInHand.SetActive (false);
22    }
23
24    // Update is called once per frame
25    void Update () {
26        txt_desc.text = "";
27        if (MyPlane.activeInHierarchy)
28            return;
29        Ray ray = Camera.main.ScreenPointToRay(Input.mousePosition);
30        RaycastHit hitInfo;
31        if (Physics.Raycast (ray, out hitInfo)) {
32            Debug.DrawLine (ray.origin, hitInfo.point);
33            GameObject gameObj = hitInfo.collider.gameObject;
34            switch (gameObj.tag){// 根据点击到的物品的不同tag 进行分别判断
35                case "mat":
36                    if(Input.GetMouseButtonDown (0)){// 点击了垫子
37                        if(!isTesting){
38                            isTesting=true;
39                            WireIsInHand=true;
40                            gobj_WireInHand.SetActive (true);
41                            gobj_WireOnTable.SetActive (false);
42                        }
43                        else if(WireIsInHand){
44                            isTesting=false;
45                            WireIsInHand=false;
46                            gobj_WireInHand.SetActive (false);
47                            gobj_WireOnTable.SetActive (true);
48                        }
49                    }
50                    else{
51                        if(!isTesting){
52                            txt_desc.text="拿起铂丝棒，开始焰色实验。";
53                        }
54                        else if(WireIsInHand){
55                            txt_desc.text="放下铂丝棒，结束焰色实验。";
```

图 8.38　功能代码

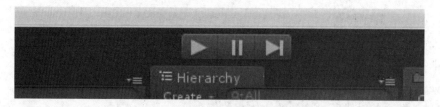

图 8.39　预览

3.系统发布

点击菜单栏最左侧的"File"选项,选择"Build Settings"选项,选中弹出来的修改设置界面,在该界面里可以修改鼠标、图标、分辨率、窗口模式等选项,根据自己的需要进行相关的调试,如图8.40、图8.41所示。

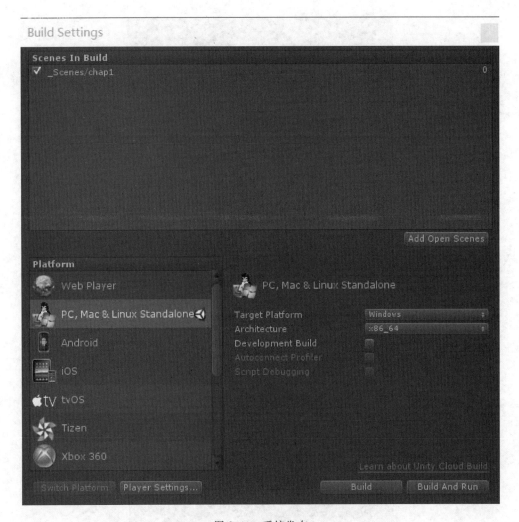

图 8.40　系统发布

至此,系统完成,导出 EXE 可执行文件,完成系统发布。

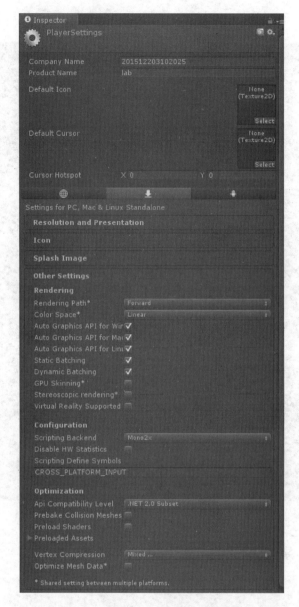

图 8.41　修改选项

同步训练

3ds Max 进行虚拟场景建模时的完整流程包括哪些?

小　结

虚拟现实技术的基本特征,虚拟现实(VR)、增强现实(AR)与混合现实

同步训练

（MR）的区别。

虚拟现实系统的组成。

虚拟现实系统的相关技术。

参考文献

[1]Behrouz Forouzan. 计算机科学导论(原书第 3 版)[M]. 刘艺,刘哲雨,等译. 北京：机械工业出版社，2015.

[2]June Jamrich Parsons.计算机文化(原书第 20 版)[M].吕云翔,高峻逸,雷晓亮,等译. 北京:机械工业出版社，2019.

[3]布克科技,文静,胡文凯,等. WPS Office 2016 从入门到精通[M]. 北京:人民邮电出版社,2018.

[4]陈金雄,王海林. 迈向智能医疗:重构数字化医院理论体系[M]. 北京:电子工业出版社，2014.

[5]李兰娟. 新型智能医院[M]. 北京:科学出版社,2015.

[6]刘光然. 虚拟现实技术[M]. 北京:清华大学出版社，2011.

[7]刘师少. 大学计算机基础教程[M]. 北京:中国中医药出版社,2016.

[8]糜泽花,钱爱兵. 智慧医疗发展现状及趋势研究文献综述[J]. 中国全科医学，2019，22(3)：366-370.

[9]吴卿.办公软件高级应用[M]. 3 版. 杭州:浙江大学出版社,2018.

[10]徐兆吉,马君,何仲,等. 虚拟现实:开启现实与梦想之门[M]. 北京:人民邮电出版社，2016.

[11]张丹珏.办公软件高级应用[M]. 北京:中国铁道出版社,2016.

[12]张善立,施芬. 虚拟现实概论[M]. 北京：北京理工大学出版社,2018.

[13]赵群,娄岩. 医学虚拟现实技术及应用[M]. 北京:人民邮电出版社,2014.

[14]赵越. 医学信息学[M]. 北京:清华大学出版社,2016.

[15]智慧医院整体解决方案[EB/OL]. (2020-07-08)[2022-03-01]. https://www.ofweek.com/medical/2020-07/ART-11106-8900-30447032.html.